人体生理学の基礎
改訂第2版

池原　敏孝
勢井　宏義　編著
田中　弘之

医学出版社

執筆者一覧

池原　敏孝　徳島文理大学教授
勢井　宏義　徳島大学大学院教授　　編著
田中　弘之　鳴門教育大学大学院教授

執筆者（五十音順）

池原　敏孝　徳島文理大学教授
　　　　　　徳島文理大学健康科学研究所教授（併任）

上番増明子　徳島大学大学院　学術研究員　予防環境栄養学分野

北岡　和義　徳島大学講師　教養教育院　イノベーション教育分野

田中　弘之　鳴門教育大学大学院教授　芸術・健康系教育部

高橋　　章　徳島大学大学院教授　医歯薬学研究部　予防環境栄養学分野

中橋　睦美　徳島大学助教　生物資源産業学部

中屋　　豊　徳島大学名誉教授　四国中央病院　臨床研究センター

藤原　広明　産業医科大学助教　産業生態科学研究所　人間工学研究室

改訂第 2 版にあたって

　本書が私共の恩師であります宮本博司先生，森田雄介先生，山口久雄先生の 3 先生方の編集により 1996 年に刊行されて以来，医学をはじめ，薬学，栄養学，看護学，理学療法等のコメディカル分野だけでなく，福祉，健康，スポーツ等の多くの分野の読者にもわかりやい解説を心掛けてまいりました。しかし，初版から 20 年を経過し，その間に WHO による国際基準の変更や各専門学会により改訂された点が分野によって増えてきたように思われます。またこの本を教科書として利用いただいている大学・専門学校等の先生方から改訂版の要望が増えてきたことを，多くの先生方や出版社の方から聞いてまいりました。しかし，初版本を編集された宮本先生をはじめ，分担執筆いただいた一部の先生方もリタイアされ，改訂版という話にまでは至りませんでした。そこで，前編者の宮本先生（以下前編者と略）に代わり私共が編者となる旨と，初版本を分担していただいた先生方および弟子筋にあたられる先生方に改訂版の執筆をお伺いしたところ，皆様より快諾の返事をいただき，ようやく改訂の運びとなった次第であります。

　改訂版で分担執筆を依頼した先生方は，現在も医科大学（特に医学部）や医科大学以外の大学・短大，専門学校でも懇切・丁寧な教育を実践されています。それらの経験に基づき，学習する学生に要点を落とすことなく，理解しやすい文章，内容での記述を依頼致しました。なお，最近の課題や気になる項目について追加した章もあります。

　初版のまえがきで前編者が指摘しているように，人体機能の解明を目的とする人体生理学の学習は，上記のコメディカルの専攻分野をマスターするには必須条件であり，医療関連の他の科目を理解するためにも重要な学問であります。また，機能（生理学）と形態（解剖学）は一体であり，両者が理解されて初めてそれぞれが理解できるものであります。そのため，初版にならって解剖学的な模式図をそれぞれの項目で図示し，機能と関係を明らかにするように工夫しています。

　最後に，本改訂版の出版にあたり，貴重な図表を引用させていただいた各専門書・教科書の著者および関係出版社の方々には，心から御礼申し上げます。また医学出版社の七海英子さんをはじめ深田伸子さんのご協力には深く感謝いたします。本改訂書は初版を改訂いたしましたが，読者の皆様方にとってはまだまだ至らぬところがあるように思われますので，今後とも読者並びに識者の率直なご指摘，ご助言をいただき，さらに皆様に愛読いただけるよう努力致してまいる所存であります。

　2016 年 7 月

編集者記す

初版　まえがき

　医学の進歩に従って世界一の長寿国となった我が国では，若・壮年期を活動的に過ごすだけでなく，長い老後の生活も元気で充実したものでありたいという願望が高まってきた。国民の健康への関心が非常に強くなり，健康科学の重要性が次第に認識され始めている。このような社会の強い要請に基づく国レベルの施策もあって，医学をはじめ看護・衛生検査・臨床検査・X線検査・理学療法・リハビリテーションなどのコメディカルなどの分野や薬学・栄養学・体育学・生物化学・生物学などの学問を志向する大学・短期大学の学生が増加する傾向にある。

　以上の学生だけでなく，社会福祉や環境科学を専攻する学生にとっても，健康と疾病に関する基礎知識は必須のものであり，それらの知識は人体機能に関するオーソドックスな学習を通して初めてえられるものである。したがって人体機能の解明を目的とする人体生理学の学習は，今やそれぞれの専攻分野をマスターするためにぜひ必要な条件であるといえよう。本書はこの趣旨に従い，医学部・医科大学以外の学生諸君を対象とし，コメディカルその他の分野において十分な教育経験をもつ複数の著者に分担執筆を依頼した。彼らの経験に基づいて学生が誤解しやすい事項に留意しながらも，人体機能の要点を見落とすことがないよう，できるだけ基本的な問題点に的をしぼって記述してもらった。

　次に本書の特長について触れてみたい。最近出版された教科書の中には非常に多数の図表を引用，殊に模式図を多用し，むしろ説明文を簡略して直観的な理解を助けるよう企画したものが増加している。それはそれで有意義であって，とくに映像時代に属する最近の学生には好評のものがある。一方，本書はそれらに比べて模式図の引用がやや少なすぎるのではないかと危惧されるかもしれない。しかし本書ではあえて必要以上に余分な図示を避け，その代わり文章を用いてわかりやすく，ていねいに表現する方式を試みた。そうすることによって，できるだけ学生自身が頭を柔軟にして思考し，個々の具体的な現象を抽象化してその底に横たわる普遍的な法則性をみつけだし，メカニズムを明らかにする能力が養成できるであろうと考えたからである。

　本書では各章の初めに器官の形態について簡明に記述している。機能と形態は一体であり，機能は形態があって成り立つもの，逆に形態は機能に応じて形成・維持されるものである。そこで器官のはたらきに関する理解を高めるため，できるだけ解剖学的構造を模式的に図示し，機能との関係を明らかにするよう工夫した。

　また各章の終わりには組織や器官の機能と密接な関係がある代表的な疾病（異常）をとりあげている。疾病は何かの理由によって人体の一部が構造的に変化あるいは欠落するか，またはその正常なはたらきが阻害されるなどの結果，発生する病態生理学的な現象であると考えられる。言いかえると，これらの疾病は正常な生理学的な機能の裏返しである。また医学的な常識としてもぜひ知っていなければならない課題である。人体の正しい機能を知ることによってこそ，疾病の発生原因，症状などが理解され，逆に疾病を知ることによって，人体の正常な機能に対する理解が深まるのである。

おわりに本書の出版に当り，貴重な図表を引用させていただいた各専門書・教科書の著者および関係出版社の方々には心からお礼を申し上げる。医学出版社の七海英子氏はじめ同社関係各位の献身的なご協力にはとくに深甚な謝意を表す次第である。本書は第 1 版であり，未完成の部分も多々あろうかと思われるので，今後とも識者の率直なご指摘とご助言をお願いしたい。

1995 年 10 月

編集者記す

目 次

CONTENTS

改訂2版にあたって
初版まえがき

第1章　生理学の基本知識
池原 敏孝 2

1. 生理学とは……………………………………2
2. 生理学で用いる単位………………………3
　1）SI 基本単位…………………………………3
　2）その他の SI 単位…………………………4
　3）慣用単位……………………………………4
　4）大きさを示す記号………………………5
　5）重量％と容量％…………………………5
3. 水の性質……………………………………6
4. 水の細胞膜透過……………………………7
　1）濾過圧………………………………………7
　2）浸透圧………………………………………7

　3）膠質浸透圧とドナン膜平衡……………8
5. 細胞の構造と機能…………………………9
　1）微細構造と役割…………………………10
6. 物質の細胞膜透過………………………21
　1）受動輸送…………………………………21
　2）能動輸送…………………………………24
7. 膜の電位と興奮性………………………26
　1）膜電位……………………………………26
　2）静止電位…………………………………27
　3）活動電位…………………………………28
8. 細胞の情報伝達機構……………………30

第2章　神経のはたらき
藤原 広明 32

1. 神経系の構造……………………………32
2. ニューロンとシナプス作用……………32
　1）ニューロンのはたらき………………32
　2）シナプスのはたらき…………………33
3. 神経の興奮と伝導………………………34
　1）静止（膜）電位と活動電位……………35
　2）静止電位と活動電位のしくみ………35
4. 中枢神経…………………………………36

　1）中枢神経系の構成……………………36
　2）大脳（終脳）……………………………37
　3）脳の総合的なはたらき………………42
5. 末梢神経…………………………………46
　1）末梢神経系の構成……………………46
　2）体性神経系……………………………46
6. 自律神経…………………………………46
　1）交感神経と副交感神経………………49

第3章　感覚
藤原 広明 52

1. 感覚の種類………………………………53
2. 感覚の一般的性質………………………53
3. 感覚受容器の機能………………………54
　1）エネルギー変換器……………………54
4. 体性感覚…………………………………55
　1）表面（皮膚）感覚………………………55
　2）深部感覚………………………………55

　3）体性感覚の末梢から中枢への伝導経路……55
5. 内臓感覚…………………………………58
6. 特殊感覚…………………………………58
　1）視覚……………………………………58
　2）聴覚……………………………………60
　3）嗅覚……………………………………61
　4）味覚……………………………………62

第4章　筋肉のはたらき
田中 弘之 64

1. 骨格筋の構造……………………………64

2. 骨格筋線維の構造………………………66

3. 骨格筋線維のタイプ分類 ……… 68
4. 骨格筋の収縮 ……… 70
　1）興奮－収縮連関 ……… 70
　2）筋収縮様式 ……… 72
　3）筋収縮力学 ……… 74
　4）筋収縮のエネルギー源 ……… 75
　5）筋の熱産生 ……… 77
5. ヒトの筋力 ……… 77
　1）等尺性最大筋力 ……… 77
　2）等張性収縮と仕事率 ……… 78
　3）筋持久力 ……… 79
　4）筋運動のトレーニング効果 ……… 80
6. 筋の障害 ……… 81
　1）筋萎縮 ……… 81
　2）肉離れ・筋断裂 ……… 82
　3）サルコペニア ……… 83

第5章　血液の作用
池原 敏孝 86

1. 血液の組成 ……… 86
　1）赤血球 ……… 86
　2）白血球 ……… 90
　3）血小板 ……… 91
　4）血漿 ……… 91
2. 血液型 ……… 94
　1）ABO 型 ……… 94
　2）Rh 型 ……… 95
3. 止血 ……… 97
4. 血液凝固 ……… 97
　1）線維素溶解 ……… 97
5. 赤血球沈降速度 ……… 100
6. 免疫性防衛系 ……… 100
　1）自然免疫 ……… 101
　2）獲得免疫 ……… 101
　3）B 細胞 ……… 103
　4）T 細胞 ……… 104
　5）補体 ……… 105
　6）サイトカイン ……… 106
　7）アレルギー ……… 106
　8）自己免疫疾患 ……… 107
　9）老化 aging と免疫 ……… 108

第6章　体液
池原 敏孝 110

1. 体液量とその区分 ……… 110
2. 体液の組成 ……… 111
3. 水素イオン濃度と緩衝作用 ……… 113
4. 体液の酸塩基平衡 ……… 114
　1）炭酸水素系 ……… 114
　2）リン酸系 ……… 115
　3）タンパク質系 ……… 115
　4）肺と腎による調節 ……… 116
　5）細胞内調節 ……… 117
5. 水分の収支 ……… 117
　1）水分の摂取 ……… 117
　2）水分の排出 ……… 118
　3）体内水分量の調節 ……… 118
6. 体液の異常 ……… 118
　1）体液量の異常 ……… 118
　2）酸塩基平衡の異常 ……… 120

第7章　呼吸
田中 弘之 122

1. 呼吸器 ……… 122
2. 呼吸運動 ……… 123
3. 肺容量 ……… 125
4. 換気 ……… 126
5. 呼吸力学 ……… 127
6. 肺におけるガス交換 ……… 129
7. 血液によるガスの運搬 ……… 131
　1）O_2 の運搬 ……… 131
　2）CO_2 の運搬 ……… 132
8. 肺循環 ……… 133
　1）肺の血管内圧 ……… 133
　2）換気－血流関係 ……… 134
9. 呼吸運動の調節 ……… 136
　1）呼吸中枢 ……… 136
　2）呼吸の化学的調節 ……… 137
　3）呼吸の反射的調節 ……… 138

10. 呼吸機能障害・異常 139
　1) 呼吸の型 139
　2) 換気障害 140
　3) 低酸素症 141

11. 運動と呼吸 143
　1) 運動時の呼吸機能 143
　2) 運動による呼吸機能のトレーニング効果 145
　3) 酸素摂取量を指標とした運動指針 145

第8章　循環と心臓のはたらき
中屋 豊 148

1. 心臓 149
　1) 心臓の位置と構造 149
　2) 心臓の血管 150
　3) 心臓壁 151
　4) 心臓刺激伝導系 151
　5) 心筋の特性 152
　6) 心臓内興奮伝導と心電図 155
　7) 循環 158
　8) 心臓のはたらき 161
　9) 心音 165
　10) 心尖拍動 167
　11) 循環機能の調節 167

2. 血管 170
　1) 血管の種類と吻合 170
　2) 血管壁の構造 170
　3) 血圧 171
　4) 脈拍 174
　5) 毛細血管における物質の交換 175

第9章　食物の消化・吸収
高橋 章／中橋 睦美 178

1. 消化器系の構成 179
2. 口腔内の消化 179
　1) 咀嚼 180
　2) 唾液 180
　3) 嚥下 180
3. 胃における消化 181
　1) 胃の運動 182
　2) 胃液 182
　3) 胃液の分泌の調節 183
4. 小腸における消化 183
　1) 膵液 184
　2) 膵液の分泌と消化管ホルモン 185
　3) 胆汁 185
　4) 小腸液 186
　5) 膜消化 186
　6) 小腸の運動 186

5. 大腸における消化 187
6. 排便 187
7. 吸収 188
　1) 小腸壁の構造と吸収 188
　2) 吸収の機序 188
　3) 糖質の吸収 189
　4) 脂質の吸収 189
　5) タンパク質の吸収 189
　6) 水分および電解質の吸収 190
8. 肝臓のはたらき 190
　1) 代謝，合成と貯蔵 190
　2) 解毒 190
9. 腸内細菌叢の生理機能 191
　1) 消化吸収 191
　2) 免疫 191
　3) 腸脳相関 193

第10章　尿の生成と排泄
中屋 豊 196

1. 機能からみた腎臓の解剖と生理機能 196
2. 尿の生成と排泄 197
　1) 糸球体における濾過 197
　2) 近位尿細管の機能 197
　3) 遠位尿細管と集合管 199
　4) 水の再吸収の調節 200
　5) 尿細管における分泌 200
　6) 排尿 201
3. 腎機能検査 202
　1) 血清クレアチニンと血清尿素窒素（BUN） 202
　2) 糸球体濾過量（GFR）の測定 202

3）腎血漿流量（RPF）の測定 ………… 202
4）クリアランス試験 ……………………… 203

4．腎臓のその他の機能 ………………………… 203

第11章　体温調節のしくみ
池原 敏孝 206

1．体熱のバランス ………………………… 206
　1）産熱 ……………………………………… 207
　2）放熱 ……………………………………… 208
2．体温の調節 ……………………………… 208
　1）体温調節中枢 ………………………… 209
　2）温度の受容 …………………………… 209
　3）体温のセットポイント調節 ………… 210
　4）運動時の体温調節 …………………… 213
3．発汗 ………………………………………… 213
　1）汗腺 ……………………………………… 214
　2）発汗の種類 …………………………… 214

第12章　ホルモンの作用
高橋 章／上番増 明子 216

1．ホルモン作用の特色 ………………… 216
　1）ホルモンの構造的分類 ……………… 217
　2）ホルモンの合成と分泌 ……………… 218
　3）ホルモンの運搬と不活性化 ………… 219
　4）ホルモン作用の特色 ………………… 219
　5）ホルモン分泌の調節 ………………… 219
2．臓器ホルモン …………………………… 221
　1）視床下部 ……………………………… 221
　2）下垂体 ………………………………… 223
　3）甲状腺 ………………………………… 225
　4）副甲状腺（上皮小体） ……………… 228
　5）副腎 …………………………………… 230
　6）膵島 …………………………………… 234
　7）性ホルモン …………………………… 238
　8）消化管ホルモン ……………………… 240

第13章　生殖
北岡 和義 242

1．性の決定 ………………………………… 242
2．男性生殖器の機能 …………………… 242
　1）精子形成 ……………………………… 243
　2）導管と付属腺の機能 ………………… 245
　3）陰茎の機能と精液 …………………… 245
　4）性染色体異常 ………………………… 246
3．女性生殖器の機能 …………………… 246
　1）卵子形成 ……………………………… 246
　2）性周期 ………………………………… 246
　3）卵巣周期 ……………………………… 247
　4）子宮内膜周期 ………………………… 249
　5）受精と妊娠 …………………………… 250
　6）胎盤の機能 …………………………… 251
　7）分娩と授乳 …………………………… 252
　8）異常と多胎 …………………………… 252

索引 ……………………………………………… 254

人体生理学の基礎

第1章　生理学の基本知識

第2章　神経のはたらき

第3章　感覚

第4章　筋肉のはたらき

第5章　血液の作用

第6章　体液

第7章　呼吸

第8章　循環と心臓のはたらき

第9章　食物の消化・吸収

第10章　尿の生成と排泄

第11章　体温調節のしくみ

第12章　ホルモンの作用

第13章　生殖

コラム

睡眠時遊行症（夢遊病）とレム睡眠行動障害
　〜似て非なる病気〜 ………………… 45
関連痛 ……………………………………… 58
盲斑（盲点）の確認 ……………………… 60
赤筋と白筋 ………………………………… 70
スポーツ外傷とスポーツ障害 ………… 83
ヘモグロビンの代謝 ……………………… 89
浮腫 ………………………………………… 94
一次リンパ器官，二次リンパ器官 …… 102
高度が人に与える影響 ………………… 143

乳酸 ……………………………………… 145
脚気心 …………………………………… 176
狭心症の痛み …………………………… 176
食餌と腸内細菌叢 ……………………… 194
ナトリウムと利尿薬 …………………… 201
CKD（慢性腎臓病）と薬剤 …………… 204
老化と体温調節 ………………………… 213
内分泌と外分泌 ………………………… 221
インスリンの信号がうまく伝達できない
　—糖尿病 ……………………………… 237

第1章 生理学の基本知識

1 生理学とは

　生物学は動植物の分類，形状，はたらきなどについて広く研究する学問であるが，専門化にともない分類学，形態学，生理学に分かれた。このうち生理学 physiology は生物の機能，すなわち生命現象を明らかにするための研究分野を担当する。

　生命現象は具体的に生物の増殖（生殖），物質代謝（物質交代）や運動・感覚・分泌のような興奮現象などを全て包括し，生命体に特有の現象である。このうち個々の生命現象に注目すると，例えば増殖には遺伝子やタンパク質の自己増殖性に基づく複製が必須であるが，この性質は比較的低い分子量のタンパク質や DNA のような分子の段階ですでに備わっている。物質代謝についても，生命に特有な炭水化物・脂質・タンパク質などの合成過程である同化，あるいは逆にそれらを分解してエネルギーや老廃物に変換する過程である異化の一部は試験管の中で再現することができる。運動の基本である収縮性タンパク質の作用も分子モデルを用いて実験的に示すことができる。その他の現象も実験的に試験管の中で再現することが可能になってきた。したがって今は個々の生命現象を分子レベルで再現することが可能な時代である。しかし生命現象全般を目的に沿って営み，統合，調節することができる基本単位はやはり生きた細胞しかない。

　細胞の中にはアメーバやゾウリムシのように単独で行動し，一つの細胞の中に多様な能力を備えた単細胞生物もあるが，多くは多数の細胞が形成する社会である個体からできた多細胞生物である。この生物も元は一個の受精卵から出発し，初期発生を経て細胞数が増加して，胚葉というグループを形成する。胚葉からは類似した形状と機能をもつ細胞の集合体が分化し，得意の仕事を分業して組織となる。複数の組織は一定の秩序にしたがって配列し，器官を形成する。各組織は互いのはたらきを補足，あるいは牽制し合って器官全体としての機能を発揮し，さらに多数の器官系を統合して個体が成立する。個体の機能は複雑でありながら合目的性をもち，動物では神経とホルモンの調節作用をうける。

　本書では研究対象を人体に限定する。人体を対象にする学問は医学であるから，これから学習する生理学は基礎医学の一端としての人体生理学である。生理学ではすでに膨大な知識が集積され，ことに化学的現象を対象とした生化学は発展がめざましい。薬物の効果を研究する薬理学についても同様である。そこで狭義の人体生理学で

はこのような分野を除き，主に物理学的および物理化学的現象に内容をしぼって取り扱う場合が多い。本書もこの趣旨に従うこととする。物理学的現象としては，筋収縮にともなう力学的・電気的変化，神経興奮に伴う電気的変化，物理化学的現象としては電解質溶液である体液のはたらき，腸管吸収をはじめとする物質の膜透過などがあげられる。しかし人体の機能は多様性があるので，必要に応じて化学的現象，薬物の作用，病態なども取り扱わなければならない。

人体機能の研究には，多様な研究対象が必要である。人体実験が不可能な場合には，動物愛護の協約にのっとりて，実験動物からデータを得なければならない。動物実験の結果がより深い真理の解明へ導く場合も少なくない。また機能不全や欠損をもつ患者の臨床的研究と病理解剖の結果も重要であり，ホルモンの作用や脳の機能の解明に非常に役立っている。植物の研究も時には重要な示唆を与える。このようにいろいろな分野の研究が人体生理学の発展に貢献している。

生理学では便宜上，自由意志で支配できない自律機能を植物機能，一方，運動神経，知覚神経のような体性神経が関与するものを動物機能とよぶが，両者は常に密接な関係をもつ。

2　生理学で用いる単位

1）SI 基本単位

自然科学の国際的な基本単位である SI 基本単位（国際単位系）は独立した 7 種の要素からなる。

量	SI 単位	単位呼称
長さ	m	メートル
質量	kg	キログラム
時間	s	秒
温度	K	ケルビン
物質量	mol	モル
電流	A	アンペア
光度	cd	カンデラ

←絶対温度を意味し，0℃は約 273 K である。

4 ┃ 第1章　生理学の基本知識

2）その他の SI 単位

SI 基本単位を応用して，いろいろな SI 単位がきめられるが，中には固有の名称（科学者名など）を持つものもある。つぎに生理学でよく使用する例をあげる。

量	他の SI 単位による表し方	SI単位	単位呼称	SI 基本単位表記
面積		m^2	平方メートル	
容積		L	リットル	
速度（長さ／時間）		m/s	メートル毎秒	$m \cdot s^{-1}$
加速度（速度／時間）		m/s^2	メートル毎秒毎秒	$m \cdot s^{-2}$
力（質量×加速度）		N	ニュートン	$kg \cdot m \cdot s^{-2}$
表面張力（力／長さ）	N/m	N/m	ニュートン毎メートル（N/m）	$kg \cdot s^{-2}$
圧力（力／面積）	N/m^2	P	パスカル	$kg \cdot m^{-1} \cdot s^{-2}$
エネルギーまたは仕事または熱量（力×長さ）	$N \cdot m$	J	ジュール	$kg \cdot m^2 \cdot s^{-3}$
仕事率（仕事／時間）	J/S	W	ワット	$kg \cdot m^2 \cdot s^{-3}$
振動数または周波数（振動回数／時間）		Hz	ヘルツ	s^{-1}
電気量または電荷（電流×時間）	$A \cdot s$	C	クーロン	$A \cdot s$
電位または電圧（電気的仕事率／電流）	W/A	V	ボルト	$kg \cdot m^2 \cdot s^{-3} \cdot A^{-1}$
電気容量（電気量／電位）	C/V	F	ファラド	$kg^{-1} \cdot m^{-2} \cdot s^4 \cdot A^2$
電気抵抗（電位差／電流）	V/A	Ω	オーム	$kg \cdot m^2 \cdot s^{-3} \cdot A^{-2}$
電導度またはコンダクタンス（1／電気抵抗）	A/V	S	ジーメンス	$kg^{-1} \cdot m^{-2} \cdot s^3 \cdot A^2$
照度（光束／面積）	lm/m^2	lx	ルクス	$m^{-2} \cdot cd \cdot sr$
放射能（崩壊する原子数／時間）		Bq	ベクレル	s^{-1}
放射線吸収量（エネルギー／質量）	J/kg	Gy	グレイ	$m^2 \cdot s^{-2}$
濃度（物質量／容積）		M	モル濃度	$mol \cdot L^{-1}$

3）慣用単位

SI 単位ではないが，従来の慣習から現在なお使用されている単位を紹介する。

量	単位	単位呼称	
長さ	Å	オングストローム	$1 Å = 10^{-10} m$
力	dyn	ダイン	$1 dyn = 10^{-5} N$
圧力	mmHg Torr cmH_2O kP bar	水銀柱ミリメートル トル 水柱センチメートル キロパスカル バール	$1 mmHg = 1 Torr$ $1 cmH_2O = 98 P$ 1 気圧 $= 760 mmHg = 101.3 kP$ $1 bar = 100 kP$
粘性度（粘度）	Poise	ポアーズ	$1 Poise = 0.1 P \cdot s$
エネルギーまたは仕事または熱量	cal erg	カロリー エルグ	$1 cal = 4.187 J$ $1 erg = 10^{-7} J$
濃度（化学当量または単に当量／容積）	Eq/L	イクィーバレントパーリットル	イオンに適用する。当量（Eq）は原子量を原子価（イオン価）で割った値に等しい。 　　　例：カルシウムイオン（Ca^{2+}） 　　　　　1 Eq は $40.08/2 = 20.04 g$, 　　　　　ナトリウムイオン（Na^+） 　　　　　1 Eq は $22.99/1 = 22.99 g$

4）大きさを示す記号

SI 単位に倍数を示す接頭語の記号を三桁おきにつける。記号の意味は次の通りである。

	記号	呼び方	指数
1 より大きい倍数	T	テラ	一兆＝10^{12} 倍
	G	ギガ	十億＝10^{9} 倍
	M	メガ	百万＝10^{6} 倍
	K	キロ	千＝10^{3} 倍
1 より小さい倍数	m	ミリ	千分の一＝10^{-3} 倍
	μ	ミクロまたは マイクロ	百万分の一＝10^{-6} 倍
	n	ナノ	十億分の一＝10^{-9} 倍
	p	ピコ	一兆分の一＝10^{-12} 倍
その他	d	デシ	十分の一＝10^{-1} 倍
	c	センチ	百分の一＝10^{-2} 倍
	h	ヘクト	百＝10^{2} 倍

5）重量％と容量％

生理学では物質の濃度を表すのに重量％と‰及び容量％をよく用いる。重量％と‰はそれぞれ溶液 100 g と 1 kg 中に溶存する溶質の g 数で表す。

例：0.9％食塩溶液（生理的食塩水）は水 100 g 中（厳密には水と NaCl の合計 100 g 中）に NaCl を 0.9 g 含有する。

また容量％（vol％）は 100 mL 中に溶存する溶質の g 数で表す。しかし呼吸ガスの場合は体液 100 mL 中に含有するガス容積 mL（V/V）で表す方が都合がよい。

例：静脈血の CO_2 濃度は約 50 vol（V/V）％である。

MEMO

〈mmHg〉

　圧力をしめす単位のひとつ。標準大気圧の 760 分の 1 は 1 ミリメートルの水銀柱を支えることができ，その圧力を 1 ミリメートル水銀柱（mmHg）とあらわす。

3 水の性質

水は生体の主要な構成成分である。水は分子量が似ている他の物質と比べ、異常ともいえる極端な性質を示すが、ここではその性質が生理学的にいかに重要であるかを示す。

水の熱学的な性質の第一は**熱容量**の大きいことである。熱容量とはある物質1gの温度を1℃上げるのに必要な熱量のことで、温度15℃の水では1cal/g・度である。これを1として他の物質と比較するときの比が**比熱**である。例えばエチルアルコールは0.58、二酸化炭素は0.20、塩化ナトリウムは0.21である。水より比熱が大きいのはアンモニアの1.23だけである。水の比熱が大きいことは海洋性気候からもわかるように、外界の温度変化に対して、水を多量に持つ生体が示す定温性と密接な関係がある。

気化の潜熱は1gの水を水蒸気に変えるのに必要な熱量であり、596 cal と大きい値をもつ。このため汗が蒸発するとき、多量の体熱を奪うので体温上昇を防ぐのに役立つ。液体の水1gが固体の氷1gに変わるときに奪われる熱量である**融解潜熱**も80 cal と大きいので、人体は氷結しにくい。熱伝導率も大きいので生体内の局所で熱が発生しても、直ちに体液によって各部へ伝導するため局所の温度上昇を防ぐことができる。その他、水の融点（氷点）は0℃、沸点は100℃で他の分子量の似た物質、例えば H_2S（融点 -83℃、沸点 -61℃）、SO_2（融点 -73℃、沸点 -10℃）などと比べてはるかに高く、常温で水だけが液体になる。この性質は液体の水分子が数個集まって一つの巨大な会合分子を形成することと関係がある。

次に水溶液の性質についても考えてみよう。

一般に溶液は溶媒に溶質が溶け込んだものであり、例えばブドウ糖の水溶液では溶媒は水、溶質はブドウ糖である。ヒトの体液は低分子の各種電解質やブドウ糖はじめ種々の中性分子、高分子のタンパク質など多種類の溶質からなる水溶液である。

溶媒としての水の性質は水の分子構造と関係がある。水分子は図1のように陽性荷電をもつH原子と陰性荷電のO原子が原子価角（θ）105°、原子間距離（OH）0.95Åに分離されているので、陰陽の両極に分かれた（分極）分子である。このため水は大きい電媒常数をもつ。塩化ナトリウムのような電解質が水に溶けると、溶媒である水の極性によって、$NaCl \rightleftarrows Na^+ + Cl^-$ のように切り離されて電離

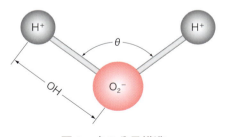

図1　水の分子構造

する。一般に溶質の陽イオンと陰イオンの牽引力（引き合う力）は溶媒の電媒常数に反比例するので，電媒常数が大きい溶媒である水の中では牽引力が弱く，ほとんど完全に電離してしまう。

4　水の細胞膜透過

　毛細血管壁のような生体膜や半透膜を水が透過するメカニズムとして濾過と浸透が考えられる。

1）濾過圧

　濾過 filtration は濾膜（フィルター）の両側に（静）水圧の差があるとき，濾膜の小孔を通過して水が圧力の高い方から低い方へ移動する現象である。この水移動の原動力になる圧力の差を濾過圧とよぶ。濾過圧と濾過速度の関係は簡単ではないが，圧があまり高くないときには両者はほぼ比例する。腎臓の糸球体における尿生成や全身の毛細血管から組織液への水の移動には血管内液の圧，すなわち**血圧**と血管外液（組織液）の圧の差による濾過圧が１つの重要な原動力となる。

2）浸透圧

　食塩が完全に電離する（電離度１）とすれば，もともと１個の中性分子 NaCl が１個の Na^+ と１個の Cl^-，すなわち合計２個のイオンに分かれるから，溶質粒子数（分子やイオンを総称して粒子という）が溶解前の NaCl 分子１個からイオン２個に増加する。実際の電離度は電解質の種類によって異なり，食塩のように電離度が高くて１に近い物質を強電解質，炭酸水素ナトリウム（重曹）のような１よりはるかに低い物質を弱電解質という。電離前の分子数が同じであれば，電離後，粒子数の増加は強電解質の方が顕著である。溶質粒子は溶媒中で盛んに運動し，一部は容器の壁面に衝突するので，粒子数が増加すると壁面に衝突する回数も増加する。衝突する粒子が壁面を叩く単位面積当たりの力が**浸透圧** osmotic pressure であるから，粒子数が増加すると浸透圧が高くなる。強電解質のイオン数が多いもの，例えば硫酸ナトリウムでは，１分子が３個のイオンに分かれ，浸透圧が高くなる。

$$Na_2SO_4 \rightleftharpoons 2Na^+ + SO_4^{2-}$$

また最初の分子数の多い方が浸透圧が高いのは当然である。実際，ある一定のモル濃度までは浸透圧は① 式のよ

ミニコラム 等張液，高張液，低張液

半透膜によって隔てられた2つの溶液の間に浸透圧が等しい溶液を等張液といいます。とくに細胞内液や血漿，涙液などの体液と浸透圧が等しい溶液のことです。輸液や注射剤，点眼薬は等張液です。ちなみに生理食塩液は0.9％，グルコース液は約5％が等張液です。一方，体液より浸透圧の高い液を高張液，低い液を低張液とよびます。

MEMO

〈膠質浸透圧〉

血漿タンパクによる浸透圧で，血管外の水分を血管内に引っ張る圧力をいう。血漿タンパクの中心となるアルブミンの濃度によって変化する。

毛細血管網から血管の外側に漏出した水分の回収をして，血管の内側と外側の水分の濃度を均一に保つはたらきをする。

〈ドナン膜平衡〉

2種の電解質溶液が，ある種のイオンに対して透過性を持たない半透膜によって隔てられている時に，膜の両側でのイオン濃度に差があるまま化学平衡に達すること。

うに濃度に比例して増加する。

$$\pi = CRT \qquad ①$$

ここでは π は浸透圧，R は気体定数で 8.317 J/mol·K，T は絶対温度で体温 37℃ では 273＋37＝3100 K である。濃度 C が高くなると，溶質粒子間の距離が短くなって，粒子の運動が互いに制約を受け，壁面を叩く力が弱まるので浸透圧はあまり上がらなくなる。0.9％食塩溶液（生理的食塩水）の場合，1分子の食塩が完全に2個のイオンに電離せず，1.87個になると計算する方が実測浸透圧とよく合う。体液と浸透圧の等しい溶液を**等張溶液** isotonic solution といい，この中でヒトの細胞，例えば赤血球の容積は変わらない。等張より浸透圧が低い液を**低張溶液** hypotonic solution といい，細胞は膨潤する。逆に高い液を**高張溶液** hypertonic solution とよび，細胞は収縮する。生理的食塩水（約 150 mM）や約5％ブドウ糖溶液（約 300 mM）は等張溶液である。

つぎに水の移動と浸透圧の関係をみる。いま溶質濃度が違う2つの溶液を，水は透過するが溶質は透過させない半透膜で隔てたとき，水は浸透圧の低い方から高い方へ引き込まれる。この現象を**浸透** osmosis とよぶ。上記のように同じ等張液でも食塩は約 150 mM，ブドウ糖は約 300 mM であるから，モル濃度で表せば値が違う。また体液には多種類の物質が溶存し，未知の物質も含まれるから，濃度の総和をモル濃度で表すことはできない。これらの欠点を補い，どの溶液にも共通するような濃度で表すことができれば好都合である。この目的で考案されたのが浸透圧を基準にした**オスモル濃度**（浸透圧濃度 osmol/kg 水）である。ここで1オスモル（osmol）は物質の種類とは無関係に，1 kg（約 1L）の水に溶けたとき 22.4 気圧の浸透圧を発生する質量を意味し，水 1 kg（1L）に物質1オスモルが溶存する濃度を1オスモル濃度という。上記の生理的食塩水，5％ブドウ糖溶液，および血液を含むヒトの体液のような等張溶液は全て約 300（厳密には 280～290）mosmol/kg である。

3）膠質浸透圧とドナン膜平衡

タンパク質やデンプンのような高分子の示す浸透圧を**膠質浸透圧（コロイド浸透圧）** colloidosmotic pressure という。ヒトの血清では約 20 mmHg であり，組織液では 5 mmHg 位である。体液の膠質浸透圧は上記の低分子が発生する浸透圧約 300 mosmol/kg に比べてはるかに低

い。高分子は分子量が大きいので，粒子数を示すモル濃度が低分子のそれよりもずっと低いためである。このように浸透圧は溶質の粒子数に依存するが，粒子の大きさ（分子量）とは無関係である。膠質浸透圧は値が小さいが，生理学的には重要な意義をもっている。

図2において分子量の低い Na^+，Cl^- は自由に透過するが，タンパク質Pは透過しない半透膜で隔てられた両液間にタンパク質濃度の差があるとき，両液間で低分子の浸透圧に差はないが，膠質浸透圧の差があるため，水は膠質浸透圧の高い方へ移動するからである。毛細血管壁を介して血液と組織液の間にこの関係があると考えられる。図2の説明では，平衡後，低分子の浸透圧に差がないといった。このことは両液の Na^+，Cl^- の濃度に差がないことを意味する。ところが少し考えを深め，図3のように，膜の一側だけにタンパク質分子が存在する場合を想定すると，タンパク質は溶液中で陽イオン Na^+ を解離して，正味の負電荷をもつ陰イオン（P^-）になる。その影響をうけて十分な時間の平衡後，両液の低分子イオンの濃度に②式のような関係が生じ，膜の両側で決して等しくならない。この状態を**ドナン膜平衡** Donnan membrane equilibrium という。

$$[Na^+]_I / [Na^+]_{II} = [Cl^-]_I / [Cl^-]_{II} \qquad ②$$

ただし［　］は濃度，IとIIは膜の両側を意味する。タンパク質の代わりに他の膜不透過性の陰イオンが存在するときも結果は同じである。

5　細胞の構造と機能

人体の構成細胞は分化の結果，それぞれ興奮伝導（神経線維），収縮（筋細胞），分泌（腺細胞），呼吸（上皮細胞），生体防衛（細網内皮系の細胞），酸素結合（赤血球），組織間支持（結合織細胞など）などの特殊な機能性を獲得し，形態も機能に応じて変化する。中には増殖能を失ってしまったものも少なくない。しかし一部の細胞種を除き，多くは依然として動物細胞に共通の基本的微細構造をもち，主要な細胞内小器官を保有する。また生理的条件で増殖を停止した細胞でも，成長因子などの刺激要因が加わると，増殖を再開する場合が少なくない。このことは分化した細胞でも，基本的に自己複製能力を保存していることを示す。そこで，各種の細胞に共通の微細構造とその機能をとりあげて述べる。

> **MEMO**
> 溶液中の成分の中で，特定の成分だけ通す性質を半透性といい，半透性を持つ膜のことを**半透膜**という。細胞膜は半透膜の一種だが，物質の種類によって透過性が異なる。これを**選択的透過性**という。

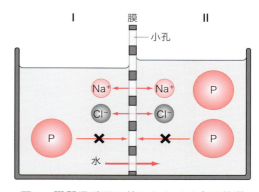

図2　膠質浸透圧の差にもとづく水の移動

浸透により小さい溶媒分子のみ通過。液面に差が出る。

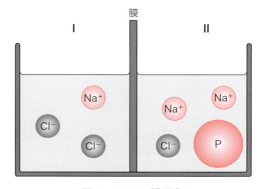

図3　ドナン膜平衡

1）微細構造と役割

図4は細胞の微細構造物を模式的に示す。細胞は細胞膜（形質膜）によって囲まれ，内部には細胞質がある。その大部分は粘い液状の原形質である。原形質は細胞内環境を作り，収縮性タンパク質（アクトミオシン）の作用によって常に不規則に流動・撹拌され，多種類の酵素が存在して活発な代謝活動の場になる。細胞内には多種類の小器官 organellae が存在し，その他細胞によっては，グリコーゲン顆粒などの貯蔵物やホルモン，消化酵素などの前駆物質を含む分泌物顆粒がみられる。

a．核

核 nucleus は核膜によって囲まれてほぼ球形を呈し，内部に核液，染色質，核小体（仁）がある。核膜は2重膜からなり，多数の核膜孔という小孔があって，細胞質と核液の間を連絡する。核膜孔は十分大きいので，高分子 RNA はこれを通って核外に出る。核膜は本質的に粗面小胞体の膜と同一である。

染色体（クロマチン）chromatin は顕微鏡標本を作製するとき，塩基性色素に染まることから命名された。比較的薄く染まる真正染色質と濃く染まる異質染色質及び小さい塊を作って濃染するカリオソームに識別される。化学的に

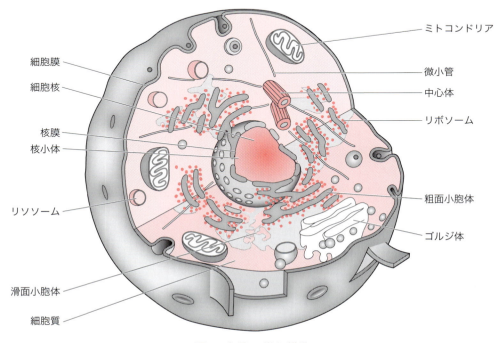

図4　細胞の微細構造

染色質は遺伝子を構成する**デオキシリボ核酸** deoxyribonucleic acid（**DNA**）とそれを支持するヒストンという塩基性タンパク質からできたデオキシリボタンパク質の糸網構造であり，染色の濃淡の違いは糸網の疎密によって生じる。

核小体 nucleolus はその中で特に密度の高い部位である。RNA 合成が盛んで，主に mRNA とタンパク質からなる。DNA の遺伝情報はここで**リボ核酸** ribonucleic acid（**RNA**）に転写される。RNA には**伝令 RNA**（**mRNA**）と**転移 RNA**（**tRNA**）があり，mRNA は DNA の遺伝情報を転写してリボソーム（12 頁参照）へ伝える役目をもつ。tRNA は mRNA より分子量が小さいが，20 数種のアミノ酸にそれぞれ対応するものがあって，個々のアミノ酸を遺伝情報にしたがってリボソームまで運搬する役目をもつ。

細胞の増殖サイクルを**細胞周期** cell cycle とよび，その長さは 1 世代時間に相当して M 期，G1 期，S 期，G2 期に分けられる（図 5）。M 期は細胞と核の分裂期である。S 期は DNA 合成期で，この期間中に DNA 量が倍加する。G2 期の終わり頃から M 期の前半にかけて染色質が凝縮して太い染色体 chromosome になる。ヒトでは 46 個の染色体を区別できる。2 倍体であるから各々一対の**相同染色体**（同類の染色体）からなる 22 対の常染色体（22×2＝44 個）と 1 組の**性染色体**（2 個）からなる。

性染色体は女性では 2 個の X 染色体すなわち XX，男性では X 染色体と Y 染色体すなわち XY の組み合わせからできている。増殖しない細胞は G1 期から外れて G0 期に入ったため，DNA 合成が起こらなくなったと考えられている。

b．小胞体

小胞体（**ER**）endoplasmic reticulum は 2 重層の形質膜に囲まれた小器官である。電子顕微鏡によって，細胞質内部，特に核の周辺でよく観察され，膜をもつ細網構造を示すので，内質細網（ER）とよばれた。後に細胞をつぶして高速で遠心沈澱すると得られる小胞（微小な囊）分画のミクロソーム microsome と同じものであることがわかり，小胞体と命名された。

小胞体は互いに連なった小管および扁平な小囊からなり，全体として内部が通じた網状の複雑な構造物である。一部は膜が細胞膜に連結し，小管内腔が直接細胞外へ通じるものがある。また核膜に連続するものもある。囊状構造は扁平になっていることが多いが，分泌物がたまって内腔

> **MEMO**
>
> 〈DNA〉
> 　DNA はよく身体の設計図に例えられるが，DNA に記録されているのは身体に必要なタンパク質をつくるためのアミノ酸（全部で 20 種類）の配列方法である。このアミノ酸の配列情報が記録された部分を遺伝子という。
>
> 〈遺伝情報の転写・翻訳〉
> 　DNA が持つ塩基配列をもとに，タンパク質を構成するアミノ酸の配列が決まる。
> DNA の塩基配列
> 　↓転写
> mRNA の塩基配列
> 　↓翻訳
> アミノ酸の配列が決まる
>
> 〈転写〉
> 　核の中で DNA の塩基配列が，mRNA によって写しとられること。
>
> 〈翻訳〉
> 　mRNA の塩基配列をもとにアミノ酸が作られ，そのアミノ酸が結合してタンパク質が作られること。

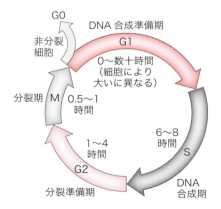

図 5　細胞周期

が膨らむこともある。小胞体の膜には脂質以外にタンパク質分子が組み込まれ，物質合成の機能と密接な関係がある。

(1) 滑面小胞体

小胞体の中で膜表面が滑らかに見えるものを**滑面小胞体** smooth ER という。小囊よりは，小管構造をもつものが多い。細胞の種類によって機能が違うが，肝細胞では脂質合成，コレステロール代謝，解毒に必要な酸化還元などを行う。胃の壁細胞では塩酸の濃縮・分泌，膵臓の腺胞細胞では粗面小胞体で生成し，ゴルジ装置を経由して運ばれてきた消化酵素前駆物質（活性酵素になる前の不活性のタンパク質）の分泌に関与する。骨格筋細胞では高濃度の Ca^{2+} を貯え，これを放出して筋収縮を誘起し，また各種の細胞のグリコーゲン代謝と関係が深い。

粗面小胞体とは同一部位に混在することがなく，明確に識別できる。また膜成分のうち，酵素その他のタンパク質の種類が同一でないので，機能も異なる。

(2) 粗面小胞体

小胞体のうち膜表面に顆粒があるものを**粗面小胞体** rough ER という。顆粒はリボソーム ribosome である。リボソームは**リボ核酸（rRNA）**とタンパク質からできた直径 150 Å，高さ 300 Å の大きさの顆粒で，大小 2 個の粒子からなっている。核から移動してきた mRNA の遺伝情報にしたがって，リボソーム上で tRNA が運んできたアミノ酸を配列してタンパク質を合成する。これを遺伝情報の翻訳という。リボソームのなかには小胞体の膜に付着しないで，細胞質内に遊離しているものもあり，主として数個または十数個以上集合・配列したポリソーム polysome を形成する。活性の高い小胞体膜にも結合ポリソームがみられる。小胞体のリボソームも遊離リボソームもタンパク質合成を行うが，ホルモンや消化酵素のように細胞外へ分泌するタンパク質は主に粗面小胞体に付着したリボソームで合成する。細胞外へ分泌するタンパク質はゴルジ装置へ移行して必要な成分を補給される。リソソームの酵素カテプシン D（タンパク質分解酵素）も膜結合ポリソームで合成する。一方，遊離リボソームで合成するものは主として細胞質の成分として使用される。

c. ゴルジ装置

数層から十数層以上に重なった円い扁平な囊状構造と，周辺に散在する小胞から成る小器官である。各囊は単位膜で囲われて内腔が通じ，さらに滑面小胞体，粗面小胞体の内腔とも通じている。**ゴルジ装置** Golgi complex には凸面

と凹面があり，粗面小胞体が接近して存在する。リボソームで合成されたタンパク質は内腔を通るか，遊離した小胞になって凸面からゴルジ装置に移る。ここで濃縮され，糖のような必要物質を附加された後，凹面または周辺部から単位膜に包まれたゴルジ小胞（輸送小胞）として離れて，細胞表面に向かう。したがって細胞質内に溶け出すことはない。細胞膜に接触すると，小胞の膜は細胞膜と融合・開口し，内容は細胞外へ分泌される。小胞体で合成したタンパク質はゴルジ装置で糖鎖が添加され，ムチン（粘液素）のように多糖類（多数のグリコシド単位が連なってできた高分子 $(C_6H_{10}O_5)n$）を附加する。その他，濃縮，リン酸化，脂肪酸のアシル化なども行う。

d. ミトコンドリア

ミトコンドリア mitochondria の形は細胞の種類によってかなり違う。例えば肝細胞ではラグビーボール型からへちま型，線維芽細胞では糸状，胃の粘膜細胞では球状からソーセージ型などである。その大きさも細胞によって違うが，多くは長さが 2 μm 位，直径が 0.4～1 μm 以下であるから，ほぼバクテリアと同じ大きさである。

膜構造は外膜と内膜からなる。外膜は約 50 Å の厚さで，図6のようにミトコンドリアを囲む平滑な膜である。100 Å 以下の空間を隔てて内膜がある。内膜は内部に陥入して多数の櫛の歯のような**クリステ** cristae を形成するが，クリステは途中までしか届かないので内腔はすべて通じている。この内腔を**マトリックス** matrix という。

ミトコンドリアの外膜と内膜は異なる成分で構成され，外膜は主として脂質からなるが，内膜は脂質以外にタンパク質に富んでいる。内膜，外膜及びマトリックスには違った種類の酵素群が存在する。

例えば，トリプトファン（アミノ酸の一種）の分解産物トリプタミンの酸化を媒介するモノアミン酸化酵素は外膜にある。またタンパク質代謝に関与するグルタミン酸脱水素酵素，各種の脂肪酸酸化酵素，**TCA サイクル**に属するイソクエン酸脱水素酵素，リンゴ酸脱水素酵素などはマトリックスに存在する。内膜には TCA サイクルに属するコハク酸脱水素酵素やアミノ酸の脱アミノ反応でできた α-ケト酸の脱水素酵素，脂質の分解産物 β-ヒドロキシ酪酸の脱水素酵素などが存在する。

アミノ酸，脂肪酸の最終産物アセト酢酸や，糖代謝の最終産物であるピルビン酸はアセチル CoA になり，ミトコンドリアに入って TCA サイクルを回る（図7）。

> **MEMO**
>
> 〈ミトコンドリア〉
>
> ひとつの細胞に数十〜数万という数が含まれ，細胞全体の 10〜20％を占める。
>
> 歳を重ねるにつれミトコンドリアの量は次第に減り，また加齢や悪い生活習慣などで質の悪いミトコンドリアが増えていくが，ミトコンドリアの量を増やし質を良くすることによって，体力アップや健康な体の維持が可能になる。

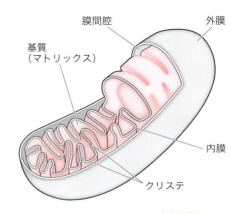

図6　ミトコンドリア内部断面

> **ミニコラム　TCA サイクル**
>
> TCA サイクルは私たちの身体の 60 兆個の細胞全ての中で行われる代謝です。
>
> 食事で摂取した炭水化物，タンパク質，脂質は分解されて細胞の中へ入り，有機酸に変化しながら回り，酸素により二酸化炭素と水を発生しながら ATP というエネルギーが作られていきます。
>
> この回路がうまく回ることで生命活動に必要なエネルギーを作り出してゆくのですが，回路にエネルギーの材料が入らない，回路がうまく回らない等でエネルギーを充分に作り出せなくなると，エネルギー不足による疲労感やだるさ，集中力が続かないなど様々な症状が引き起こされます。

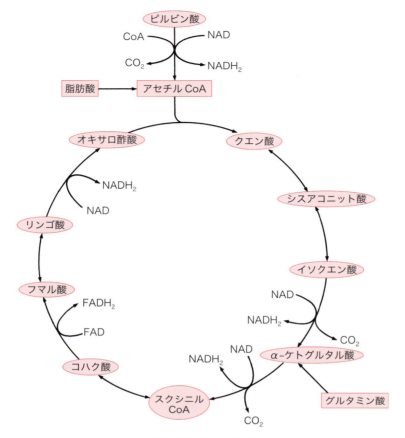

図7　TCAサイクル

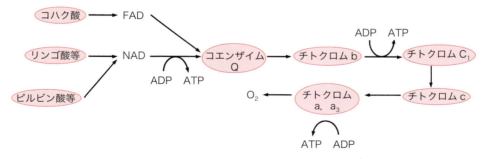

図8　電子伝達系

〈TCA回路－電子伝達系〉
　ピルビン酸はアセチルCoAとなり，オキサロ酢酸と結合してTCA回路に入る。TCA回路に入ったアセチルCoAは最終的にはCO_2とH（水素原子）に分解される。TCA回路自体が作り出したH原子は電子伝達系でO_2と結合し，ATPとH_2Oが産生される。

　その一部を示すと，イソクエン酸脱水素酵素の作用で
　　　NAD＋イソクエン酸 ⇌ $NADH_2$＋CO_2＋α-ケトグルタル酸
　またコハク酸脱水素酵素による
　　　FAD＋コハク酸 ⇌ $FADH_2$＋フマル酸

などの一連の反応を経て，TCAサイクルを一巡する間に3分子のNAD（ニコチンアミド–アデニン–ジヌクレオチド）と1分子のFAD（フラビン–アデニン–ジヌクレオチド）を還元し，2分子のCO_2を放出する。内膜の最も重要なはたらきは，TCAサイクルが供給する$NADH_2$と$FADH_2$から水素を受け取り，電子伝達系へ送って，摂取した酸素でH_2Oに酸化するとともに，そのエネルギーを利用して高エネルギー物質ATPを生成することである（図8）。これはADPに高エネルギーリン酸を結合することであるから，リン酸化とよぶ。

$$ADP + Pi + \Delta G^0 \rightleftarrows ATP + H_2O$$

ΔG^0は自由エネルギーの変化で，標準条件では$+7,300$calあるが（24頁参照），上記$NADH_2$などの酸化の結果，**ATP**は電子伝達系の3箇所で合計3分子が生成される。このように酸化とリン酸化が共役しているので，**酸化的リン酸化**という。ミトコンドリアの外膜が高い透過性を示すのに対し，内膜は水といくつかの低分子を除いてほとんど透過しない。内膜でつくられたATPはマトリックスに貯められ，そのままでは内膜を透過しないが，特殊なATP担体（22頁参照）によって，ADPと交換に内膜を通過して運び出される。このとき入ったADPはATP生成に用いられる。ミトコンドリアはバクテリオファージのDNAに似た環状DNAをもつ。含有量は核のDNA量の1%以下にすぎず，塩基組成も核DNAとは違う。独自に自己複製し，細胞質と異なるRNAをつくるが，複製時期も核DNAとは違う。微量であることとも関連して，ミトコンドリアの構造タンパク質の合成に関与するだけであり，主なミトコンドリア酵素の合成は核DNAに依存する。リボソームももつが，バクテリア型で細胞質のものより小さい。このように形態，DNAの性質などからみて，生物進化の途中のある早い時期にバクテリアが感染・共生し，次第に細胞小器官として役立つようになってきたという説もある。細胞質から独立して単独に機能することはできない。

e. 中心体

中心体 centriole は直径$0.2\,\mu$m以下，長さ約$0.5\,\mu$mの短円柱からなる小器官であり，互いに円柱の軸を垂直に向けて2個存在する。有糸核分裂時には増殖して4個となり，2個ずつに分かれて左右両極に移動し，分裂装置である**紡錘**の中心となる。中心体を軸と垂直に横断して電子顕微鏡でみると，断面の円周に沿って9組の収縮性タンパク

質からなる線維束が並び，各線維束は 3 本の細線維からできている。同様な構造は運動性小器官の繊毛の根元にもみられる。

f．リソソーム

リソソーム lysosome は 0.5 μm 以下の大きさをもち，一見ミトコンドリアに類似するが，内部は均質で全く違ったはたらきをもつ小器官である。一層の膜に囲まれ，内部には酸性フォスファターゼをはじめ，酸性条件下で活性の強い各種の加水分解酵素，例えば澱粉などの多糖類の分解酵素，カテプシンをはじめとするタンパク質分解酵素，RNA 分解酵素などを含有する。この結果これらの物質をそれぞれ，ブドウ糖のような単糖，アミノ酸，ヌクレオチドに分解する。リソソームには細胞外から取り込まれた異物や細胞内代謝の老廃物を処理して細胞質を浄化する作用がある。

リソソームには一次リソソームと二次リソソームがある。

(1) 一次リソソーム

粗面小胞体で生成した酵素は滑面小胞体，ゴルジ装置を経て膜と内容物を附加され，電顕的に均一な内容をもつ小胞になって細胞質に遊離される。この小胞を一次リソソーム primary lysosome という。

(2) 二次リソソームとエンドサイトーシス

細胞が外部から栄養物質やバクテリアなどの異物を取り込むとき，まず細胞膜の一部が移動（膜流，膜運動）して内部へ陥入する。膜流は原形質運動に連動して起こり，アクチン–ミオシン系や微小管を作るチュブリンのような収縮性タンパク質が関与する。陥入部に捕らえられた物質を取り囲んで膜が融合して，直径 0.3～数 μm の小胞になり，細胞膜から分離して細胞質に取り込まれる。このように膜融合の結果，細胞内に取り込む現象を**エンドサイトーシス** endocytosis という。小胞の内容物が液体の場合を**ピノソーム**（飲作用胞）pynosome，固体の場合を**ファゴソーム**（食作用胞または食胞）phagosome といい，その膜は細胞膜の内層が外に，外層が内に反転した状態になっている。この小胞が**一次リソソーム**に出合うと融合して**二次リソソーム** secondary lysosome となり，酵素がはたらいて内容物を加水分解し，分解産物のうち必要なものは細胞質へ吸収される。残った小胞は細胞表面に出て膜が細胞膜と再び融合し，内容の残りカスを細胞外に放出する。一般に膜融合を経て細胞外へ物質を送り出す現象を**エキソサイトーシス** exocytosis といい，ホルモンや消化酵素など

参考

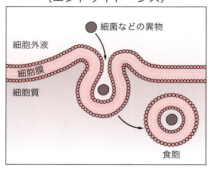

〈エンドサイトーシス〉

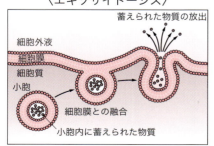

〈エキソサイトーシス〉

の分泌もこれに属する。二次リソソームのカスの一部は細胞外へ放出されないで，小胞のまま細胞内に溜ることがある。また食胞などが一次リソソームに接触すると，融合しないで細片化する場合もある。**飲作用** pinocytosis は遊離細胞だけでなく，血管の平滑筋細胞や神経細胞など，各種の定着細胞でもみられるが，**食作用** phagocytosis は生体防衛に関与するマクロファージ（大食細胞），白血球などの細胞だけに生じる。

エンドサイトーシスの中には細胞膜の受容体（31頁参照）を介して生じるものがあり，ある種の抗原や細菌性毒素は受容体に結合後，細胞内に取り込まれる。食胞，飲作用胞の膜は細胞膜に由来するが，エンドサイトーシスが盛んなマクロファージでは約半時間で細胞表面積に相当する膜が細胞内へ引き込まれるほどである。引き込まれた膜の成分は再び細胞膜の生成に利用される。

飲作用とは別に，微小飲作用とよぶ取り込みがある。小胞はミクロピノソームといい，大きさは 0.1 μm 以下である。また通常の飲作用胞とミクロピノソームの中間の大きさをもつ被覆小胞があり，タンパク質の取り込みに関係があるといわれる。

> **MEMO**
>
> 〈細胞膜のタンパク質の機能〉
> 酵素：化学変化の触媒となる。
> 受容体：化学伝達物質やホルモンなどの信号分子を受け取る。
> 輸送体┬チャネル：濃度勾配，電位差にしたがって物質を移動。エネルギーは不要。
> 　　　├ポンプ：濃度勾配，電位差に逆らって物質を移動。エネルギーを使い，物質を無理やり移動させる。
> 　　　└担体：細胞が必要とする物質を細胞内に取り込む際にはたらくタンパク質。

g. 細胞膜
(1) 細胞膜の構造

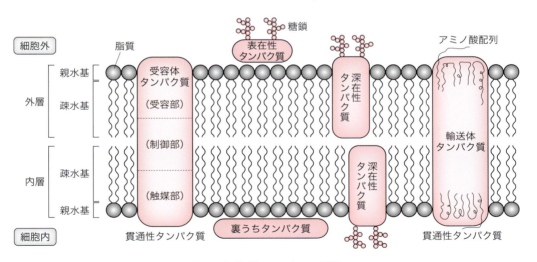

図9　細胞膜のモザイク構造

細胞膜はリン脂質の二重層に構成されている。酸素や二酸化炭素，脂溶性の物質は細胞膜を自由に細胞膜を透過できるが，水や電解質のような水溶性の物質はほとんど通過できない。そのため特殊なタンパク質がさまざまな形で埋め込まれ，細胞内外への物質輸送の役割を担っている。水や電解質を通す小さな孔（チャネル）や化学伝達物質やホルモンなどを受け取り，細胞内へ情報を伝える受容体，糖タンパクなどがある。

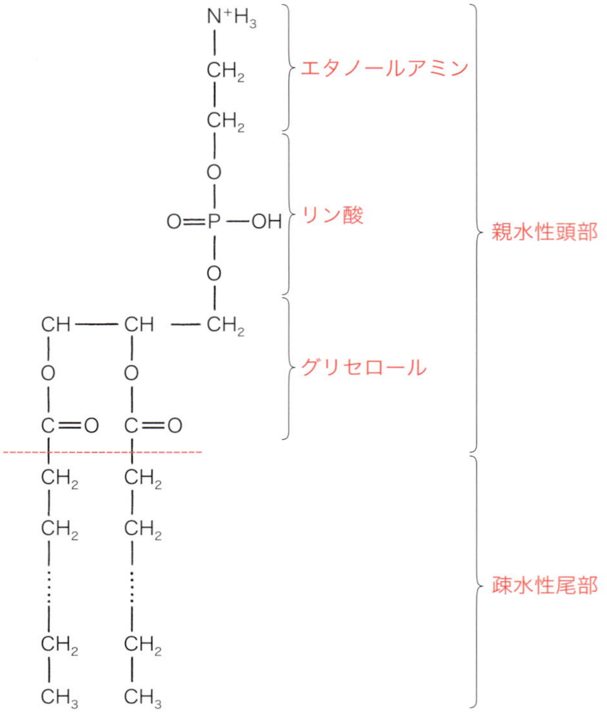

図10　ホスファチジルエタノールアミン 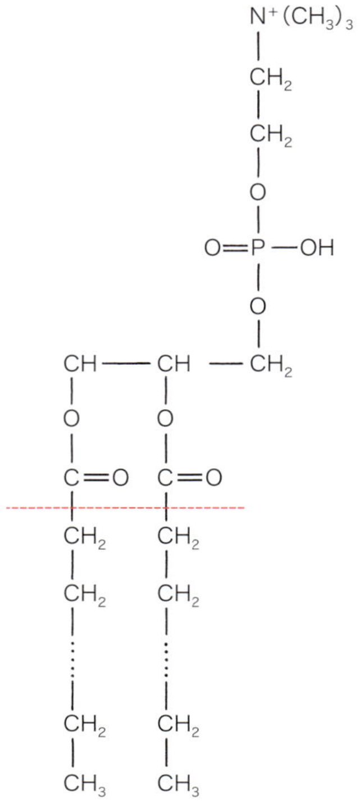　　　　　図11　ホスファチジルコリン

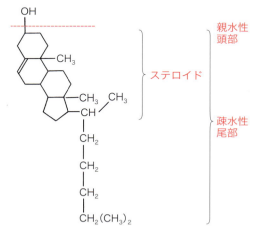

図12　コレステロール

　全ての細胞は**細胞膜** cell membrane によって外液と隔てられ，物理化学的に安定な性質をもった内部環境である細胞質をもっている。細胞膜は単なる隔壁ではなく，透過物質の選択をはじめ，いろいろな機能を有した重要な小器官である。

　電子顕微鏡を用いると，細胞表層で，厚さ20〜25Åの2層の暗い帯が約30〜40Åの空間を隔てて並び，全部で厚さ約80Å（70〜100Å）の構造がみえる。このような2層の膜構造は上記各種の小器官の膜にも共通であって単位膜とよばれ，基本的には脂質の2分子層である。膜を構成する主な成分であるタンパク質，脂質は粗面及び滑面小胞体で合成され，ゴルジ装置を経由して糖鎖が附加される。化学的に膜成分の約半分が脂質，残り半分はタンパク質からなる（図9）。

▶脂質は大部分がリン脂質であるが，哺乳動物の細胞はコレステロールを含み，細胞の種類によってはかなり多量に含むものもある。一般にリン脂質は頭部に窒素化合物とリン酸を含む極性基，すなわち電荷を有するグループと，体

部のグリセロールに続いて2本の脂肪酸の尾部である非極性のグループからできている。主な脂質の極性基は，**ホスファチジルエタノールアミン**（ケファリン，図10）か**ホスファチジルコリン**（レシチン，図11）である。赤血球膜では前者は2分子層の内層に多く，後者は外層の主要な成分であるから，必ずしも両層の組成は同じでない。コレステロール（図12）は頭部が親水性の水酸基で，他の部分は尾部である。いずれも親水性の頭部は，細胞内外液に近い細胞表面と細胞質面に現れて配列する。

▶尾部を形成する脂肪酸は炭素原子の結合腕が全部水素で飽和した飽和脂肪酸と，一部飽和しないで2重結合をもった不飽和脂肪酸を含む。尾部は非極性のため疎水性であるから，外液，内液から離れた膜の内部に入り込んで安定な状態になる。したがって2重層では尾部同志が層間の隙間を挟んで向かい合う。

▶タンパク質分子は脂質の骨組みに支持され，膜の内外表面に結合するものと膜内部に入り込んだものに分けられる（図9）。後者には膜を貫通して外液と内液に接するものもある。タンパク質を構成するアミノ酸の多くは親水性であるが，数種のものは疎水性が強く，また一部は弱い疎水性である。細胞内外液に接する部分には親水性のアミノ酸が多いが，内部に進入するにつれて，疎水性アミノ酸が増加する。これはリン脂質の疎水性基に対応する。膜の細胞質面には表在性の分子量約22万と25万の干状タンパク質があり，スペクトリンと総称する。他の細胞質面に露出または存在するタンパク質分子と結合し，膜を裏打ちする役目をもつ。

▶糖も重要な成分であり，脂質とタンパク質を結合する。特に糖タンパク質の糖鎖は表面に出て内外液に接し，極性のためイオンをひきつける作用がある。

(2) 細胞膜の流動性

つぎに膜の流動性について説明する。

脂質二重層の流動性は，脂質が人体内で液状であるか固体の性質をもつかによって異なる。これには脂質の脂肪酸に含まれる不飽和脂肪酸の量比が重要な鍵となる。不飽和脂肪酸が多いほど，液状になりやすいからである。例えば不飽和脂肪酸の多い魚油は液状，飽和脂肪酸の多い獣脂は固状の場合が多い。体温37℃では，細胞膜の脂質は油に近い液晶の性質をもつので，流動性が大きい。**流動モザイク説**によれば，細胞膜は液体の脂質に固体のタンパク質が組み込まれたモザイクの形をとる。液体の脂質分子は拡散

diffusion（熱運動）による移動のため，同じ薄い層内で近隣の脂質分子と互いに入れ替わることができる。言い換えると横方向には自由に移動することができる。

タンパク質分子も多くは運動の自由度が高く，回転と拡散の運動を活発に行う。しかし脂質とタンパク質はある程度結合しているので，脂質が動くとタンパク質も移動する。また膜の裏打ちタンパク質（細胞質にあって膜を支持するタンパク質）や他の膜タンパク質，あるいは脂質分子と結合するときは，運動が制限される。特に内部と表在性のタンパク質が入れ替わるような縦方向の移動は難しい。同様に脂質二重層の間の隙間を越えて，隣りの層のタンパク質と入れ替わること（フリップ・フロップ）はできない。

細胞膜の生成と新旧交替のメカニズムは複雑である。哺乳動物細胞の場合，小胞体の膜に合成酵素が存在し，リン脂質を生成する。脂質の材料物質は細胞質から供給されるが，小胞体の膜を透過しないのでリン脂質は小胞体の細胞質面で生成すると推定できる。生成したリン脂質にリボソームで合成したタンパク質を組み込み，ゴルジ装置で糖鎖を加えて膜が完成し，ゴルジ小胞になって細胞質へ分離する。ゴルジ小胞の性質と用途は細胞の種によって違う。

飲作用・食作用が活発な細胞では飲作用胞・食胞になって細胞膜が細胞内へ引き込まれ，二次性リソソームを形成する。老廃物を排出するとき，新旧の膜が短時間のうちに交替することは述べた。ホルモンや酵素の分泌細胞では，ゴルジ装置から分離した分泌顆粒が細胞表層に出ると，膜が細胞膜と融合して内容物を細胞外へ分泌した後，膜は細胞膜の一部になって残る。分泌が盛んなときは細胞膜が交替する速度も大きい。

h. 膜間連結構造

隣りあう細胞の膜が接触または結合するところに，普通の細胞膜にはない特殊な構造がある。1つは嵌合，他は接着装置複合体で，結合の補強か物質透過に役立つ。

嵌合 interdigitation は2つの歯車が噛み合うように，両細胞膜が互いに波状に入り込む部位である。特別な装置はないが，両膜間の隙間がやや拡がり，膜表面積が広くなるので物質透過に有利である。

接着装置複合体 junctional complex は上皮細胞膜などでみられる特殊な装置で，タイト結合，接着小体，デスモソームおよびギャップ結合がある。ギャップ結合以外はいずれも細胞間の接着を強める装置であり，これらの部位で細胞間物質輸送は止められる。

▶**ギャップ結合** gap junction（図13）を構成する単位は，分子量約3万の筒形タンパク質分子6個が会合してできた断面六角形の**コネキソン**という筒型構造で，両細胞の膜を貫通して細胞質に達する。中央に直径約20Åの小孔があり，イオンだけでなく蛍光色素分子その他の大きな分子も通すことができる。イオン通過は電流を生じるから電気的連絡路であり，興奮伝達の経路として生理学的に重要な意義をもつ。心筋細胞，平滑筋細胞どうしを電気的につなぐネクサスとよばれる構造も基本的に同一である。ギャップ結合はコネキソンが約10Åの間隔をおいて，多数存在する部位である。

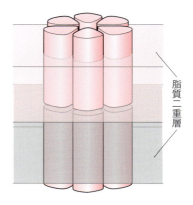

図13　コネキソン（ギャップ結合）

隣接する細胞をつなぎ，電荷をもった無機イオンや水溶性分子を通過させる細胞間結合のこと。ギャップ結合を作っているのはコネキシンというタンパク質で，隣接するそれぞれの細胞の細胞膜では6個のコネキシンが集まって円筒状に並び，コネキソンとよばれる中空の構造を形成する。隣接した細胞のコネキソン同士は頭と頭をつき合わせて，細胞をつなぐチャネルを作る。

 ## 6　物質の細胞膜透過

ここでは水以外の物質が生体膜を透過するメカニズムを説明する。物質が透過するとき，生体膜は単なる障壁として透過を邪魔する場合と，積極的な小器官として透過速度を数倍から数千倍に高める作用，あるいは濃度差に逆らって物質を低濃度側から逆に高濃度側へ輸送するようなポンプ作用をもつ場合がある。

1）受動輸送

物質が膜を透過するとき，膜の両側における物質濃度差にしたがって，濃度の高い方から低い方へ移動する自然現象を受動輸送 passive transport という。受動輸送には単純拡散と促通（促進）拡散がある。

a. 単純拡散

水溶液中で物質は熱分子運動を行い，物質の粒子は統計学的にあらゆる方向へランダムに移動する。この現象を**単純拡散** simple diffusion とよぶ。他の粒子と衝突すると移動方向が変化する。図14のように溶液中で単位距離を隔てた2点間に濃度の差，すなわち濃度勾配がある場合を想定する。水平方向に注目すると，各粒子は左右へ平等に移動するはずであるが，濃度の高い左から低い右へ移動するものが，逆の方向へ移動するものよりも多いので，正味両者の差だけ，粒子は高濃度側（左）から低濃度側（右）へ移動する。この理由から膜を隔てて両側に濃度差があるときは，膜を通る正味の拡散は高濃度側から低濃度側に向かって生じる。単位時間内に拡散によって膜を透過する物質量は濃度勾配と膜面積に比例する。物質の透過は浸透圧的に水の移動を伴う。

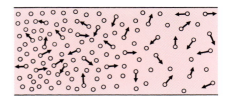

図14　単純拡散

細胞膜を透過する拡散には3つの経路がある。

▶第一は細胞膜の特殊な小孔を通るものである。特定の物質を優先的に透過させるような選択性はほとんどないが，孔内面の荷電状態から陰イオンより陽イオンが透過しにくい。孔の大きさに限度があるので，それより大きい粒子は透さない。

▶第二は細胞膜の脂質（17頁参照）に溶け込んで透過するもので，酸素，二酸化炭素などのガス，アルコール，エーテルなどの有機溶媒および脂肪は，主にこの経路で細胞内に入る。

▶第三は担体やチャネルとよばれる細胞膜の特殊なタンパク分子が関与するもので，次に述べる。

b. 促通拡散

特定の物質が担体やチャネルを経由することにより，単純拡散よりはるかに速い速度で輸送される現象を促通拡散 facilitated diffusion とよぶ。

細胞膜は物質の透過に対して障壁になるが，熱力学ではその障壁を**エネルギー障壁**という。一般にエネルギー障壁は膜が細胞内液と外液に接するところで最も高く，最も通過しにくいところである。その上膜内部にも多くの障壁があって通過を邪魔するので，透過速度が遅くなる。ところが担体などを経由するときはエネルギー障壁が低くなり，物質は速い速度で通過することができる。

① **担体（キャリア）** carrier は特殊なタンパク質からなり，細胞膜には多種類の担体が存在して，それぞれ特定の物質（基質）を選択的に輸送する。輸送される基質には H^+，Na^+，K^+，Ca^{2+} などの陽イオン，Cl^-，HCO_3^-，乳酸イオンなどの陰イオン，各種アミノ酸やブドウ糖その他の物質がある。

図15Aは**可動性担体**のモデルである。担体は膜の外液側で基質と結合し，複合体が膜を横断して内液側へ移動し，最後に基質を内液に送り出す。もし内液の基質濃度が外液よりも高ければ，輸送方向が反対になる。タンパク分子が膜内部を移動することは，エネルギー的に不利であると考えられるが，抗生物質の**イオノフォア** ionophore（イオン透過の促進物質），例えばバリノマイシンは可動性担体輸送の一機構を解明するモデルである。この抗生物質は K^+ の担体であるが，分子内部に極性があって K^+ を結合し，それを包む外部構造は脂溶性（疎水性・非極性）のため膜の脂質とよく融合し，脂質内を移動して K^+ を輸送する。生体膜の可動性担体にもこのメカニズムで膜脂質内を

Word 〈基質〉

細胞内にあって特に構造を認められない部分（細胞質から小器官を除いた部分）。

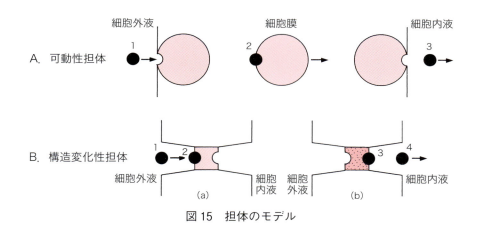

図15 担体のモデル

移動するものがあろう。しかしこの種の担体は多くない。

もう一つの担体は図15Bに示す**構造変化性担体**である。この担体が基質を結合すると構造変化が起こり，基質を容易に反対側に移動して，送り出す仕組みをもつ。赤血球膜のバンド3（陰イオン輸送体）やバンド4,5（ブドウ糖輸送体）はこの例である。

担体輸送の特徴には基質特異性以外に輸送の飽和がある。基質濃度が低いときは，その増加に伴って輸送速度が上がるが，濃度が高くなるにつれて，輸送速度の増加が鈍り，ついにある限度以上になるといくら濃度を上げても輸送速度が変わらなくなる。これは担体量に限界があるため起こる現象で，荷物がたくさんあってもトラックの数に限界があって輸送しきれないのと同じである。基質間に生じる競争阻害も特徴の一つである。例えばブドウ糖の担体はブドウ糖に分子構造が類似するガラクトースを区別できないので，両糖は互いに他の輸送を阻害する。また特異的な阻害剤があり，例えば陰イオンの担体はDIDSで特異的に阻害される。

担体輸送には単独物質の輸送もあるが，2種または3種の物質を同時に同方向へ輸送する**共輸送**（例：ブドウ糖またはアミノ酸とNa^+など）と反対方向に輸送する交換輸送（Na^+とH^+，Cl^-とHCO_3^-，Na^+とCa^{2+}など）がある。

チャネルも特殊なタンパク質分子である。チャネルタンパクは細胞膜の脂質二重層を横断して外液側と内液側に現れ，内部を貫通する小孔をもつ。細胞膜のチャネルとして，Na^+，K^+，Cl^-などのイオンチャネルは生理学的に重要で，静止膜電位や活動電位（28頁参照）の発生に重要な役割を果たす。

> **MEMO**
>
> 〈ナトリウムグルコース共輸送〉
>
>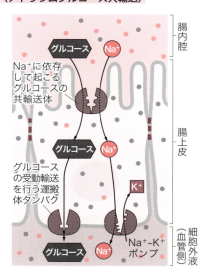
>
> Na^+に依存して（グルコース等）が細胞内に共輸送され（SGLT1），細胞内のグルコース濃度を高くする。
>
> ↓
>
> グルコースが濃度勾配にしたがって細胞外液（血管内）に送り出される（GLUT2）。

② **チャネル** channel の特徴は常時開存するのではなく，特定条件下で開く**通門機構** gating mechanism をもつことである。条件はチャネルの種類によって異なるが，K$^+$チャネルの場合，細胞内 Ca^{2+}濃度，膜電位または細胞内 ATP 濃度の変化などがあげられる。単一のイオンチャネルを通過するイオン量は，電流として特殊な微小電極で捉えることができ，この測定法をパッチクランプ法という。

チャネルのイオノフォアも多種類発見されているが，一例としてアラメチシンがある。この抗生物質は8個の分子が集まって一層の脂質膜を横断する構造体を作り，内部に小孔を形成する。その特徴は膜電位に依存して小孔を通るイオン電流が極端に変化する性質，すなわち膜電位依存性の通門機構である。

2）能動輸送

上記の受動輸送では拡散による正味の輸送が濃度勾配にしたがって生じ，自発的に起こるものである。丁度重力の場で滝の水が落ちるのと同じである。ところが逆に水を滝壺から滝の上まで運ぶには人力またはポンプの力を借りなければならない。つまりエネルギーを消費して力学的な仕事をしなければならない。同様に膜輸送でも，担体が濃度勾配に逆らって濃度の低い側から高い側へ分子やイオンを運ぶためには，化学的または電気化学的エネルギーが必要である。細胞膜にはこのような機構があり，**能動輸送** active transport とよぶ。能動輸送はエネルギー源として直接 ATP を消費する一次性能動輸送と，消費しない二次性能動輸送に分けられる。

a．一次性能動輸送

一次性能動輸送は直接 ATP を分解し，その遊離エネルギーを用いて行う輸送をいう。この種の輸送機構として Na ポンプ Na-pump が有名である。ポンプの実体は Na$^+$，K$^+$依存性 ATP アーゼ（Na$^+$/K$^+$-dependent ATPase）とよばれるように，一種の ATP 分解酵素である。

ATP を次式のように ADP と無機リン P$_i$ に加水分解し，自由エネルギーの変化 ΔG^0 がおこる。

$$ATP + H_2O \rightleftarrows ADP + P_i + \Delta G_o$$

ΔG_o の値は pH7.0，温度37℃，過剰の Mg^{2+}の存在下で ATP，ADP と P$_i$ の濃度が1Mという標準条件のときに7,300 cal であるが，生理的な細胞内条件下では約12,500 cal と推定され，この遊離エネルギーがイオン輸送の仕事に利用される。通常，Na ポンプは1分子の ATP

> **Word** 〈パッチクランプ法〉
>
> イオンチャネルやトランスポーターを介したイオンの挙動を記録することで，細胞膜上の単一または複数のイオンチャネル，ならびにトランスポーターの活動を直接的に測定する方法である。

MEMO

〈ナトリウム・カリウムポンプ〉

細胞膜にみられ，イオン勾配を作り出す役割を担っている。ATP によるエネルギーを使って，継続的に Na$^+$を細胞外に排出し，K$^+$を細胞内に汲み入れている。Na$^+$が使い果たされると電気勾配と濃度勾配が生み出され，さまざまな仕事を行うのに利用される。

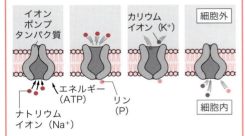

①エネルギーを使って3個の Na$^+$を吸い込む　②Na$^+$を細胞外へ吐き出す（その過程で ATP が加水分解され，リンが生じる）　③細胞外から2個の K$^+$を吸い込む　④K$^+$と P を細胞内に放出する（後は繰り返し）

分解によって，3個のNa^+を細胞外に出し，2個のK^+を細胞内に引き入れる。一方，Na^+濃度は細胞内液で低く（10〜20 mM），細胞外液で高い（100〜140 mM）。K^+濃度は逆に内液で140〜150 mM，外液で3〜5 mMである。したがっていずれのイオンも濃度勾配に逆らって能動輸送される。ところが筋細胞や神経細胞の静止電位（27頁参照）は−60〜−90 mVであるため，陽イオンを細胞内へ引き付けるので，Na^+を細胞外へ送るにはこの電位にも打ち勝つ仕事をしなければならない。逆にK^+を細胞内へ引き入れるにはこの電位が援助してくれるので消費エネルギーは少なくてすむ。

以上の理由によって，エネルギーの大半をNa^+輸送に消費することが，Naポンプとよばれるわけである。ATP1分子の加水分解で遊離する自由エネルギーは高い効率で，Na^+とK^+の交換に利用される。Naポンプは細胞内液と外液のNa^+，K^+濃度差を作りだし，安静時にヒトの全エネルギー消費の約1/4をこのポンプが消費する。また細胞外へ輸送する陽イオンの個数が細胞内へ輸送するそれより多いので，細胞内は電気的に陰性となる。このためNaポンプは電位発生に関与する。

強心剤の一種である**ウワバイン**はNaポンプの特異的な阻害剤である。呼吸阻害剤，解糖阻害剤，酸化的リン酸化除共役剤のようなATP生成を阻害する薬物や酸素欠乏もNaポンプの作用を妨げる。

Naポンプ以外に筋収縮に必要な筋小胞体の**Ca^{2+}，Mg^{2+}依存性ATPアーゼ**は2価陽イオンの能動輸送を行う。

b. 二次性能動輸送

一次性能動輸送が直接エネルギーを消費して行われるのに対し，二次性能動輸送は直接ATPを消費せずに，特定物質を濃度勾配に逆らって輸送する現象である。

一例として，Na^+，ブドウ糖共輸送体SGLTについて考える。腎の近位尿細管や腸管ではこの輸送機構によってブドウ糖を管腔から上皮細胞内へ吸収するが，細胞内のブドウ糖濃度が管腔より高いときでも吸収は起こる。これは明らかに濃度勾配に逆らう能動輸送であるが，ATP消費は不要である。では輸送のエネルギーは何によってまかなわれるか。まずこの輸送がNa^+との共役で起こることに注目する。図16のようにNa^+は細胞外がはるかに高濃度であるため細胞内へ受動輸送されるので，この力に引きづられてブドウ糖を細胞内へ能動輸送するという巧妙な仕組みである。言い換えれば，一次性能動輸送が作り出した細胞

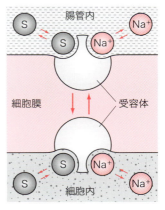

図16　二次性能動輸送

MEMO

〈受動輸送〉
　拡散・浸透・濾過により，分子やイオンを濃度差や電位差で高い方から低い方へ，膜を超えて輸送すること。エネルギーは不要。
- **単純拡散**：細胞膜を通れるサイズの分子等の拡散。
- **促通拡散**：輸送体（トランスポーター）を使って細胞膜を通るような場合の拡散。

〈能動輸送〉
　膜を隔てて，濃度や電位の低い方から高い方へ上り坂輸送すること。エネルギーが必要。
- **一次性能動輸送**：ATPを使って，イオンが濃度勾配に逆らって細胞膜を移動すること。
- **二次性能動輸送**：一次性能動輸送によって生じたイオンの濃度勾配のエネルギーを利用して物質を輸送すること。小腸での吸収がこの二次性能動輸送。

内外のイオン濃度勾配と電位勾配を利用するエネルギー節約の方式である。上記のようにブドウ糖は能動輸送されるが，ATPを消費しない。Na^+の**電気化学ポテンシャル**（電位差と濃度差による駆動力の和に相当する関数）とブドウ糖の**化学ポテンシャル**（濃度差による駆動力のそれ）の和を細胞内外で比較すると，細胞外の方が細胞内よりも値が大きい。したがって厳密な意味で本輸送は受動輸送に属する。各種有機酸やアミノ酸も主としてこの方式で輸送される。二次性能動輸送にも各輸送体に特異的な阻害剤がある。それ以外にも，一次性能動輸送が阻害されると，細胞内外のイオン濃度勾配が崩れるため，二次性能動輸送が阻害される。

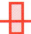 7　膜の電位と興奮性

　生きた細胞では細胞膜の内外に電位差がみられ，通常，内側は外側よりも電位が低い。イオンの移動やイオンに対する膜の透過性が電位に影響を与える。ここではどのようにして膜の両側で電位差が発生するか，また膜の興奮現象とは何かについて説明する。

1）膜電位

　一般に固体が電解質の溶液と接しているとき，または2種の混じり合わない液体が接触し，一方の液体が電解質溶液であるときには，両者の接触面である界面をはさんで電位差が発生する。界面の両側で正負の電荷が短距離をおいて相対する電気的二重層ができるためであるといわれるが，実際には徐々に正から負へ移行すると考えられ，この電位差を**界面電位（差）**interfacial potential という。固体が正負いずれに帯電するかは，物質の種類によって違う。次に図17のように，膜Ⅲをはさんで膜の両側に濃度が違う電解質溶液が存在するとき，ⅠとⅢおよびⅡとⅢの両界面にそれぞれ異なる大きさの界面電位が発生する。そこで膜の両側に2つの界面電位の差である膜の静電位が膜と垂直な矢印の方向に発生する。細胞膜をはじめ，脂質の薄膜はイオンを透過しない。膜内外の液が電解質を含むとき，膜に静電位が生じ，膜の一側に正電荷，他側に負電荷が分かれて配列する。このように細胞膜などの脂質膜では，電気的な分極が起こる。

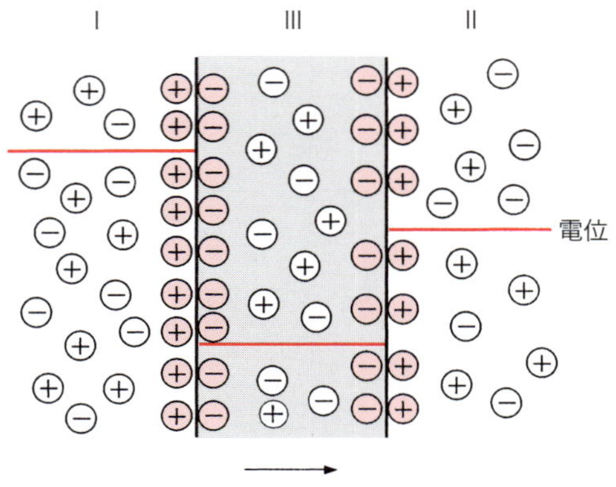

図17　膜電位（界面電位）の発生
正負の電荷の数の違いにより発生

２）静止電位

溶液中で NaCl，KCl などの電解質に濃度差があるとき，電気を帯びたイオンが濃度の高い方から低い方へ拡散によって移動する。このときイオン濃度の高い部分と低い部分の間で電位差を生じる。イオンの濃度差に基づく拡散によって発生する電位であるから**拡散電位** diffusionpotential という。細胞膜では拡散によるイオン移動があるので拡散電位が生じ，静止電位発生の一因になる。拡散電位はイオンの電気量や移動速度と関係がある。

細胞外液は内液よりも Na^+ 濃度が高いので，Na^+ は拡散によって膜を通って細胞内に流入しようとする傾向があり，逆に K^+ は細胞内濃度が高いので，細胞外へ流出しやすい。ところが Na^+ に比べて K^+ の透過性がはるかに高いため，K^+ は細胞外へ出て行くが Na^+ は入りにくい。K^+ の流出につれて，細胞内陰イオンであるリン酸イオン，タンパク質イオンなども電気的に引きずられて細胞外へ移動しようとするが，細胞膜はこれらのイオンを非常に通しにくいか，全く通さない。また神経の場合は Cl^- も通しにくい。そこで主に K^+ すなわち陽イオンが流出して細胞内の電位が低下する。このような K^+ の拡散は拡散電位発生の原因となる。K^+ が流出して，細胞内電位が低下してくると，これに邪魔されて次第にその流出速度が下がる。やがて時間が十分たつと，正味の K^+ 移動がなくなって，K^+ の流出と流入が等しくバランスされた電気化学的平衡状態に到達する。平衡状態では，細胞内外の K^+ 濃度差と電位差は一定の値に落ち着く。この電位差は K^+ 濃度によって決まるので **K^+ の平衡電位** equilibrium potential とよび，次のネルンストの式で表される。

$$Ek＝－2.303(RT/ZF)\log([Ki]/[Ko])$$

（R：気体定数，T：絶対温度
i：細胞内，o：細胞外，[　]：イオン濃度）

体温 37℃では 273＋37＝310.K，Z はイオン価で K^+ は 1，F はファラデー定数すなわち 1 mol の 1 価陽イオンがもつ電気量 96,500 C/mol である。いま細胞内外の K^+ 濃度をそれぞれ 140 mM，4 mM とすれば，[Ki]/[Ko]＝35，log35＝1.54 である。したがって式の値は

$$Ek＝－2.303×0.027×1.54＝－0.096 V＝－96 mV$$

通常，細胞外液をアースし，その電位を 0 にしているので，K⁺平衡電位は負である。同様に ［Cli］＝5 mM，［Clo］＝100 mM とすれば，Cl^- 平衡電位 Ecl は－81 mV となる。また［Nai］＝10 mM，［Nao］＝140 mM とすれば，

MEMO

〈膜電位が生じる３つの条件〉
① 細胞の内と外のイオン濃度に差がある。
② 細胞膜が脂質二重層でできている。
③ ある特定のイオンだけが膜を移動できる。

〈細胞の内と外でのイオン濃度の差（代表例）〉

イオン	細胞外濃度	細胞内濃度
Na^+	145 mM	15 mM
K^+	4 mM	140 mM
Cl^-	122 mM	4.2 mM
Ca^{2+}	1.5 mM	$1×10^{-5}$ mM

Word 〈ネルンストの式〉

電極の平衡電位とイオン濃度との関係を表現する式。

Na^+の平衡電位 ENa は $+71\ mV$ となり，正の値をもつ。

神経細胞の K^+ 平衡電位は微小電極を用いて実測される細胞膜電位に近いが，多くはそれよりも大きい（絶対値が大きい）ことが多い。その理由を考えてみよう。

上式は Cl^- の透過性が K^+ よりもはるかに低いと仮定して求めた。しかし各種の培養細胞や筋細胞では透過性が逆であって，むしろ Cl^- 平衡電位が実測の膜静止電位に近い値を示す。また Na^+ は膜透過性が低いが，細胞内外の濃度差が非常に大きく，持続的に細胞内に流入しているので影響は無視できない。両イオンの影響を考慮して計算すると，K^+ 平衡電位よりもやや小さく，きわめて実測値に近い値が得られる。静止状態（非興奮状態）の細胞が示す膜電位を**静止電位** resting potential とよぶ。Na ポンプは細胞内に K^+ を取り込み，Na^+ を排出するので，細胞内 K^+ と細胞外 Na^+ を高濃度，逆に細胞外 K^+ と細胞内 Na^+ を低濃度に維持する作用があるから，静止電位を深く維持するのに役立つ。静止電位は細胞の種類によって値が違うが，非興奮性の培養細胞などでは $-20\sim-40\ mV$，興奮性の筋細胞や神経細胞では $-60\sim-90\ mV$ である。K^+ だけでなく，Na^+ と Cl^- の効果も考えて静止電位を求める式もあるが，ここでは省略する。

静止電位その他の**細胞内電位**の測定に用いる**微小電極**は内部に 3 モル濃度の KCl 溶液を充填した先端直径が $0.5\ \mu m$ 位のガラス電極である。これを図 18 のごとく細胞内に刺入し，増幅器をへて電位をオッシロスコープで測定する。

3）活動電位

神経細胞に電位測定用の微小電極に加えて，通電用微小ガラス電極（図 18）を刺しこんで外向きの電流を流すと細胞膜は興奮し興奮伝導が起こる。興奮を誘起する要因を**刺激** stimulation といい，この場合は電気刺激である。刺激を加えても弱いときには**興奮** excitation は起こらないが，次第に刺激を強くしていくと，ある強さ以上で興奮が発生する。興奮を起こす最小の強さを**刺激の閾値** threshold とよび，通常，閾値以上の刺激（閾上刺激）を加える。刺激法はいろいろあるが，定量性と再現性に優れた電気刺激が最もよく使用される。

神経細胞や筋細胞を電流で刺激すると，興奮伝導や筋収縮に先だって細胞内に顕著な電位変化が起こる。これを**活動電位** action potential という。図 19 はその時間経過を模

Word 〈閾値〉

感覚や反応や興奮を起こさせるのに必要な，最小の強度や刺激などの量。

MEMO

〈活動電位〉

主としてナトリウムイオン，カリウムイオンが細胞内外の濃度差に従い，各イオンチャネルを通じて受動的拡散を起こすことにより起きるものである。

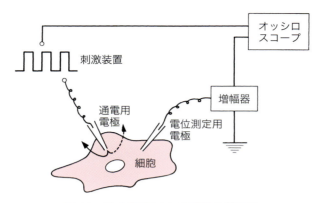

図18　微小電極による膜電位測定法

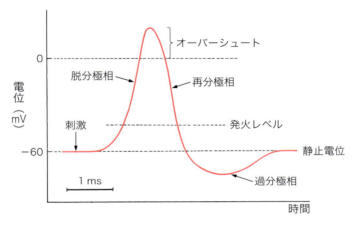

脱分極：陰性電子が減少
オーバーシュート：細胞内外の極性（+，−）が入れ替わること（細胞膜内が陽性になる）
再分極：再び陰性電子が急速に増加
発火レベル（閾値）：活動電位に移行する膜電位

図19　活動電位

式化したものである。刺激後，一定時間（潜時）をおいて静止電位のレベルから立ち上がる。電位が一定の高さ（発火レベル）に達すると，急激な上昇すなわち膜電位減少（絶対値が減少し，0 mVに近付くこと）が起こる。膜電位減少を**脱分極** depolarization とよび，この時期を脱分極相 depolarization phase という。さらに電位が0レベルを超えて，外液の電位（0 mV）より高い正の値を示す。ついでピーク値に達してから急激な低下に転じ，再び0 mV以下になる。膜電位が正の値になることをオーバーシュート overshoot という。電位は再び負の値になる。膜電位が0 mV以下になって増加（絶対値）することを**再分極** repolarization といい，この時期を再分極相とよぶ。神経細

第1章 生理学の基本知識

MEMO

〈活動電位のながれ〉

神経細胞は信号を受け取るとそれを他の細胞に伝えようとする。この時細胞の膜電位は安定した静止電位から，次の過程を経て活動電位へと変化する。

① 神経細胞は細胞膜にあるイオンチャネルやポンプによって一定の静止膜電位（約$-70\,mV$）に保たれている。

↓

② 神経細胞は信号を受け取ると膜電位がわずかにプラスの方向に動く（脱分極）。一定の電位（閾値）を超えた時，多くの Na^+ チャネルが開いて，Na^+ が細胞膜の内側に入っていく。

↓

③ ②より，細胞膜の内側の電位がピークに達すると Na^+ チャネルが閉じる。反対に K^+ チャネルが開き，K^+ が細胞膜の外側に出ていく。また同時に Na^+ チャネルが閉じる（静止膜電位に戻る）。

Word 〈コンダクタンス〉

イオン伝導度。単位はジーメンス。

胞では静止電位のレベルで留まらず，さらに深くなって最大値に達してから再び減少して，最終的に静止電位に復帰し，活動電位の発生が終了する。このように活動電位（絶対値）が静止電位よりも大きくなることを過分極 hyperpolarization といい，この時期を過分極相という。

刺激によって膜電位が一旦発火レベルを越えると，それ以後の活動電位の性質や大きさは刺激の強さとは無関係に決まり，膜は最大限に反応する。しかし発火レベルに達しないときは，活動電位は生じないから，全か無かの法則に従う。

活動電位の経過時間は，神経細胞では数ミリ秒以内であるが，骨格筋細胞ではもっと長く，心筋細胞では 100 ミリ秒またはそれ以上，分泌細胞ではさらに長い。

イオンの膜透過性を表すのにコンダクタンス conductance（4頁参照）が用いられる。イオンは荷電粒子であるから，イオンの動きを電流として検出し，コンダクタンスが測定できるからである。活動電位の脱分極相では，Na^+ コンダクタンスの急激な増加と K^+ コンダクタンスのゆっくりした増加がおこる。そのため，Na^+ が濃度勾配に従って急激に流入して細胞内 Na^+ が急増し，逆に K^+ は一部流出する。再分極相では Na^+ コンダクタンスが急速に減少し，一方，Na ポンプが作動（Na^+ 排出，K^+ 取り込み）しているので，細胞内 Na^+ は次第に減少する。しかし K^+ コンダクタンスの高い状態が続いているので，K^+ 流出が止まらず，細胞内 K^+ は低い状態を維持する。過分極は，Na^+ コンダクタンスが激減してその影響が消えるが，K^+ コンダクタンスが高いために起こる。したがって電位の最大レベルは K^+ 平衡電位に近づく。静止状態に戻ると，両イオンのコンダクタンスが低くなり，Na ポンプによって細胞内イオンが興奮前のレベルにもどり，静止電位に復帰する。

細胞を刺激して興奮させ，その直後に強い再刺激を加えても全く反応しない時期があり，**絶対不応期** absolute refractory period という。脱分極相の終わり頃に相当する。また絶対不応期を過ぎてから，一定時間内で再刺激すると，弱い反応を示す時期があり，**相対不応期** relative refractory period とよぶ。再分極相の終わり頃に相当する。

8 細胞の情報伝達機構

細胞外からの情報の多くはホルモン，神経伝達物質，増

殖因子，サイトカイン等の化学的シグナル，すなわちこれらリガンドやアゴニスト（特定の受容体（receptor：レセプター）に特異的に結合する物質）と受容体の結合は一次メッセンジャーとしてはたらき，細胞内情報に変換される。リガンドと受容体の結合は，多種類の**GTP結合タンパク質**（Gタンパク（protein））を活性化し，シグナルを増幅する。これらGタンパクの活性化は多くの酵素や効果器を活性化し，二次メッセンジャーを作り出し，さらにこの情報が細胞の種々機能に影響する。しかし，Gタンパクから直接イオンチャネルを活性化するものもある。**NO**や**CO**のようなガス性の一次メッセンジャーは細胞内に浸透し，**グアニル酸シクラーゼ** guanylate cyclase を刺激し，二次メッセンジャーのサイクリックGMPの産生を促進する。ステロイドなどの脂溶性リガンドは細胞内のレセプターと結合後DNAと反応し，その転写 transcription を誘導する。

　上記以外にGタンパクの活性化を介して，細胞内に情報を伝えるものには以下のものがある。**アデニル酸シクラーゼ**の活性化は，**ATP**を材料とする**サイクリックAMP**（**cAMP**）の産生を促し，**cAMP依存性タンパク質キナーゼ**（**Aキナーゼ**）を活性化，さらに**イノシトールリン脂質特異的フォスフォリパーゼC**の活性化による**イノシトール1,4,5三リン酸**（**IP3**）やジアシールグルセロール（**DA**）の産生を引き起こすものがある。また一部の増殖因子のレセプター刺激は，そのレセプター付属の**チロシンキナーゼ活性化**による**フォスファチジルイノシトール**（**PI**）**キナーゼ**や**フォスフォリパーゼC**（**PLC**）のリン酸化を引き起こし，**IP3**や**DG**の産生を高める。このDGは膜のフォスファチジルセリンとCa^{2+}とを結合して，**タンパク質キナーゼC**（**Cキナーゼ**）を活性化する。IP3は細胞内Ca^{2+}ストア（小胞体）からIP3誘導性Ca^{2+}チャネルを介してCa^{2+}を細胞質内に動員させる。

　Ca^{2+}はカルシウム結合タンパク質に結合し，これを活性化する。これらのタンパク質は直接細胞の生理現象に影響を与えたり，細胞内シグナル伝達を増進するための他のタンパク質，一般的にはタンパク質キナーゼを活性化する。カルシウム結合タンパク質には，トロポニン，カルモジュリン等が知られている。トロポニンは骨格筋の収縮に関係しており，カルモジュリンはカルモジュリン依存性タンパク質キナーゼを活性化を生じさせる，いずれも生体に重要な役割を果たしている。

MEMO

〈リガンド〉
　特定の受容体に特異的に結合する物質。
　リガンドは受容体の中のある決まった部位（リガンド結合サイト）に特異的に結合する。

〈Gタンパク質〉
　細胞内シグナル伝達に関与するタンパク質で，GTP加水分解活性を保つためにGタンパク質と呼ばれる。構造により3量体Gタンパク質と低分子量Gタンパク質が存在し，いずれも細胞内における信号伝達の中心的機能を果たす。

第2章 神経のはたらき

　われわれの体は，統一体としてまとまりのある調和のとれたはたらきを営んでいる。これは，体の各部の組織や器官が緊密に連絡されて生存目的に合った秩序ある活動をするからである。体の各部の有機的な連絡のために，神経系は内分泌系と共に，体の中の二大通信システムとして重要なはたらきを受け持っている。すなわち神経系は，あらゆる生活環境の変化をすばやく検出して，これに対する反応を身体各部に命令し，個体の生存に関する最も大切なはたらきを司るシステムである。

1　神経系の構造

　神経系における最高中枢は「脳」である。神経系は大きく末梢神経系と中枢神経系に分かれる。

　末梢神経系とは身体末梢のあらゆる部分からの感覚情報を中枢に伝えると共に，中枢からの種々の命令を末梢に伝える神経系である。中枢神経系とはこのような末梢神経系から情報を受け取り，その情報を統合処理し，それを命令にかえる神経系であって，脊髄とその上位にある脳から成り立っている。

2　ニューロンとシナプス作用

1）ニューロンのはたらき

　神経系の形態上および機能上の単位をニューロン（神経細胞）または**神経単位**という。ニューロンは，形態的に，核を含む細胞体および1本の長い突起（**軸索**）と枝分かれした短い突起（**樹状突起**）から成り立っている（図1）。機能的に個々のニューロンは，通信系としての神経系の基本的な素子であって，細胞体およびその樹状突起は，後述のシナプスを介して他のニューロンから求心性信号（入

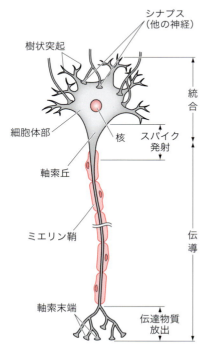

図1　ニューロン（有髄神経）の模式図

力）を受け取る。ニューロンはこれらの信号を統合し，その結果を情報として，軸索へ遠心性信号（出力）を送り出す。すなわち信号の受容は，細胞体およびその樹状突起にある特殊な接合部（シナプス）で行われ，入力信号の統合は細胞膜において行われる。そして応答は軸索の役目であるといえる。軸索は，髄鞘またはミエリン鞘とよばれる脂質とタンパク質からなる鞘に包まれている**有髄線維**と，それを欠く**無髄線維**との2種類がある。有髄線維は一定間隔でくびれており，その部は髄鞘を欠いている。これを**ランビエの絞輪**とよぶ。

2）シナプスのはたらき

ニューロンの構成要素である神経線維（軸索）の末端は，枝分かれして他のニューロン，または骨格筋などの効果器細胞と接合する。この接合部は信号の伝達のために，形態的，機能的に特殊化した構造をもち，**シナプス**とよばれる（図2）。

軸索終末に興奮が伝導したとき，終末から化学伝達物質が遊離され，それが隣接細胞を興奮または抑制させるものを化学シナプスといい，通常，シナプス伝達といえば化学的伝達である。一方，興奮が中断せずに電気的に次の細胞に伝えられるものを電気シナプスという。

上述のように，化学シナプスには興奮性と抑制性の2種類が区別されている。前者では**興奮性伝達物質**が放出されて，シナプス後部ニューロンの細胞膜に脱分極性の**興奮性シナプス後電位**（excitatory postsynaptic potential：EPSP）を発生させ，この電位によってシナプス後部

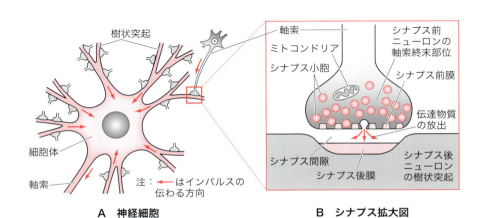

図2　シナプス
細胞体や樹状突起にシナプスがみられる。

ニューロンを興奮させる。後者では**抑制性伝達物質**の放出により，過分極性の**抑制性シナプス後電位**（inhibitory postsynaptic potential：**IPSP**）を発生させ，この電位によりシナプス後部ニューロンを抑制させる。

ニューロン間の化学シナプスや神経筋接合部における興奮伝達は，一方向性であり，1 msec 内外の伝達遅延がある。このことをシナプス遅延という。また，伝達が繰り返されると疲労しやすく，薬物や酸素不足などの影響を受けやすく，反復放電によるシナプス後電位変化があることが知られている。化学伝達物質はアミノ酸，ペプチド類，モノアミン類の3つに大きく分類される。アミノ酸の例としてはグルタミン酸，γ-アミノ酪酸（GABA），ペプチド類の例としてはバゾプレッシン，ガラニン，モノアミン類の例としてはアセチルコリン，アドレナリンなどが挙げられる。

3　神経の興奮と伝導

ニューロンが活動していない静止状態から活動状態に移ることを**興奮**という。この興奮を引き起こす原因となる生体の外部，あるいは内部環境の変化は**刺激**と呼ばれる。刺激に応じて興奮する性質をもつ組織として，ニューロン以外に筋，腺，感覚受容器などの組織があり，これらを構成している細胞はみな**興奮性細胞**である。

興奮は，通常，細胞膜の興奮を意味し，**膜電位**の変化としてとらえることができる。興奮が神経や筋を伝わっていくことを**興奮の伝導**という。

神経線維における興奮伝導には次のような法則がみられる。

① **不減衰伝導**：線維の直径が一定ならば伝わっていく電位（活動電位）の大きさと伝導速度は一定である。
② **絶縁性伝導**：神経束を構成しているある1本の神経線維に興奮が伝わる場合，その興奮は隣接して走る線維に移行することはない。しかし，活動電位が通過中に電気緊張性の影響を受けて，隣接線維の興奮性は多少変化する。
③ **両方向性伝導**：線維の1点で興奮が発生するとそれは両方向に伝導する。しかし生体内の生理的条件では，一方向にしか活動電位を伝えない。

興奮伝導速度は，有髄神経線維の方が無髄神経線維よりも速い。有髄神経線維においては，興奮は絶縁性の高

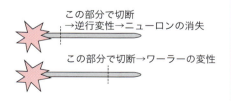

病態説明

ワーラー変性：神経を生体内で切断するとき，切断部から末梢に向かって起こる変性をいう。

この部分で切断→逆行変性→ニューロンの消失

この部分で切断→ワーラーの変性

い髄鞘部をさけて，ランビエの絞輪部を飛び飛びに伝導するからである。このような伝導を**跳躍伝導**という。

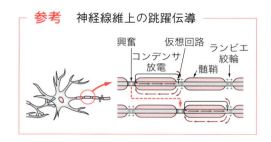
参考　神経線維上の跳躍伝導

1) 静止 (膜) 電位と活動電位

ニューロンが静止 (非活動) 状態のときに，ガラス毛細管微小電極で細胞体の内側と外側の間の電位差を測ると，細胞外と比べ細胞内の電位がマイナス (約 $-70\,\text{mV}$) となっており，分極されていることがわかる。この電位差は，細胞膜を境に生じているので，静止電位あるいは静止膜電位という。

ニューロンの細胞膜を横切って，内側から外側へ (外向き通電) 電流を通ずると，電流と細胞膜抵抗の積 (電圧降下) の分だけ膜電位が増加する。この変化を**脱分極**という。外向き電流を大きくしていくと，脱分極は大きくなる。さらに，脱分極が進むと静止電位は急激に増加し始め，ついには電位の正負が逆転して，細胞の内側が約 $40\,\text{mV}$ のプラスの電位となる。この電位変化を**活動電位**という。活動電位が発生した後は，電位は速やかに静止電位レベルにもどる。これを**再分極**という。ニューロンの活動電位は非常に短い経過の電位であることからインパルスともよばれる。

活動電位は刺激が弱いと生じないが，刺激がある値 (**閾値**) 以上強いときには必ず生じ，その大きさ (活動電位の振幅) は，刺激の強さに関係なく一定である。これを神経の興奮は「**全か無かの法則**」に従うという。したがって，興奮伝導によっては興奮の大きさは変化しないのである。

なお，閾値以上の刺激の強さに関する情報は，発生する活動電位 (インパルス) の頻度が情報になる。すなわち，刺激の強さが大きくなれば，発生する活動電位の数も増加する。

また，一度興奮したニューロンはすぐに興奮できる状態へは復帰できず，次の刺激に対して興奮を生じない時期が存在する。このどんなに強い刺激にも応答しない期間を**絶対不応期**といい，正常時以下の不完全な興奮性しか示さない時期を**相対不応期**という。ニューロンはそれぞれの不応期を経て正常状態まで回復する。

2) 静止電位と活動電位のしくみ

ニューロンが活動していないときには，ニューロンの外側の組織液中ではナトリウムが多く，カリウムが少ないが，内側はこれとは逆にカリウムが多く，ナトリウムが少

> **Word** 〈全か無かの法則〉
>
> 全か無かの法則とは，刺激の強さと反応の大きさに関する法則であり，悉無律ともよばれている。筋線維や神経線維にみられ，刺激が限界値 (閾値) 以下では無反応であり，閾値を超えると刺激の強さには依存しない定常の反応が現れるという法則。

ない。それは，ニューロンの細胞膜はカリウムを選択的によく通し，ナトリウムは通さないこと，および細胞膜にはカリウムを細胞内に汲み入れ，ナトリウムを細胞外に汲み出すポンプ（Na^+/K^+交換ポンプ）機構がはたらいているからである。このようなしくみにより，ニューロン膜内外のイオンの濃度差が保たれ発生する電位が，前述した静止電位である。

一方，活動電位の発生には細胞膜に存在するイオンチャネルが大きな役割を果たす。イオンチャネルは膜貫通タンパク質の一種で，受動的にイオンを透過させる機能を持つ。1種類のイオンのみ選択的に透過させるチャネルもあれば，複数の種類の陽イオンを通すイオンチャネルも存在する。イオン選択性により，カリウムチャネル，ナトリウムチャネルなどと称される。ニューロンの細胞体あるいは軸索を刺激すると，それまで閉じていたナトリウムチャネルが開き，その部位の細胞膜のナトリウムの透過性が急激に高まり，ナトリウムが細胞内へ流入する。そのため，その部位の細胞内外の電位差が瞬間的に逆転する。このとき膜電位は，$-70\,mV$の静止電位レベルからゼロレベルを超え，約$+40\,mV$に達し活動電位が発生する。この時点でナトリウムチャネルは閉じられ，カリウムチャネルが開くことによりカリウムが流出し，細胞内外のイオン濃度は元に戻っていく（再分極）。カリウムチャネルの閉鎖は電位および時間に依存しているため膜が十分再分極した後もカリウムの流出が続き，一時的に静止電位よりも電位が低くなる。これを過分極といい，過分極を経て再び元の静止電位レベルにもどる。

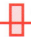 ## 4　中枢神経

1）中枢神経系の構成

中枢神経系は脳と脊髄からなる。脊髄は，脊柱管の中に存在する42～45 cmの長さの細長い円柱状のもので，末梢から脳へ，また脳から末梢への神経線維を束にして運ぶと共に，自ら末梢の刺激をうけて，それを運動にかえる反射路をつくっている。すなわち，脊髄には感覚を受ける細胞と運動細胞がある。脳は脊髄のさらに上位にあり，頭蓋骨の中に存在している。そして次のように区分される。

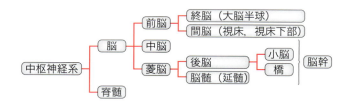

　つぎに，大脳（終脳）から髄脳（延髄）にいたるまで，その位置とはたらきについて述べる。

2）大脳（終脳）
　大脳は大脳皮質とその下にある大脳基底核を含んでいる。
a. 大脳皮質
　ヒト大脳の左右半球の外皮をなす部分が大脳皮質で，厚さ 2.5～4.5 mm，表面積は両側で 2,200 cm^2，皮質の大部分は細胞が 6 層構造をなしている。細胞の形や分布に地域差が認められ，神経細胞の数は 140 億といわれている。

　大脳皮質は，中枢神経系の最高中枢として，ヒトにおいて最もよく発達している。ここには運動や知覚の中枢があるのみでなく，その間には知覚したものが何であるかを判別したり，これらの情報をもとにしてとるべき行動（反応）を決定する中枢も存在する。また特徴として，構造的，機能的に分化した階層がある。そしてよりヒエラルキーの高い部位を**連合野**と呼んでいる。

　大脳皮質は大きく次の（1）～（5）に区分される（図3）。
（1）**前頭葉**：中心溝の前（中心前回）には**運動の中枢**があ

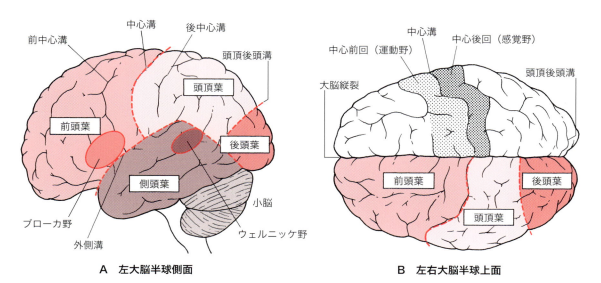

A　左大脳半球側面　　　　　　　　B　左右大脳半球上面

図3　大脳皮質の区分

MEMO

〈優位半球〉

　右脳と左脳のうち，言語や計算を司る半球のこと。一般に右利きの人は左脳が優位半球になる。優位半球で出血がおこると，失語症を引き起こす。優位半球でない方は劣位半球という。

〈島〉

　内臓の感覚および自立神経情報を統合する。なんらかの島病変を有する患者における失語症からもわかるように，島は一部の言語機能に関与する。

病態説明

パーキンソン病：　大脳基底核のドーパミン作動性ニューロンの変性による機能障害が主な原因で，筋の固縮と振戦を特徴とし，運動が鈍くなり顔つきはマスク様になる。前かがみで小きざみに歩くようになり，急に立ちどまるのが困難になる。

水頭症：成人する前の子供で頭が異常に大きくなる疾患。原因は脳脊髄液の流通が妨げられ，脳室内に髄液が大量にたまり，脳室内の圧力が高くなることが原因でおこる。

脳・脊髄の機能障害：脳血管が破れ出血しておこる脳出血・クモ膜下出血があるが，脳出血では内包という部分の血管の出血が多く，片麻痺（半身不随）がおこる。脳血栓や脳梗塞によって脳血管がつまった場合にも，そのかん流領域の組織が脳軟化に陥り片麻痺となる。また，脳に膿瘍が生じた場合も運動・感覚の障害がおこる。脊髄性麻痺では片麻痺とはならず，単に腕や脚が麻痺する。

ると共に，高次の知的機能をつかさどる中枢もある。したがって後者の存在する前頭前野が障害を受けると，物事を全体的にとらえたり，抽象したりする能力が失われる。また，下前頭回の弁蓋部と三角部に位置する部分には，発話を司るブローカ野（運動性言語中枢）がある。

(2) **頭頂葉**：ここには身体各部からの感覚を受け取る**体性感覚中枢**が中心溝の後ろ（中心後回）に存在するが，それと共にそれが何であるかを認識する中枢がある。ことに，頭頂葉下部から側頭葉にかけては，優位半球において言葉を理解する**言語中枢**がある。

(3) **後頭葉**：視覚の中枢であると共に，見たものが何であるかを認識する中枢でもある。この部位が侵されると視覚に障害が発生し，見たものが判別できない。しかし，視覚の連合野は後頭葉のみならず側頭葉にも広がっている。

(4) **側頭葉**：聴覚の中枢があると共に，聴いたものが何かを理解する聴覚連合野がある。また側頭葉の内側の深部にある海馬体は記憶と関係の深い場所である。上側頭回の後部には，言語を理解するウェルニッケ野（知覚性（感覚性）言語中枢）が存在している。上記したブローカ野とウェルニッケ野は弓状束と呼ばれる神経経路で接続している。

(5) **島**：前頭葉，頭頂葉，側頭葉などに覆われていて，脳の外側表面からは見えない。機能的には，島は情報を処理することで，感覚的な体験のための情動に関連しているとされている。また，内臓知覚，内臓運動の中枢があると考えられている。

b. 大脳辺縁系

　大脳半球の内側面で脳梁を囲む皮質部分を辺縁葉という。これは梨状葉，海馬，帯状回などの部位からなる。さらにこれらの皮質核である扁桃核，中隔核，乳頭体を大脳辺縁系という（図4）。視床下部（後述）と機能的に密接な関係があり，摂食・飲水行動，性行動などの本能的行動，怒りや快楽などの**情動行動**と深い関わりをもっている。

　つぎの c.～h. 項は図5に示す。

c. 大脳基底核

　大脳基底核には尾状核，被殻，および淡蒼球と，これと機能的に関係している視床下核および黒質がある。尾状核と被殻は合わせて**線条体**とよばれ，被殻と淡蒼球はレンズ核とよばれる。大脳基底核への求心系は線条体に終止し，大脳皮質のすべての領域から皮質線条体投射がある。大脳基底核からの主要な出力は淡蒼球から出て視床に投射する。小脳とともに運動の調節に重要な役割を担っている。

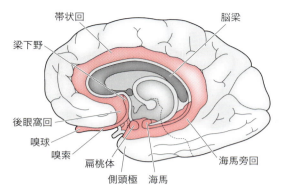

右大脳半球内側面

図4　大脳辺縁系

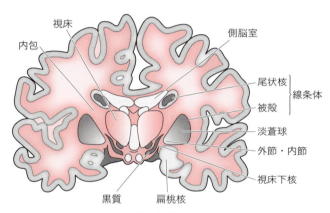

A　大脳基底核の部位（前頭断面図）

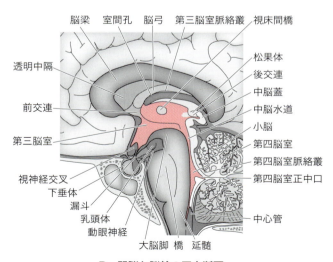

B　間脳と脳幹の正中断面

図5　大脳基底核(A)と脳幹(B)

d. 間脳

大脳の内部に位置する脳の一部で，視床，視床下部，松果体，下垂体の4つの部分に分けられる。視床は全体としてラグビーボールのような形をしており，その機能は嗅覚以外の，視覚，聴覚，体性感覚などの感覚入力を，ある程度整理した形で大脳皮質に中継すると共に，線条体からの入力を受け取って運動中枢に伝え，これを抑制していることである。

視床下部は**自律神経の中枢**である。つまり個体の維持に必要な内臓の運動を個体の意志と関係なく調整している。それと共に体内の水のバランスや糖，脂質代謝の調整，内分泌の調整，睡眠・覚醒の調節や体温の保持など，生命維持に大切な機能を果たしている。

松果体は概日リズムを調節するメラトニンというホルモンを分泌する。下垂体は内分泌器官であり，成長ホルモンやオキシトシンなど数多くのホルモンを分泌する。分泌されたホルモンは血流に乗って全身に運ばれる。

e. 中脳

後脳と間脳の間の狭い場所を指す。背側部の中脳蓋あるいは四丘体と呼ばれるところは視覚と聴覚をうけ，主にそれに対する身体の反射を形成する場所になっており，腹側部の被蓋には随意運動を調整する中枢がある。

f. 橋

橋は小脳の前側にある部分で，左右の小脳半球をつなぐような形になっているのでこの名がある。主たる機能は，大脳皮質からの線維を受けとってそれを小脳皮質に伝えることである。また，三叉神経，外転神経，顔面神経，聴神経といった多くの脳神経核が存在する。

g. 小脳

橋の背側にある。重さは脳全体の約10%にすぎないが神経細胞は約1,000億個と大脳のそれよりはるかに多い。機能は知覚と運動機能の統合であり，筋の緊張状態の調整，身体の平衡状態の維持，随意運動の調整などである。

h. 延髄

延髄は脳の最下位の部分で，脊髄の延長的要素が強い。しかしここから橋，中脳にかけては狭義の**脳幹**と呼ばれる場所で，大切な脳神経の諸核が存在するばかりでなく，視床下部の下位中枢としての**呼吸，循環中枢**など，生命の維持に直接関係する中枢がある。したがって脳幹が障害を受けると直ちに生命が脅かされる。

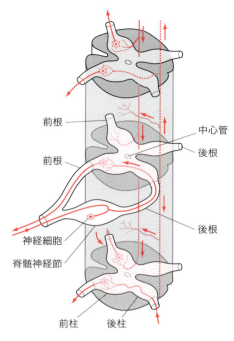
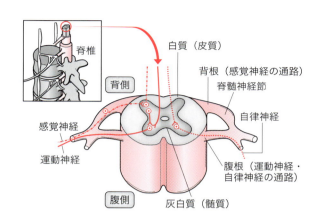

図6 脊髄の模式図

MEMO

〈脊髄神経の構成〉

脊髄神経は脊髄とつながる神経である。脊髄と脊髄神経を結ぶ部分を根といい、脊髄の前外側溝から出るものを前根、後外側溝から出るものを後根という。前根と後根が合わさって脊髄神経となり、上下に隣り合う椎骨の間の椎間孔から出てくる。

後根には前根と合わさる直前に膨らみがあり、これを脊髄神経節（あるいは後根神経節）という。

i. 脊髄（図6）

脊髄の断面は中央部にH型をした**灰白質**（中央に中心管がある）と、その周辺をとりまく**白質**とで区別される。灰白質には主に細胞が存在し、白質には神経線維のみが存在する。灰白質は後角、中間質（側角を含む）、前角からなり、これらはいずれも長軸方向に連なって、それぞれ後柱および前柱を形成する。中心管は脊髄を上下に貫通して内部に脳脊髄液を満たし、上方は脳室に連絡している。

脊髄は、脳と末梢神経との間をつなぐ神経経路（脳に向かう上行路、脳から出る下行路）になっていて、感覚および運動情報の伝達系として、また脊髄を中枢とする反射経路として、重要なはたらきを担っている。伝達系に関わる構造として、遠心性（運動）神経は前根から出て末梢の骨格筋に終わる。頚から下の感覚受容器からくる求心性（感覚）神経は後根のなかに含まれ、脊髄の後柱に入る。後根には脊髄に入る前に脊髄神経節（後根神経節）があり、ここに感覚神経の神経細胞が集まっている。

脊髄のもう一つのはたらきである反射については、**脊髄反射**の一つである膝蓋腱反射を例に述べる（図7）。大腿四頭筋の腱の上を打つと四頭筋が引き延ばされ、これを受けて筋の伸展（伸張）受容器である筋紡錘から求心性神経

病態説明

脊髄ショック：脊髄が切断された後にみられる運動系および自律系反射の消失のことをいう。ショックの持続期間は動物が高等になるほど長く、カエルでは数分間にすぎないがヒトでは数週から数ヵ月持続する。

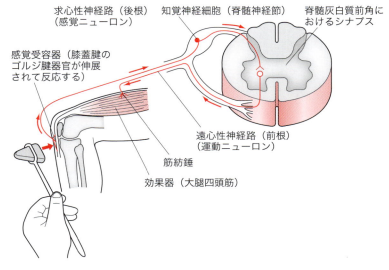

図7　膝蓋腱反射

経路を伝導してきた興奮は，後根から入るとただちに前根の運動神経細胞に連絡する。運動神経細胞はただちに運動神経を経て，同じ大腿四頭筋を収縮させる興奮を運動神経に送り出す。この反射経路は最もシンプルなもので，求心性神経と遠心性神経とがシナプス一つを介する**反射弓（単シナプス反射）**を構成している。ふつうの反射経路はもっと複雑で，中枢内で求心路と遠心路との間にいくつかのニューロンを含んでいる（**多シナプス反射**）。

刺激から反射が出現するまでの時間を**反射時間**といい，単シナプス反射よりも多シナプス反射の方が，反射時間が長くかかる。

脊髄を反射の中枢とするものに，膝蓋腱反射，アキレス腱反射などの腱反射の他に，血管収縮，発汗，排便・排尿，性機能などの自律機能の反射もある。

3）脳の総合的なはたらき
a. 脳波（脳電図）と意識（図8）

頭皮上，あるいは大脳皮質表面に電極をあてると，律動的な微弱な電位変動が記録される。この記録は脳の活動状態を示すもので脳波（脳電図）という。

脳波の波形パターンは，周波数と振幅で区別され，睡眠や覚醒などの意識水準を反映して変動する。例えば何かに注意を向けているような場合では，意識水準が高いときには脳波の振幅は小さく，周波数は高い（**低振幅速波，脱同期波**）。一方，睡眠や麻酔により意識水準が低くなるとと

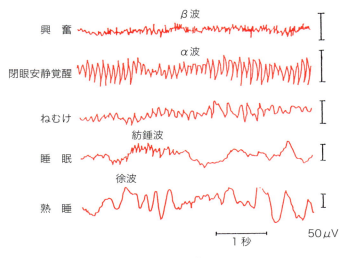

図8 脳波

もに脳波の振幅は大きく，周波数は低くなる（**高振幅徐波，同期波**）。閉眼して安静覚醒状態では，後頭部を中心に成人では10 Hz前後のα波がよく出現する。これを**基礎律動波**とよぶこともある。

脳波の種類として，α波（周波数8〜13 Hz，振幅30〜60 μV），β波（14〜30 Hz，30 μV），θ波（4〜7 Hz，10〜50 μV），δ波（0.5〜4 Hz，20〜200 μV）がある。

脳波は，ヒトや動物の意識状態を客観的にモニターできる指標として有用なものである。また，てんかんや脳腫瘍患者では，異常な脳波波形がみられるので，これらの疾患の診断にとって重要である。脳死の判定にも用いられる。

b. 記憶・学習

記憶とは，外界からの情報（刺激）を記録し，整理して体内に貯えておき，必要に応じて引き出して新しい情報と比較するはたらきである。すなわち，記銘，保持，想起の3過程がある。これらの3過程は正常の記憶過程にはすべて必須であり，どの過程が欠けても正常な機能は失われる。記憶障害として健忘を取り上げるときには，とくに「保持」，「想起」の過程が問題になる。「記銘」の過程の障害は健忘障害以外に，意識障害，注意障害，知的能力の全般的低下などでも起こるからである。

記憶の保持期間の長さにより，感覚記憶（1〜2秒），短期記憶（数秒〜数十秒）および長期記憶（年単位）の3種の段階を区別する。

記憶の障害には，発病時点以降の記憶障害，すなわち新

> **Word** 〈Papez 回路〉
> 記憶に関わる神経回路で，右のような経路で持続的に興奮することで情動が生まれ記憶に関与するほか，恐怖，攻撃，性衝動にも関与する。

しい事実や事件を覚えられない障害（前向性健忘）と，発病時点を境として，発病時点より以前の経験の再生ができなくなる障害（逆向性健忘）がある。

脳の記憶系については，海馬→脳弓→乳頭体→乳頭視床束→視床前核→帯状回→海馬の閉鎖回路で有名な Papez（パペッツ）の回路説をはじめ，さまざまな説が設定されている。

学習とは，「経験によっておこる比較的永続的な行動の変容」と定義され，行動の変化する過程をさす。学習には，通常，目標（課題）があって，それに到達するために経験（試行）が繰り返される。学習の神経機序として，定位反射，慣れ，パブロフ型条件づけ，または道具的条件づけなどが関係していると考えられる。

c．睡眠（図9）

睡眠は覚醒とともにわれわれの行動の基盤であり，生命活動を静と動の両面より交互に，また相補的に支えていて，ともに脳によって能動的に調節され生体を内外の環境に適応させている。

ヒトを含む高等動物の眠りには，**ノンレム睡眠とレム睡眠**（逆説睡眠ともいう）の2種類の状態があり，脳波・筋電図・眼球運動図などを指標に客観的に定義されている。

ノンレム睡眠は，中等度の骨格筋の弛緩と，睡眠紡錘波および高振幅徐波の脳波が特徴であり，脳波パターンによりヒトでは浅い眠りから深い眠りまで4段階（段階1，2，3，4）に細分される。段階3と4の深いノンレム睡眠を徐波睡眠といい，近年ではこの2段階を統一して，ノンレム睡眠を3段階に区分することもある。レム睡眠は，低振幅速波の脳波，骨格筋緊張の消失と突発的な筋れん縮，急速眼球運動（rapid eye movement：REM，レム睡眠の名の由来である）が特徴である。成人ではノンレム睡眠とレム睡眠とが1組となって構成される約90分単位の睡眠が4〜5回繰り返されて一夜の眠りとなる。深いノンレム睡眠（段階3＋4）は入眠後の2時間以内に優先的に出現する。その出現量は入眠前の覚醒時間の長さに依存する。

睡眠・覚醒を調節している脳部位として，間脳（視床・視床下部）を含む前脳基底部と，中脳・橋・延髄を包括する脳幹の特殊な神経回路網が重要であるが，全貌はいまだ解明されていない。これらの神経機構に対して，睡眠物質や神経伝達物質などによる体液性機構の関連が最近明らかにされてきており，神経性，体液性の両機構は睡眠・覚醒の調節に相互に補完的作用を及ぼしていると考えられる。

例えば1998年に発見されたオレキシンという神経ペプ

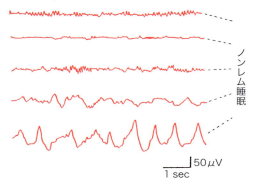

A ノンレム睡眠の各段階における脳波記録のサンプル

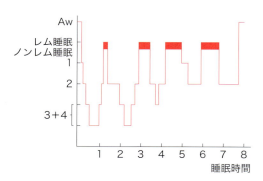

B 入眠から朝の自然覚醒までの一夜の睡眠経過
Aw：覚醒，1，2，3，4：ノンレム睡眠段階，■：レム睡眠期

図9 脳波による睡眠の分類（A）および一夜の睡眠経過図（B）

チドは当初，摂食や食欲に関係のある物質として注目されたが，その後の研究により睡眠と覚醒のコントロール（特に覚醒レベルの維持）に重要なはたらきをすることが明らかとなってきた。オレキシンをつくる神経細胞が障害を受けると，ナルコレプシーという睡眠障害になる。また，オレキシンのはたらきを抑えることで睡眠を促す新しい睡眠薬も承認されており，今後の動向が注目されている。

d. 概日リズム

これは，サーカディアンリズム（Circadian rhythm）の日本語訳で，1959年にFranz Halbergが用いた合成語である。circaは「約」，dianは「24時間」で，約24時間（1日）のリズムを意味する。人間を含む哺乳動物の睡眠・覚醒（活動・休息），体温，血圧，代謝などのリズムは，環境を一定にしていても24～25時間の周期で維持される。このようなリズムを概日リズムという。ラットは夜行性動物であるので夜になると盛んに活動し，昼間眠ることが多い。

この睡眠・覚醒リズムは，眼球を切除しても松果体を切除しても変化しない。視床下部の**視交叉上核**を破壊すると概日リズムがなくなる。すなわち，視交叉上核は概日リズム発現の中枢であり，**生物時計**あるいは**体内時計**に相当する。

> **病態説明**
>
> **ナルコレプシー**：日中の強烈な眠気を主訴とし，情動性脱力発作（カタプレキシー）を伴う睡眠障害である。原因は視床下部外側野で作られるオレキシンの欠乏である。カタプレキシーとは，笑い，喜び，怒りなど感情が昂ぶると，突然に抗重力筋が脱力するという発作で，患者はその場で倒れ込んでしまう。

コラム　睡眠時遊行症（夢遊病）とレム睡眠行動障害　～似て非なる病気～

睡眠中に異常行動をとるなど好ましくない身体症状を呈するものを睡眠時随伴症（パラソムニア）という。児童期に見られる夜尿症（おねしょ）などがその代表例であるが，本項では別の2つを紹介する。

睡眠時遊行症は一般的には夢遊病として知られる睡眠時随伴症である。無意識の状態で起きあがり，歩き回ったり食事を摂ったりした後に再び就寝するが，その間の出来事は全く記憶していない。また，異常行動中に覚醒させる事は困難である。夢遊病というからには夢を見ている最中（レム睡眠中）にその内容に即した動きをする病だと思われがちだが，実はそうではなく，深いノンレム睡眠時に発生することが明らかになっている。原因は睡眠導入剤の副作用や精神的ストレスによるものが多いといわれる。ただ，最近の研究でレム睡眠時より割合は低いが，ノンレム睡眠時にも夢を見るという報告がなされている。その時に見る夢と睡眠時遊行症との関係は，今のところ解明されていない。

一方，頻繁に夢を見ているレム睡眠時に，夢の内容を再現するような行動をとる睡眠時随伴症をレム睡眠行動障害という。異常行動中に覚醒させることはたやすく，覚醒後夢の内容は覚えている。レム睡眠時は本来，骨格筋の筋緊張が消失しており運動することはできない状態にあるが，この病では何らかの原因で筋緊張の抑制が障害されるため夢見様行動が出現するものと考えられている。50歳以上の男性で発病率が高く，パーキンソン病などの初期段階に併発することから，神経変性疾患との関係が注目されている。

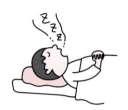

5　末梢神経

1）末梢神経系の構成

　視覚，聴覚，皮膚などの受容器から中枢である脊髄・脳へ向かう感覚情報を伝える感覚神経（求心性神経）や，中枢から効果器である骨格筋へ運動命令を伝える運動神経（遠心性神経）をまとめて末梢神経という。後述する内臓機能や腺の分泌を支配する**自律神経**も末梢神経である。末梢神経の中で，脳から出るものを脳神経，脊髄から出るものを脊髄神経という。そして脳神経と脊髄神経は体性神経系と一般的によばれる。末梢神経系の神経線維はその伝導速度や直径などから表1のように分類される。Aα線維は運動神経の線維で，他のA線維は全て求心性の線維である。B線維は自律神経の節前線維であり，C線維は自律神経の節後線維と感覚神経の線維である。また，求心性神経は表2のような分類が用いられる。

2）体性神経系（図10）

a．脳神経（表3）

　脳神経は第Ⅰ～第Ⅻ神経まで存在し，主に頭部の感覚・運動・分泌（分泌は自律神経が司る）を司る。第Ⅰ神経から順に嗅神経，視神経，動眼神経，滑車神経，三叉神経，外転神経，顔面神経，内耳神経，舌咽神経，迷走神経，副神経，舌下神経と名称がついており，それぞれ左右1対ずつ合計12対からなる。

b．脊髄神経

　脊髄神経は，頭部以外の身体の感覚・運動・分泌（自律神経支配）を司り，頚神経8対（C1～C8：第1頚神経～第8頚神経），胸神経12対（T1～T12：第1胸神経～第12胸神経），腰神経5対（L1～L5：第1腰神経～第5腰神経），仙骨神経5対（S1～S5：第1仙骨神経～第5仙骨神経），尾骨神経1対（Co）の合計31対からなる。脊髄の後根から感覚神経線維が入り，前根から運動神経線維が出ていく。

6　自律神経（表4）

　心臓や腸などの内臓の活動はわれわれの意識と関係なくはたらき，意のままに自由に調節できない。これは，自律神経系によって自律的にコントロールされているからであ

表1　末梢神経系における神経線維の分類

	線維名	平均直径	平均伝導速度	主な役割
有髄線維	Aα	15 μm	100 m/s	骨格筋や腱からの感覚，骨格筋の運動
	Aβ	8 μm	50 m/s	皮膚の触覚・圧覚
	Aγ	8 μm	20 m/s	筋紡錘の錘内筋運動
	Aδ	3 μm	15 m/s	皮膚の温覚・痛覚
	B	3 μm	7 m/s	交感神経節前線維
無髄線維	C	0.5 μm	1 m/s	交感神経節後線維，皮膚の温覚・痛覚，内臓痛

表2　求心性神経における神経線維の分類

	線維名	平均直径	平均伝導速度	伝える感覚
有髄線維	Ia	15 μm	100 m/s	筋紡錘
	Ib	15 μm	100 m/s	腱器官
	II	8 μm	50 m/s	筋紡錘，皮膚の触覚・圧覚
	III	3 μm	20 m/s	皮膚の温覚・痛覚
無髄線維	IV	0.5 μm	1 m/s	鈍痛，内臓痛

表3　脳神経一覧

番号	固有名称	主な機能
第Ⅰ脳神経	嗅神経	嗅覚
第Ⅱ脳神経	視神経	視覚
第Ⅲ脳神経	動眼神経	眼球運動・眼瞼，縮瞳
第Ⅳ脳神経	滑車神経	上斜筋が関与する眼球運動
第Ⅴ脳神経	三叉神経	顔面・鼻・口・歯の知覚，咀嚼運動 顔神経，上顎神経，下顎神経の3枝に分岐
第Ⅵ脳神経	外転神経	外直筋が関与する眼球運動
第Ⅶ脳神経	顔面神経	表情筋の運動，舌前2/3の味覚，アブミ骨筋支配，涙腺・唾液腺（舌下腺，顎下腺）の分泌
第Ⅷ脳神経	内耳神経	聴覚，平衡覚 前庭神経と蝸牛神経からなる
第Ⅸ脳神経	舌咽神経	舌後1/3の味覚，唾液腺（耳下腺）の分泌
第Ⅹ脳神経	迷走神経	のどの知覚・運動，頚胸腹部の臓器を支配（心拍数の調整，胃腸の運動など）
第ⅩⅠ脳神経	副神経	僧帽筋，胸鎖乳突筋（肩や首の筋肉）が関与する運動
第ⅩⅡ脳神経	舌下神経	舌の運動

る。自律神経系は内臓や分泌腺などに分布し，生命の維持に重要な役割を果たしている末梢神経系である。これにはふつう，交感神経系と副交感神経系という，お互いに拮抗的にはたらく神経系が存在する。

48　第2章　神経のはたらき

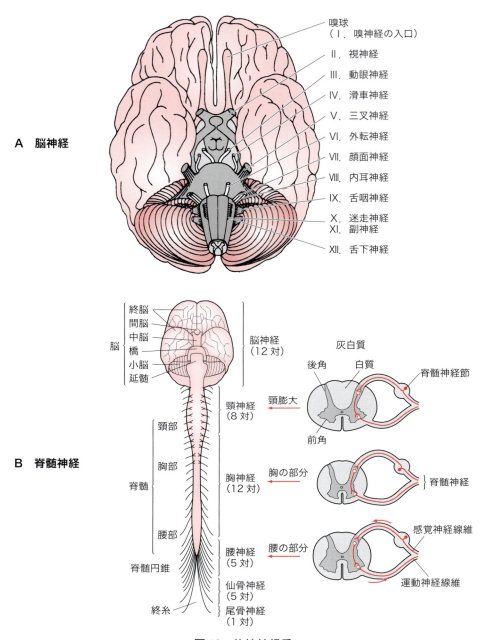

図10　体性神経系

　内臓・分泌腺・瞳孔などの多くの器官は，交感神経と副交感神経による二重の支配をうけている。われわれが興奮したり驚いたりしたときには，交感神経が優位にはたらき，安静にしていたり眠っているときには副交感神経の支配が主になっている。
　自律神経のはたらきは，間脳の視床下部で統合されてい

表 4　自律神経系の作用

	交感神経	副交感神経
瞳　孔	散大	縮小
涙　腺	（分泌抑制）	分泌促進
唾液腺	分泌促進，濃く粘い	分泌促進，薄いが大量
心臓〔心拍数	増加	減少
〔拍出量	増大	減少
血管	収縮	拡張
冠状動脈	拡張	収縮
気管支	弛緩	収縮
胃〔運動	抑制	亢進
〔分泌	減少	増加
小腸・大腸	運動抑制	運動亢進
膵臓	（分泌減少）	分泌増加
胆囊	弛緩	収縮
副腎髄質	分泌亢進	―
膀胱	排尿抑制	排尿促進
妊娠子宮	収縮	弛緩
汗腺	分泌促進	―
立毛筋	収縮	―

（　）内は作用が明瞭でないもの。
副腎髄質と汗腺と立毛筋は交感神経支配のみである。

る。内臓や分泌腺などから神経を通じて入ってくる情報
や，間脳を流れる血液の成分の変動に応じて，視床下部か
ら内臓や分泌腺などのはたらきを調節する命令が出されて
いる。

1）交感神経と副交感神経（図11）

　交感神経は，脊髄の胸髄と腰髄の側角より出て前根を通
り，交感神経幹にある交感神経節で中継されて目標とする
末梢器官にいたる。一方，副交感神経は中脳・延髄および
仙髄を出た線維が標的器官へ向かう途中で，その器官の近
くにある副交感神経節で中継されて器官に達する。自律神
経節の中枢側ニューロンの神経線維を節前線維，末梢側
ニューロンの神経線維を節後線維とよぶ。

　哺乳類の交感神経末端からは主としてノルアドレナリン
やアドレナリンが，副交感神経末端からは主としてアセチ
ルコリンが分泌され，内臓や分泌腺に促進的または抑制的
な刺激を与えている。

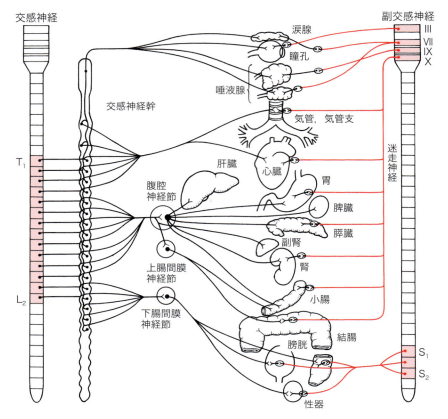

図11 自律神経系
血管,汗腺への神経は省略。Ⅲ,Ⅶ,Ⅸ,Ⅹは脳神経の番号を示す。
(本川・和田編,藤田・佐武,生理学講義,南山堂,1965より改変引用)

第3章

感　覚

　　見る，聞く，味わう，匂う，触れるの五感のはたらきによるものはすべて感覚とよばれ，われわれが生命活動を営む上で必要である。人間を含む哺乳動物は，食うため食われないために適応しているといわれるが，とくにすばやく敵を見つけたり，獲物を見つけたりするためには目，耳，鼻などの遠隔受容器の存在する感覚器官のはたらきの重要性は言うまでもない。われわれは，体の表面や内部にある感覚受容器により，体の内外の環境変化（刺激）を意識的あるいは無意識的に常に検出しており，それによって体の内外の状況の変化に対応し環境に適応することができる。

表1　感覚の分類

感覚の種類			適　刺　激	受容・器
特殊感覚	視		光	眼（杆体細胞・錐体細胞）
	聴		音	耳（コルチ器官の有毛細胞）
	嗅		揮発性物質	鼻（嗅粘膜）
	味		水溶性物質	舌（味蕾）
	平衡		回転・直進加速度	耳（半規管・卵形嚢・球形嚢）
体性感覚	表面（皮膚）感覚	触・圧	圧力	マイスネル小体，パチニ小体など
		温	熱	ルフィニ小体
		冷	熱	クラウゼ小体
		痛	侵害刺激	神経終末
	深部感覚	筋伸張	張力	筋紡錘，腱紡錘
		関節の位置	圧力	神経終末
内臓感覚	血圧		張力	頸動脈洞，大動脈弓の壁，大動脈壁，心房壁
	肺の膨満		張力	肺実質の迷走神経終末
	頭部の温度		熱	視床下部の細胞
	酸素分圧		化学的刺激	頸動脈体，大動脈体
	脳脊髄の pH		〃	延髄腹側面の受容器
	血漿の浸透圧		〃	視床下部前部の受容器
	ブドウ糖の濃度		〃	視床下部細胞

1 感覚の種類

　感覚はさまざまな刺激によって引き起こされ，刺激を受容する細胞は刺激の種類によって異なり，特定の受容器細胞（感覚細胞）として分化した**感覚受容器**を形成している。例えば，光の感覚受容器である眼の網膜は，光の刺激エネルギーに対して他のどの刺激エネルギーよりも鋭敏に反応することができる。それぞれの感覚受容器において，最も鋭敏に応答する特有の刺激を**適刺激**という。

　感覚の種類とそれぞれの感覚受容器に対する適刺激をまとめたのが表1である。視覚・聴覚・味覚・嗅覚・平衡感覚をまとめて**特殊感覚**と呼ぶ。「特殊」とはその感覚を受容するための特別な器官があり，逆に言えばセンサーが限られた部位にしか無いということを意味している。表面（皮膚）感覚および深部感覚を**体性感覚**という。これらの感覚は，通常意識にのぼる。血圧，浸透圧，血液中のガス，肺の膨満，脳温，血糖，空腹，口渇，尿意などを受容する感覚を**内臓感覚**といい，これらは意識にのぼるものとのぼらないものがある。内臓感覚は，体の内部環境の恒常性維持にとって重要である。

　感覚には種類の区別以外に，さらに感覚の質，強さの違いがある。例えば視覚ならば色や明るさ，聴覚でいえば音色や調子などである。

2 感覚の一般的性質

　感覚が生ずるのは大脳の各感覚中枢においてであるが，感覚は刺激の加わった受容器の存在する身体の部位に感じられる。これを**感覚の投射**という。先に述べたように，各感覚受容器にはそれぞれもっとも低いエネルギーで反応する特有の適刺激がある。これは進化の過程で形成されたと考えられる。

　刺激が持続して作用する，つまり同じ刺激を何回も繰り返して受け取ると，感覚受容器に接続している感覚神経のインパルス頻度が次第に減少する。これを**感覚の順応**という。受容器の種類によって順応しやすいもの，しにくいものがある（図1）。

　主観的な感覚を定量的に測定することはできないが，感覚を引き起こす最小の刺激の強さの閾値，刺激の強さの差による**弁別閾**は測定できる。例えば50gのものを手に乗

> **MEMO**
> 〈感覚の順応〉
> 　順応は多くの種類の感覚でおこるが，その程度は感覚の種類により大きく異なる。一般に触・圧覚，嗅覚は順応がおこりやすいが，組織に障害をもたらすような刺激によっておこる痛覚では，非常におこりにくい。香水をつけると本人はその匂いにすぐに順応して感覚できなくなるのはその例である。

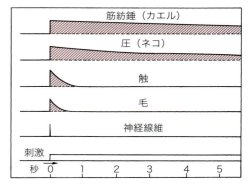

図1　受容器の種類と順応

神経線維に刺激を与え続けてもすぐに順応が起こり反応しなくなるが，カエルの筋紡錘では順応が起こりにくく，比較的長く反応が持続する。

> **MEMO**
> 〈弁別閾〉
> 　刺激の量を変化させた時に，人が「変わった」と知覚できる最小の変化の幅のこと。その変化幅ともとの刺激量の比は一定である。

> **Word** 〈Weberの法則〉
> 物理的な変化と，それを受けての心理的な変化の対応関係を示したもの．もとの刺激量に対する弁別閾の比が常に一定であることをいう．

せ，次に51gを乗せてみて，後のほうが重いとわかれば変化弁別閾は1gであるが，500gのものを乗せた時，501gでは弁別できず，510gでやっと弁別ができる．すなわち変化弁別域 ΔR と刺激強度 R との間には ΔR/R が一定であるという Weber の法則が成り立ち，だいたいにおいて感覚一般にあてはまる．

3 感覚受容器の機能

1）エネルギー変換器

感覚受容器は，生体の内外から加えられる機械的，化学的，熱あるいは光エネルギーなど，さまざまのエネルギーを刺激として受け入れ，これを神経系に共通の電気信号，すなわち活動電位（インパルス）に変換して感覚神経に伝える．

この過程で最初にみられる反応は，受容器に刺激が加わると，受容器細胞は脱分極性電気変化，すなわち**受容器電位**あるいは**起動電位**を発生する．これは局所性，非伝導性電位で，刺激の強さに応じて段階的応答を示す．そして受容器電位（起動電位）が閾値をこえると，刺激の強さに応じた数の伝導性活動電位（インパルス）を発生する（図2）．

結局，感覚刺激の強さに関する情報は，受容器での電気的変化の大きさ，中枢へ向かう感覚神経に発生するインパルスの数，興奮する受容器細胞の数（感覚神経の数）に反映される．

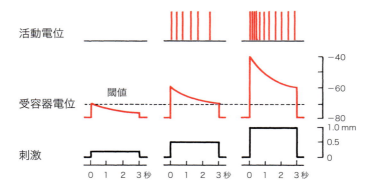

図2　感覚刺激の強度，受容器電位と活動電位
刺激が弱い（閾値を超えない）と活動電位は発生しないが，刺激の強度が増すにつれ活動電位が発生し，その頻度も増加する．

(Schmidt, 1973 より引用)

4 体性感覚

1）表面（皮膚）感覚

　皮膚および粘膜において，触，圧（振動），痛，温，冷の刺激による感覚が区別される。受容器は皮膚内に点在し，**触点，圧点，痛点，温点，冷点**として識別される。圧覚（振動感覚）の受容器はやや深部にある。痛覚は皮膚以外に，筋膜や関節周囲などの深部組織，内臓など，からだのあらゆる部位に存在している。

　近年，温度や痛覚などを感知するセンサーとして **TRP**（transient Receptor Potential）**チャネル**と呼ばれる分子が注目を浴びている。TRP チャネルには様々な種類（ヒトでは 29 種類の遺伝子と，6 つのサブファミリー）が存在し，スーパーファミリーを形成している。例えばカプサイシン受容体として発見された TRPV1 は約 43℃ 以上の刺激で反応する。43℃ という温度はヒトが刺激を痛覚として感じ始める温度とほぼ一致しており，TRPV1 は，侵害性熱刺激受容体と考えられている。ちなみに「辛み」は「痛み」に似た感覚であり味覚とは異なる。一方 TRPM8 はメントールや冷刺激で反応することが示されており，他のファミリーについても研究が進められている。

2）深部感覚

　われわれは目を閉じた状態でも手足の位置や関節の運動などがわかる。これは関節およびその周囲組織の腱，筋，骨膜などにある受容器のはたらきによるもので，深部感覚とよばれる。

3）体性感覚の末梢から中枢への伝導経路 （図3）

　触覚，圧覚，温覚など体性感覚の受容器を発したインパルスは感覚神経に伝えられ，顔面以外の身体部位からのものは脊髄の後根を経て脊髄を上行するか，あるいは顔面，頭部からのものは三叉神経を経て脳幹へ伝えられる。そこから，さらにいくつかのシナプスを経て最終的に大脳皮質に送られる。

　体性感覚が成立するためには，上行経路システムである**特殊投射系と非特殊投射系**の相互の補完的なはたらきを必要とする。

a. 特殊投射系

　この投射系は，つぎの（1），（2）の視床核から，大脳皮

MEMO

〈TRP チャネル〉

　ナトリウム，カリウム，カルシウムを透過する非選択的陽イオンチャネル。膜電位センサー様の構造を持つが，膜電位感受性は弱いか，または失われている。29 種類の遺伝子はそれぞれ細胞内外のさまざまなシグナル，リガンドで活性化される。

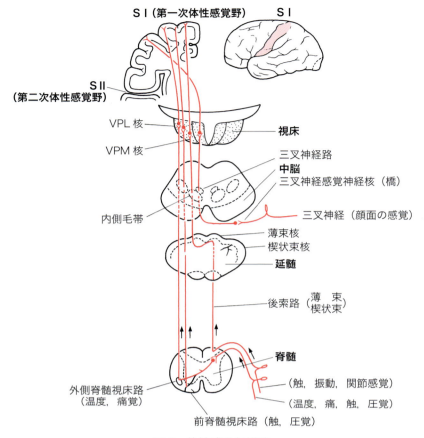

図3 体性感覚伝導路

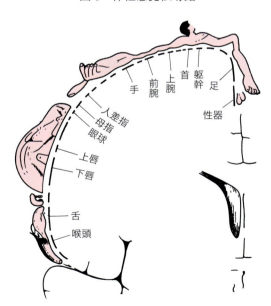

図4 第一次体性感覚野（SI）における身体部位別投射
投射領域の広さに応じて身体の各部の大きさが変形されている。
(Penfield, W. & Rasmussen, T.: The cerebral cortex of man. McMillan Co., 1950 より改変引用)

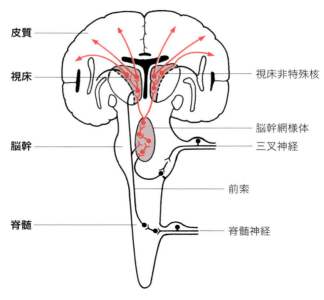

図5 非特殊投射系の概略

質頭頂葉の**第一次体性感覚野（SI）**および**第二次体性感覚野（SII）**に投射する．
(1) 脊髄後根から後索に入り，そこを上行して延髄の後索核でニューロンを変えた後，内側毛帯を経て**視床特殊核**の **VPL 核**に到る経路と，脊髄の前側索の脊髄視床路を経て VPL 核に到る経路（顔面以外の身体部位の体性感覚受容器に由来）．
(2) 三叉神経核から**視床特殊核**の **VPM 核**に到る経路（顔面，頭部の受容器に由来）．

なお，SI は体の反対側からの投射をうけ，しかもその投射には図4に示すような身体部位別配列がみられる．SII では身体部位別配列は SI におけるほど明瞭ではなく，体の両側からの投射をうける．

b. 非特殊投射系

この系は，脊髄の前側索路を上行する脊髄視床路が視床内側にある**非特殊核**に投射する経路，脊髄視床の側枝および脊髄網様体路などが脳幹網様体を経て視床非特殊核に至る経路があり，視床からは大脳皮質の広い領野に両側性に投射する（図5）．この系は**意識の維持**，注意を向ける反応（定位反応）などの機能があり，またこの系の活動により特殊投射系を経由する触，温覚などの体性感覚を認識することができる．

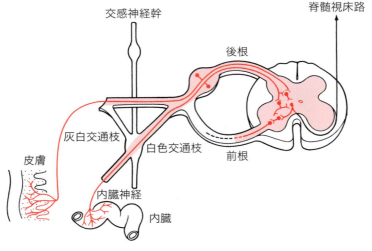

図6 関連痛の反射経路

5 内臓感覚

渇き，空腹感，尿意，便意，腹痛など内臓から起こる感覚を内臓感覚という。腹痛の多くは臓器の近くの一定の皮膚面に投射した痛みを伴う。例えば，狭心症では左上胸部から肩にかけて痛みを感ずるが，このような痛みを**関連痛**という（図6）。

6 特殊感覚

1）視覚

人間は視覚型動物であるといわれるように，視覚の感覚器である眼はヒトで最もよく発達しており，われわれが外界から取り入れる全情報量の約90％は視覚系からである

コラム　関連痛

関連痛とは，痛みとなる刺激を受けた部位とは異なる部位で痛みを感じることである。本文では狭心症の例を挙げたが，日常生活でよく経験する例としては冷たいものを食べた直後に発生する「アイスクリーム頭痛」が知られている。この頭痛の原因としては，冷たいものを食べる際に頸部の三叉神経が刺激され，冷たさと痛さを混同し，痛みとして情報を脳に伝達するためと考えられている。また，冷たいものを食べて口腔内温度が低下すると，反射により体温を上昇させようと血流量を増大させるために頭部に通じる血管が拡張する。この機構もアイスクリーム頭痛の原因の一つであると考えられている。冷たいものは少しずつ食べるよう心がけよう。

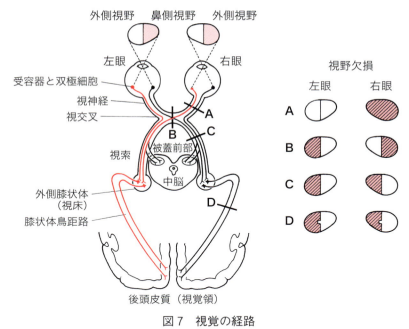

図7 視覚の経路
右は，A，B，C，Dの部位での損傷による視野欠損を示す。

とさえいわれている。眼は，適刺激の光を視神経のインパルスに変換する受容器，すなわち網膜と，網膜に像を結ばせるためのレンズ系，および視覚情報を大脳皮質へ伝える神経系の3つから成り立っている（図7）。

ヒトの眼の網膜には，**視細胞**とよばれる光の受容細胞が分布している。視細胞には**錐体細胞と杆体細胞**の2種類がある。錐体は網膜のなかで中心窩に最も多く，杆体は逆に網膜周辺部に多い。杆体細胞は薄暗いところでよくはたらく視細胞で，**ロドプシン（視紅）**という物質を含んでいる。ロドプシンは光が当たると分解し，このとき発生するエネルギーで杆体細胞が興奮する。この興奮は視神経を通り，視神経交叉で半分が交叉し，視床の外側膝状体でニューロンを変え，視放線を経て後頭葉の**視覚中枢**に伝わり視覚が生じる。明るい場所では，ロドプシンの濃度が低下していて杆体細胞の感受性が弱いので，暗い場所へ急に入るとしばらくの間ものが見えない。逆に暗い場所では，ロドプシンの濃度が高くなっているので，明るい場所へ急に出ると，まぶしくてよく見えない。しかし，それぞれの場合，やがてロドプシンの濃度がその場所の明るさに適するように調節される（**明暗順応**）。さらに，網膜に達する光の量も，虹彩によって調節されている。錐体細胞は明るいところではたらき，**色覚**を担当しているものと考えられ

病態説明　視覚

近視・遠視：正常眼では無限遠の点が網膜に結像するが，近視ではそれが網膜前方に結像してしまってぼけて見える。遠視では無限遠の点の像が網膜後方に結像するので，適当な凸レンズをかけて屈折力を補う必要がある。

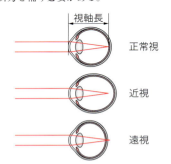

夜盲症：暗順応が不完全なため明るい所では問題はないが，薄暗い所では機能に支障が生じる。杆体細胞に含まれるロドプシンが暗順応に重要である。ロドプシンはビタミンAに近縁な物質であって，ビタミンAの欠乏者におこった夜盲症はそれを与えると治癒する。

病態説明　視覚

色覚異常：遺伝による先天色覚異常と視覚系の障害によって生じた眼疾患に伴う後天色覚異常がある。以前は色盲／色弱という言葉が使われていたが、現在では1色型色覚，2色型色覚，異常3色型色覚と呼ばれる。1色型色覚は光の三原色（青，緑，赤）のうち1つの原色しか感知できないか，または色に対する感覚がまったくない状態であり，発現は非常にまれである。2色型色覚は三原色を感知するいずれかの視細胞が機能していない状態である。異常3色型色覚は3色全てを感じることはできるが，三原色の混合比が正常と異なる状態である。

病態説明　聴覚

眩暈：耳の前庭器官の末梢，前庭神経中枢領域，ないしはこれと連絡する中枢神経系の器質的，機能的障害と密接に関連を有して起こると考えられている。眩暈の原因として耳性以外に，鼻性，眼性，小脳性，胃腸性，更年期現象，神経性などのものがある。

ている。

角膜の前面と眼球の後方との間には静止電位があり，角膜面が正，網膜面が負になるような方向の外部回路に電位がみられる。これは網膜によるもので**網膜静止電位**とよんでいる。網膜に光を当てると**網膜電図**（electroretinogram，ERG）が得られる。ERGは眼科疾患の診断にも応用されている。これは網膜に強い光を当てその電位変化を記録し，その波形から網膜のはたらきが正常かどうか調べる検査である。白内障などの手術前検査や，網膜剥離や網膜色素変性症，黄斑変性症など網膜の異常を発見するために用いられる。

2）聴覚

発生学的に聴覚と平衡感覚は同じ原基から起こり，形態的に同じ基本構造をもっている。感覚細胞は**有毛細胞**とよばれ，受容部を被うゼラチン様物質の中に毛状突起を突き出している。感覚上皮には有毛細胞と支持細胞があり，有毛細胞は感覚神経とシナプスを形成する。ヒトの耳では，外耳・中耳・内耳の**蝸牛**が聴覚に関係し，内耳の**半規管・耳石器（卵形嚢・球形嚢）**は平衡感覚を受容する。

外耳道に入った音波が鼓膜を振動させると，それに接続する中耳の耳小骨（ツチ骨，キヌタ骨，アブミ骨）で増幅

コラム　盲斑（盲点）の確認

何かを見落とした際に日常生活でもよく使う「盲点」という言葉は，れっきとした医学用語である。脊椎動物の眼球の構造上，生理的に存在する暗点（見えない部位）のことを盲斑もしくは盲点という。盲斑は視神経が束になり中枢に伸びている部分（視神経乳頭）で，この部位には光を感知する視細胞が存在しない。盲斑を確認するには以下のような方法がある。

① 本書と顔を平行にして下図を見る。
② 左目を閉じ，右目で左の＋を見つめて，図と目の間隔を遠ざけたり近づけたりする。
③ 右の●が完全に見えなくなるポイントが盲斑である。

普段の生活で盲斑を意識しないのは，左右の目でそれぞれの盲斑を補っているからである。

盲斑（盲点）の確認の図（50％に縮小）

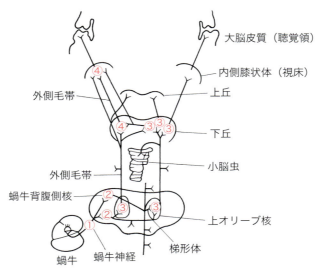

図8 聴覚の経路
番号①～④は一次～四次ニューロンを示す。

され，内耳の蝸牛管に伝えられる。この管内のリンパ液を振動が伝わって基底膜を振動させると，その上にある**コルチ器官**の**聴細胞**に振動に対応した興奮が生じる。この興奮が聴神経を介して伝わり，視床の内側膝状体でニューロンを変え，中枢に到達すると，聴覚が生じる（図8）。

すでに述べたように，ヒトの内耳は，音の受容器のほかに，体の**平衡受容器**としてもはたらいている。内耳の前庭には体位の変化を受容する受容細胞があり，半規管には前後・左右・水平の3方向の回転を受容する受容細胞があって，平衡感覚を起こすはたらきをしている。耳石器は直線的加速度を感知し，車などの水平方向の加速度は卵形嚢が，エレベーターの昇降など上下方向の加速度は球形嚢が受容器としてはたらいている（図9）。

3）嗅覚

ヒトは約1万種類の匂いを識別できるといわれているが，それらすべての匂いに対応した化学受容器が存在しているわけではなく，約1,000種類の受容器の組み合わせが多彩な匂いをかぎ分けていると考えられている。嗅覚の受容器は鼻の上，中鼻甲介，鼻中隔上部の粘膜にある**嗅上皮**の**嗅細胞**である。嗅細胞には**嗅毛**が出ていて，匂い刺激によって興奮し，インパルスを送り出す。この細胞は適応が非常に速く，すぐ匂いがわからなくなる（図10）。

病態説明　聴覚

難聴：外耳の入口から側頭葉の聴覚中枢まで，聴覚の伝導経路のどこに障害があっても難聴が起こりうる。生理的には高齢者にみられる。障害が外耳道，鼓膜，鼓室耳小骨などの末梢聴器である伝音器にあるものを伝音性難聴といい，蝸牛，蝸牛神経など感音器にあるものを感音性難聴という。

耳鳴：耳鳴の本態については不明な点が多いが，原因が伝音器にあるときは一般に断裂性で低調で，感音器にあるときは持続的高調である。

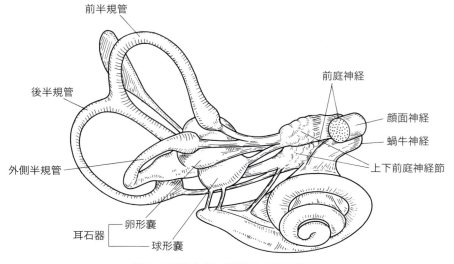

図9 平衡感覚に関係する前庭器官

MEMO

〈においを感じるしくみ〉

鼻からにおい物質が入ると、におい物質は鼻腔最上部の嗅上皮と呼ばれる特別な粘膜に溶け込み感知される。すると、嗅上皮にある嗅細胞が電気信号を発生、電気信号が嗅神経、嗅球、脳（大脳辺縁系）へと伝達し、におい感覚が起きる。

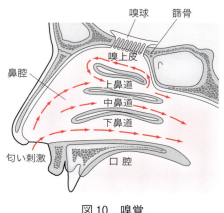

図10 嗅覚

〈においの伝達経路〉

嗅粘膜→嗅毛→嗅細胞→嗅神経→嗅球→嗅索→嗅覚野（大脳皮質）

病態説明　味覚

味盲：味覚受容器やそれに関連する神経系に異常がないのに、フェニルチオカルバミド（PTC）の強い苦味を感じない人がいる（白人30%、日本人約10%）。味盲の人の唾液にはPTCを不溶にするコロイドが含まれているからである。

4）味覚（図11）

　舌の乳頭部にある味蕾が**味覚**の受容器である。少数の受容器は舌以外の口腔、咽頭などにもある。**甘味、塩味、酸味、苦味、うま味**の5基本味があり、以前は舌の部位において味覚の感じ方が違うという考え方がなされていたが、現在では舌の機能は全体でほぼ均一であり、場所による偏りはないとされている。様々な味物質が存在するが、対応する味覚の受容器は5種類のみであり、活性化する受容器の組み合わせで味を感知している。うま味は最近認知された味覚である。うま味物質として知られているものにグル

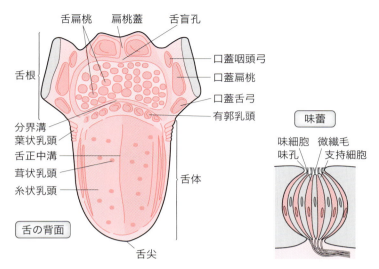

図11 舌の神経支配，味覚分布，味覚受容器

タミン酸，イノシン酸，グアニル酸などがある。味蕾の感覚細胞にグルタミン酸受容体（mGluR4）が発見されたことによって基本味としてみなされるようになった。

　味覚の求心性神経は，舌の後部1/3を支配している舌咽神経と前部2/3を支配している舌神経である。舌神経は三叉神経の枝で，その中に含まれる味覚情報を伝える線維は顔面神経に由来している。

> **MEMO**
>
> 〈味蕾〉
> 　花のつぼみのような形をしていて，舌などにある疣状の乳頭の表面にある。ヒトの舌には約5,000個，口全体で約6,000個の味蕾がある。味蕾の中にある味細胞の寿命は約10.5日と比較的短く，次々と新しい細胞に入れ替わっている。
>
> 〈うま味〉
> 　うま味は日本で発見され，1985年「umami」として国際的にも認知されました。

第4章
筋肉のはたらき

筋の種類と機能

　筋 muscle は，筋線維とよばれる細胞の集合体である。筋は組織学的に横紋構造のある横紋筋と横紋構造のない平滑筋とに大別される。骨格筋と心筋は横紋筋であり，内臓筋，血管筋，立毛筋は平滑筋である。筋線維の長さと太さの関係は，骨格筋，心筋，内臓筋の順に大きく，膜面を伝わる興奮の伝導速度や筋収縮の速度の関係でも同様の順で骨格筋が最も速く，心筋の約10倍，内臓筋の約100倍の速度であるが，反面，心筋の活動電位持続時間は骨格筋の10〜100倍も長い。内臓筋には，機能的合胞体とよばれる筋細胞間の機能的連絡があって，筋全体がひとつの細胞のようにはたらく。

　骨格筋は自分の意志により収縮させることができる随意筋であり，内臓筋は意志とは無関係に収縮する不随意筋である。ただし，心筋は横紋筋であるが，不随意筋に分類される。随意筋は，脊髄前角細胞から神経支配を受けており，直径10〜18 μm の大型の神経線維はα-運動ニューロン，小型のそれはγ-運動ニューロンとよばれ，これらの神経に支配されている筋線維をそれぞれ錘外筋線維，錘内筋線維という。一方，不随意筋は自律神経による支配を受けている。

MEMO

〈骨格筋〉
　骨格筋は約400個であり，関節をまたいで骨に付着し，筋収縮によって関節運動を可能にしている。種々の形状の骨格筋があり，合目的的に機能している。

〈骨格筋の形状的特性〉
　羽状筋は腱が長く，筋中央の腱膜に向かって筋線維が斜めに配列している。筋の長軸方向と筋線維の走行方向が成す羽状角が大きいほど生理学的横断面積が広くなり，より強い力を発揮できるため，四肢の伸筋には羽状筋が多い。紡錘筋は腱と筋線維の走行方向が一致しており，筋線維長が長い。短縮速度が高く，大きな動きが可能であるため，四肢の屈筋には紡錘筋が多い。

1　骨格筋の構造

　人体は約300種600個以上の解剖学的名称をもつ筋から構成され，骨格筋は約400個であり（図1），その重量は，体重の約40〜45％程度を占める。それぞれの骨格筋は，神経や血管を伴ってひとつの器官を構成して筋膜に包まれ，両端は腱組織となり，骨，靱帯または皮膚に直接付着する。筋の両端のうち，収縮するときに動きの少ない方を起始といい，動きの多い方を付着あるいは停止という。

　骨格筋は，形，身体部位，関節の動きなどによっても分類される。まず，形と筋線維の走行性では，紡錘筋，多頭筋（二頭筋，三頭筋，四頭筋），羽状筋，半羽状筋，多腹筋（二腹筋），鋸筋に分類される（図2）。また，身体部位

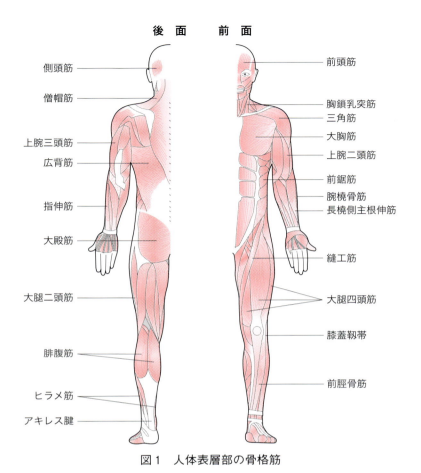

図1 人体表層部の骨格筋

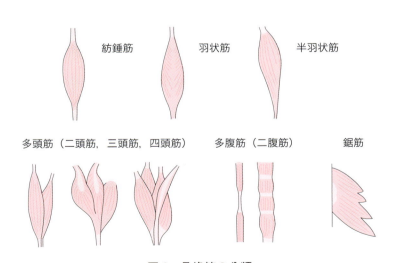

図2 骨格筋の分類
(肥田岳彦,筋肉の名前としくみ辞典,成美堂出版,2012 より改変引用)

> **MEMO**
>
> 〈骨格筋の分類〉
>
> 筋は筋頭や筋腹の数によっても以下のように分類できる。なお，多頭筋とは，二頭筋，三頭筋，四頭筋の総称である。
>
> 単頭筋：筋頭が1つの筋
> 二頭筋：起始部が長頭と短頭の2つに分かれている筋
> 　　　　例）上腕二頭筋
> 三頭筋：起始部が長頭，内側頭，外側頭の3つに分かれている筋
> 　　　　例）上腕三頭筋
> 四頭筋：起始部が4つに分かれている筋
> 　　　　例）大腿四頭筋（大腿直筋，外側広筋，内側広筋，中間広筋）
> 多腹筋：複数の腱画をもっている筋
> 　　　　例）腹直筋
>
> 〈骨格筋の構造〉
>
> 筋原線維は，筋収縮の最小単位となる筋節（サルコメア）の繰り返しであり，多くの筋原線維が筋線維を構成している。個々の筋線維は筋内膜に覆われて，これが十数個単位で筋線維束を形成し，さらに複数の筋線維束の集合が筋膜に覆われて筋を構成している。

では，顔面筋，四肢の筋，背部の筋，頚部の筋，胸部の筋，横隔膜に分類される。そして，関節の動きでは，関節角度を0°に近づける作用の屈筋，関節角度を180°に近づける作用の伸筋，四肢を体の正中面に近づける内転筋，四肢を正中面から遠ざける外転筋，前腕を内側方向に回転させる回内筋，前腕を外側方向に回転させる回外筋，身体各部を挙上する挙筋などに分類される。

このほかにも筋の両端がまたぐ関節の数によって単関節筋と多関節筋に分類する場合や，関節運動時の動作様式によって，**主働筋**，**共同筋**，**拮抗筋**，固定筋，中和筋等に分類することもある。例えば，肘を屈曲する場合には，上腕二頭筋，上腕筋が主働筋となり，腕橈骨筋，円回内筋は共同筋であり，上腕三頭筋が拮抗筋となっている。

2　骨格筋線維の構造

筋線維は合胞体（融合細胞）であり，数百〜数千の核が**筋鞘**とよばれる細胞膜に接して存在している。ひとつの骨格筋は，直径が20〜100 μm，長さが数mm〜10 cm程度の筋線維が束になったもので，線維の表面は筋鞘に包まれている。筋線維は形状が比較的長いために線維という名をもっているが，もちろん個々が筋細胞である。筋鞘に包まれる筋形質には，直径が1〜2 μmの**筋原線維**が筋線維の長軸方向に並んでいる。筋原線維の間および筋鞘との間には，ミトコンドリア，グリコーゲン顆粒，リソゾーム，リボソーム，水溶性タンパク質，酵素などが存在している。さらに，筋原線維を**筋小胞体**（**SR**）が網の目状に取り囲んでいる。SRはCa^{2+}の放出と取り込みによって，筋原線維の収縮と弛緩を制御している。また，筋鞘からは**筋節**（**サルコメア**：後述）ごとに**横行小管**（**T管**）が出ている。T管は筋鞘が陥入して形成されたものであり，T管には両側から各1個のSRの終末槽が接する**三連構造**（**トライアド**）の状態にあり，筋鞘の興奮を筋線維内部に伝えている（図3）。

筋原線維の構造は，多数のフィラメントが束になったものである。骨格筋の横紋は，筋線維各部における光の屈折率の違いによるものであるが，長さが約1.6 μmの暗帯（**A帯**）と長さが約1 μmの明帯（**I帯**）の繰り返しから成っている。I帯は暗い**Z膜**で分けられ，A帯の中央にはやや明るい幅が約0.3 μmの**H帯**がある。さらに，H帯中央には**M線**が横切っている。2つの隣り合ったZ膜の間

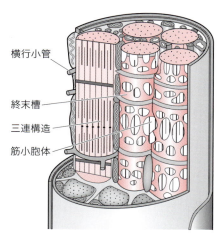

図3　筋小胞体模型図

を筋節（サルコメア）といい，これが筋収縮時の基本単位となる（図4）．

A帯には，直径約10～15 nm，長さ約1.5 μm，分子量約50万の太いフィラメントがあり，これは**ミオシン**分子約200個の重合で6方向に側枝が出ている．また，直径約6～8 nm，長さ約1 μm，分子量約4.8万の細いフィラメントが，Z膜から伸びてI帯全体にわたり，太いフィラメントの間に入り込んでいる．このフィラメントは，球状**アクチン**約200個の重合でできた線維状アクチンの2本がらせん状に組み合わさり，これに**トロポミオシン**と**トロポニン**が結合して形成されている．A帯横断面でのこれらのフィラメントの配列は，ミオシンフィラメントの周囲を6本のアクチンフィラメントが正六角形状に整然と配置されている（図4）．トロポニンは分子量約8万のタンパク質であり，Ca^{2+}との結合能がミオシン，アクチン，トロポ

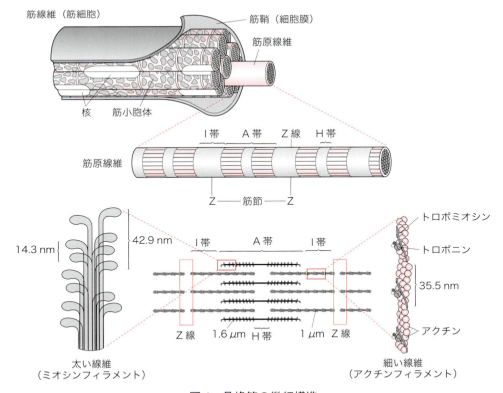

図4　骨格筋の微細構造

A帯の中央部にあるH帯は，左右のアクチンフィラメントの間隙であり，筋の短縮はこの部分でのみ起こり，アクチンフィラメントやミオシンフィラメントの長さは変化しない．アクチンフィラメントが両側から滑走することによって筋は収縮し，H帯の幅は狭窄あるいは閉鎖する．

（増田敦子，解剖生理をおもしろく学ぶ，サイオ出版，2015より改変引用）

第4章　筋肉のはたらき

ミオシンなどと比較して200倍以上も強い。トロポニン
は，トロポニンC，トロポニンI，トロポニンTの3つの
単位の集合体であるが，Ca^{2+}との結合能が最も高いのは
トロポニンCである。トロポニンIは，アクチンに結合
して収縮反応を抑制する性質をもち，トロポニンTはト
ロポミオシンと結合する性質をもっている。

3 骨格筋線維のタイプ分類

　骨格筋線維はその特性により，数種類のタイプに分類さ
れる（表1）。まず，肉眼的にみて赤みを帯びた色を呈す
る**赤筋**と白みを帯びた色を呈する**白筋**，およびその中間色
を呈する**中間筋**に分類できる。この色の違いは，筋細胞に
含まれている**ミオグロビン**の含有量の差に起因する。ミオ
グロビンは鉄を含むヘモグロビンに似た色素タンパクで，
ヘモグロビンよりもO_2親和性が高い。このため，酸素分
圧の低いところでは，血液のヘモグロビンからO_2を取り
込み，分圧の極めて低いところでO_2を放出する。活動筋
での酸素分圧は極めて低いため，ミオグロビンは筋にO_2
を供給するのに有効的に作用する。したがって，持続的収
縮を行う赤筋ではミオグロビンが多く，白筋では少ない。
　中枢支配様式の差異で分類すると，筋紡錘や腱紡錘など
の受容器からのフィードバック情報や脊髄の介在細胞など
の情報で制御される小α運動神経細胞が支配する**緊張筋
線維**と，上位の運動に関連する諸中枢から主に支配される
相性筋線維がある。
　また，組織化学的なコハク酸脱水素酵素（SDH）染色
という手法から，解糖系の酵素活性が低く，酸化系酵素活
性の高い**I型線維（typeI）**と，解糖系の酵素活性が高
く，酸化系酵素活性の低い**II型線維（typeII）**に分類され
る。さらに，II型線維（typeII）は別の染色方法によ
り，呼吸活性の高い**IIA型線維（typeIIA）**と解糖活性の
高い**IIB型線維（typeIIB）**にも分類される。また，広い
pH範囲にわたってミオシンのATPaseが安定な**IIC型線
維（typeIIC）**もまれに成熟した動物にみられる。とく
に，Duchenne型筋ジストロフィーなどで再生が盛んな筋
で見られることから，未分化な筋線維あるいは再生途上の
筋線維とも考えられている。一方，筋の収縮速度から，収
縮の遅い**遅筋線維**と速い**速筋線維**に分類され，さらに速筋
線維は**速筋a線維**と**速筋b線維**に分類される。
　これらの分類をまとめると，I型線維（typeI）は，

MEMO

〈緊張筋と相性筋〉

　緊張筋は姿勢や歩行など，緩徐な動作の正確
性や巧緻性の維持に貢献しており，相性筋は緊
張筋のはたらきを基にした俊敏な運動の主体と
なっている。随意運動を担う相性筋は大脳から
の指令によって活動しており，立位や歩行など
無意識的な定型運動を担う緊張筋は，常に動作
保持のための情報を発信しているため，脳の活
性化に寄与している。

表1 筋線維の分類表

特性	筋線維		
	遅筋（赤筋）	中間筋	速筋（白筋）
筋タイプ分類名	Ⅰ型線維	ⅡA型線維	ⅡB型線維
筋線維タイプ	SO線維	FOG線維	FG線維
筋収縮速度	遅い	中間	速い
筋疲労耐性	高い	中間	低い
筋張力	小さい	中間	大きい
筋線維径	小さい	中間	大きい
色調	赤い	やや赤い	白い
ミオシンATPase活性値	低い	中間	高い
ミオグロビン含有量	多い	中間	少ない
グリコーゲン含有量	低い	中間	高い
クレアチンリン酸貯蔵量	少ない	中間	多い
ミトコンドリアサイズ	大きい	中間	小さい
ミトコンドリア容量	多い	中間	少ない
毛細血管密度	高い	中間	低い
酸化系酵素活性値	高い	中間	低い
解糖系酵素活性値	低い	中間	高い
ATP供給源	酸化的リン酸化	酸化的リン酸化	解糖作用

赤筋線維で収縮速度が遅く，クレアチンリン酸の貯蔵は少ないが酸化活性が高く，ミオグロビン含有量が多くて毛細血管が充実し，疲労しにくい筋線維である。ⅡB型線維（typeⅡB）は，白筋線維で収縮速度が速く，解糖活性が高いが酸化能力に劣り，疲労しやすい筋線維である。ⅡA型線維（typeⅡA）は，酸化系や解糖系の酵素活性がⅠ型線維（typeⅠ）とⅡB型線維（typeⅡB）の中間を示す中間筋線維である。

　なお，近年では，Ⅱ型線維（typeⅡ）のサブタイプの分類において，ヒトの骨格筋にはⅡB型線維（typeⅡB）は存在せず，Ⅰ型線維（typeⅠ），ⅡA型線維（typeⅡA），ⅡD（ⅡX）型線維（typeⅡD（ⅡX））の3種の筋線維によって構成されているとする研究報告も行われている。

　また，収縮速度の違いとエネルギー合成系の特徴を組み合わせて，収縮速度は遅いが持久性に優れた**SO線維**，収縮速度が速く発揮張力も大きいが疲労しやすい**FG線維**，およびSO線維とFG線維の両性質を有し，収縮速度が速

く持久的能力にも優れた **FOG 線維** に分類する場合もある。

　一般に，速筋線維は体表面に近いところに位置しており，遅筋線維は深層部の骨格付近に位置し，姿勢の維持を司るなど持続性の長い収縮に適している。

コラム　赤筋と白筋

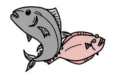

　一般に，赤筋と白筋の特性を巧くイメージして理解できるようにとの配慮から，よく用いられるのが魚の赤身と白身の例である。マグロやカツオのような回遊魚は長距離を移動するために赤筋（遅筋）の割合が多く，ヒラメやカレイのような海岸線に近い砂地の海域で棲息する魚は，獲物を捕捉し，逆に，外敵からすばやく逃げるために白筋（速筋）の割合が多くなっている。

　このような骨格筋の色調の相違は，ミオグロビンの含有量に依拠しており，当然，魚類の筋だけではなく，例えば，胸最長筋を対象にした動物種でのミオグロビン含有量の比較においても，家兎，豚，羊，牛，馬，シロナガス鯨の順に多く，赤色の濃い動物の方がミオグロビンを多く含むことが知られている。ミオグロビンの「ミオ (myo)」は筋を意味し，ヘモグロビンの「ヘモ (hemo)」は血液を意味している。また，グロビンは球状タンパク質の一群であり，グロビンフォールドを持ち，2価の鉄原子とポルフィリンから成る錯体であるヘムを含み，酸素の運搬に関わっている。

　ミオグロビンおよびヘモグロビンは，酸素と結合するタンパクであり，構造も類似している。ただし，ミオグロビンは単量体であり，ヘモグロビンは同じユニットが4つ結合した構造をもつ4量体である。この4つのサブユニットの構成成分として重要なのが鉄原子であり，酸素と結合した鉄原子によってヘモグロビンは赤色を呈するため，「ヒトの血液は赤い」のである。つまり，酸素と結合した酸化ヘモグロビンは赤く，脱酸化ヘモグロビンはやや青みがかった赤色になるため，皮下の静脈は青く見える。ちなみに，エビやカニなどの節足動物およびイカやタコなどの軟体動物の血液が赤くないのは，ヘモシアニンという自然界で2番目に多く見られる酸素運搬タンパク質を有し，鉄原子のヘム基のかわりに銅の補欠分子族を持っているためである。ヘモシアニン自体は無色透明であるが酸素結合により銅イオン由来の青色を呈する。「鉄の錆は赤，銅の錆は緑青」は，動物の生体内でも観察される現象である。

　ヘモグロビンは，ひとつのユニットに酸素が結合すると，構造が変化して他の3つのユニットも酸素と結合しやすくなる性質があるため，ヘモグロビンには酸素分圧が高いところでは酸素と結合しやすく，酸素分圧が低いところでは酸素と結合しにくいという性質がある。換言すれば，ヘモグロビンは酸素を放出しやすい特性を有している。これに対して，ミオグロビンは酸素親和性が非常に高く，過度の酸素分圧低下とならない限り酸素を放出しないという性質をもっている。つまり，ヘモグロビンは，酸素の多い肺胞では効率よく酸素と結合し，酸素の少ない末梢組織では容易に酸素を放出するため，肺から末梢への酸素運搬能に優れている。他方，ミオグロビンは，酸素親和性が高いために，酸素貯蔵には有利であるが，酸素運搬には適していない。このように，酸素結合能の高いミオグロビンは，血流によって筋に到達したヘモグロビンから酸素を取り込み，筋運動に必要な酸素を供給している。この両者の特性は，酸素分圧と酸素との結合能を示す酸素解離曲線において，ヘモグロビンはシグモイド曲線，ミオグロビンは双曲線を描くことからも追認できる。

4　骨格筋の収縮

1）興奮－収縮連関

　筋は，機械的，熱的，電気的，化学的な刺激に対して収縮する。静止している細胞では，常に細胞内が負に帯電している。形質膜には各種のイオンに対して**選択的透過性**があり，これに基づいて膜の内外にイオンの濃度差が存在するとイオンの移動が起こり，ある一定の状態に到達して安定した平衡状態を保つ。この状態で各イオンの透過定数を

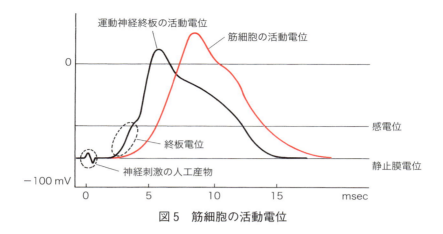

図5 筋細胞の活動電位

みると，Na^+とCl^-の値は非常に小さいことから，**静止電位**はK^+の**平衡電位**ということになり，約$-90\,mV$と計算されている（27頁参照）。

筋線維の細胞膜は，$-70 \sim -90\,mV$の静止電位をもっており，閾値thresholdより大きな刺激によって活動電位を発生し，細胞膜全体に伝導する。筋は，膜電位が$-58\,mV$に達すると収縮が起こり，$-40\,mV$で最大収縮を引き起こす。生体内で筋収縮をおこす刺激は神経系を介して筋に伝えられる神経インパルスである。この神経インパルスが神経と筋の接合部である**運動終板**に達すると，**アセチルコリン**が遊離して筋鞘に付着する（図5）。これにより筋線維に活動電位が発生し，脱分極が始まると，この電位が筋線維に沿って膜面を伝播して，Z膜の開孔部からT管にはいる。T管は筋小胞体に続いているので，筋小胞体に貯蔵されているCa^{2+}が遊離して放出される。このCa^{2+}がある一定の濃度に達すると，アクチンフィラメントに組み込まれたCa^{2+}受容タンパク体であるトロポニンと結合し，トロポミオシンに伝えられて活性化し，アクチンフィラメントも活性化される。また，ミオシンフィラメントは，筋収縮のエネルギー源であるATPを分解する酵素作用を有し，これらのはたらきによって**クロスブリッジ**とよばれる両フィラメントの重合部の活動が高まり，アクチンフィラメントをミオシンフィラメントの方へ引き込む力が発生して，両フィラメントが滑り合うようにして，筋節が短くなる。再びCa^{2+}が筋小胞体に取り込まれると筋は弛緩する（図6）。この収縮機構の最も重要な部分はクロスブリッジにあり，この部分の長さが筋の張力と密接な関係をもっている。このような神経と筋の連動による筋収

> **MEMO**
>
> 〈運動終板〉
> 　運動神経は筋内で分枝して筋形質の一部である終板に埋め込まれてシナプス結合している。このシナプス結合は神経筋接合部ともよばれ，終末部と筋表面膜とのシナプス間隙は約50 nmである。
>
> 〈クロスブリッジとフィラメントの滑走説〉
> 　アクチンフィラメントには，トロポニンとトロポミオシンが結合しており，これらがミオシンとアクチンとの反応を抑制している。筋小胞体から放出されたCa^{2+}は，トロポニンCとよばれる調節タンパクと結合することによってこの抑制を解除し，ミオシン分子の頭部とアクチンフィラメントとの間で連結架橋を形成する。この重合部をクロスブリッジという。筋の収縮中，ミオシンとアクチンのフィラメント自体の長さは変化せずに，アクチンフィラメントがミオシンフィラメントの間に滑り込んでサルコメアの長さが短くなると考えられており，これが滑走説である。筋収縮のしくみは非常に複雑であるが，ミオシン分子とアクチン分子の「連結－角度変化－解離」の繰り返しを機序とする知見もある。

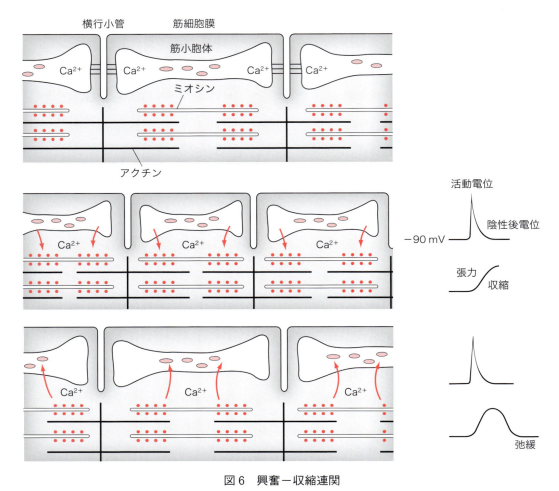

図6 興奮－収縮連関

横行小管（T管）は，活動電位を筋線維内部に伝達する経路の役割を果たしている。T管は筋小胞体の終末槽とよばれる膨大部と接した三連構造（トライアド）を形成する。

縮の一連のメカニズムを興奮－収縮連関とよび，また，このフィラメントの**滑走説**が，筋収縮のメカニズムを説明する有力な定説となっている。

なお，Ca^{2+} は筋収縮の調節因子といわれ，静止時の筋細胞内 Ca^{2+} 濃度は，約 $2×10^{-7}$ モル程度であるが，約 10^{-6} モル程度に増加すると収縮が起こり，10^{-4} モル程度で収縮はほぼ最大になる。

2）筋収縮様式

筋自体に電気的刺激を与えると**潜時**とよばれる潜伏期に続いて，筋の収縮 contraction が起こる。筋は単一の活動電位に対して，ただ1回収縮して弛緩する。これを**単収縮**

または**攣縮** twitch という。全筋や筋束を刺激する場合には，刺激強度の増大に伴い，次第にある限度まで収縮高が増す。しかし筋線維1本だけを刺激する場合には，以上のような刺激強度と収縮高の関係がみられず，閾値以下の刺激では筋が反応しないが，閾値以上の刺激では同じ収縮高を示す。このように，有効刺激であれば刺激の強度に関係なく筋線維が極大に収縮する現象を**全か無かの法則** all-or-none low という。全筋がこれに従わないのは，刺激の増大に伴って収縮する筋線維数が増加するためである。

他方，ある適当な間隔で2回刺激を与えると筋の収縮が重なり，単収縮より大きな収縮が観察される。これを**収縮の加重**とよんでいる（図7）。刺激を反復して与えると加重によって筋の張力が次第に増大し，刺激を続けると収縮が持続する。これを**強縮** tetanus という。刺激の頻度が不適当な場合には，単収縮が融合せずに動揺がみられる**不完全強縮**となり，頻度が十分に高い場合には動揺のない完全強縮が得られる（図8）。このときの必要最低限の刺激頻度を**臨界融合頻度**という。この他にも，持続的な非伝導性脱分極あるいは膜電位の変化を伴わない**拘縮**や，死後硬直のような不可逆的な収縮である**硬直**がある。

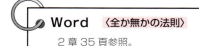

Word 〈全か無かの法則〉
2章35頁参照。

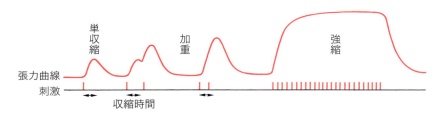

図7　等尺性強縮
（真島英信，生理学，文光堂，1987より改変引用）

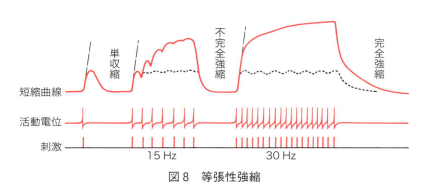

図8　等張性強縮
（真島英信，生理学，文光堂，1987より改変引用）

> **MEMO**
>
> 〈筋収縮様式〉
>
> 　筋収縮様式には複数の表記があり，等尺性収縮は静止性収縮，短縮性収縮は求心性収縮，伸張性収縮は遠心性収縮ともよばれている．骨格筋が発揮する最大筋力を決定する因子の一つに収縮様式があり，伸張性収縮＞等尺性収縮＞短縮性伸縮の順に筋力は小さくなる．
>
> 1）収縮要素による分類
>   等尺性収縮：関節の角度あるいは筋の長さが一定
>   短縮性収縮：筋が短縮しながら収縮する
>   伸張性収縮：筋が伸張されながら収縮する
> 2）運動要素による分類
>   等尺性収縮：関節の角度あるいは筋の長さが一定
>   等張性収縮：筋の発生する張力が一定
>   等速性収縮：筋の収縮速度が一定

　生体での骨格筋の収縮は，その筋長との関係から，**等尺性収縮** isometric contraction，**等張性収縮** isotonic contraction に分類される．等尺性収縮とは，筋の長さが変わらない静的な収縮であり，等張性収縮は筋の長さが変わる動的な収縮である．等張性収縮では，筋力が加えられた負荷よりも大きいときに筋の長さが短くなる**短縮性収縮**と，筋力が負荷よりも小さいときに筋の長さが長くなる**伸張性収縮**とに分類される．つまり，短縮は筋線維に発生する張力によって発現するが，弛緩は負荷によって受動的に発現するもので，筋に伸展する力はない．等張性収縮における筋の張力は一定ではなく多様に変化するが，特定の負荷条件では，筋収縮の張力が一定となるような場合もあり，これを狭義の等張性収縮と定義することもある．また，筋収縮の速度が一定となる収縮を**等速性収縮**といい，筋力測定や筋力トレーニングなどで活用されている．

3）筋収縮力学

　等尺性収縮で発生する張力も，無刺激の筋で発生する受動的な張力も筋線維の長さによって異なる．**筋長**を変化させて，受動張力と等尺性収縮の張力を測定すると，どのような長さでも両張力の差は収縮によって発生した張力（活動張力）に等しくなる．受動張力は初期に漸増し，さらに筋が伸長されるに従って急速に増加する．活動張力が最大に発揮されるときの筋の長さは**静止長**である（図9）．この骨格筋でみられる長さ－張力関係は，筋線維が等尺性に収縮するときに発揮される張力がアクチン分子とミオシン

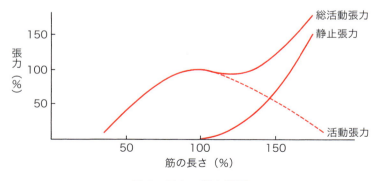

図9　長さ－張力関係

　骨格筋の長さ－張力関係では，アクチンとミオシンフィラメントとの重合度に関連する筋長により，筋が発揮する張力が異なる．等尺性収縮において，最大張力を発揮するサルコメアの長さは，クロスブリッジの数が最も多くなる状態のときである．この長さは，一般的には静止した生体内での筋の状態であり，生体長とよんでいる．実際の筋長と等尺性収縮時の張力との関係において，全張力からの静止張力の差分である活動張力は，筋が静止長にあるときに最大となる．

分子との間のクロスブリッジの数に比例するためであると考えられる。つまり，筋が伸張されるときは，アクチンとミオシンとの重なりの程度が減少して，クロスブリッジの数が減り，逆に筋が静止長より短いときにもアクチンフィラメントが重なり合ってクロスブリッジの数が減少するためである。また，筋収縮の速度は筋に加わる負荷に逆比例し，負荷が一定ならば，静止長のときに収縮速度は最大となる。したがって，筋がこの長さより長くても短くても収縮速度は小さくなる。

4）筋収縮のエネルギー源

　筋が収縮するときには筋の**ATP**が直接のエネルギー源として利用される。ATPは3個のリン酸が結合しており，そのうち第2と第3の結合は高エネルギー結合であり，第1の結合とは異なっている。ATPの分解によって高エネルギー結合のリン酸が1分子はずれると，約12,000 calのエネルギーが遊離され，筋収縮の原動力となる。この一連の反応は加水分解によるものであり，ATPはPiとADPに分解される。しかし，筋中のATP量はわずかであるため，たえずADPをATPに変換することが必要となる。この再合成を含めたエネルギーの供給機構は，① クレアチンリン酸の分解による**ATP-CrP系**，② グリコーゲン，グルコースなどの分解による**解糖系**，③ グリコーゲン，グルコース，**脂肪酸**などの有酸素的分解による**酸化系**に三大別される（図10）。

a．ATP-CrP系

　$ADP + CrP \rightleftharpoons ATP + Cr$ で表わされるLohmann反応はクレアチンキナーゼ（CK）という酵素に触媒され，通常は平衡状態にある。ヒト骨格筋のATP含有量は約4.6〜5.1 mmol/kg程度であるから，エネルギー供給時間は短いが，この系によるATPの供給速度は非常に大きく，単位時間当たりのエネルギー産生量も最大である。この他にも，$2\,ADP \rightarrow ATP + AMP$ で表わされ，アデニレートキナーゼという酵素に触媒される反応系があり，短時間のATP再合成が可能である。しかしADPの含有量はわずか約0.95 mmol/kg程度であるため，エネルギー供給の持続性に限界がある。なお，ATP-CrP系などは無酸素的反応であり，乳酸生成のない**非乳酸性機構**である。

b．解糖系

　グリコーゲンやグルコースが，酸素を必要としない無酸素的過程で**ピルビン酸**まで分解され，これが還元されて**乳**

♦ Word 〈Lohmann反応〉

　クレアチンリン酸はリン酸化されたクレアチンで，骨格筋にとって重要なエネルギー貯蔵物質である。筋収縮時には，ATPがADPに分解される過程で発生するエネルギーが利用されている。また，ADPはクレアチンリン酸がクレアチンとリン酸に分解される過程で生じたリン酸と結合して，ただちにATPに再合成される。クレアチンキナーゼ（CK）は，ATPとクレアチンとの間で高エネルギーリン酸の転移を可逆的に触媒する転移酵素であり，この双方向の反応をローマン反応とよび，通常はATP合成の方向に傾いている。

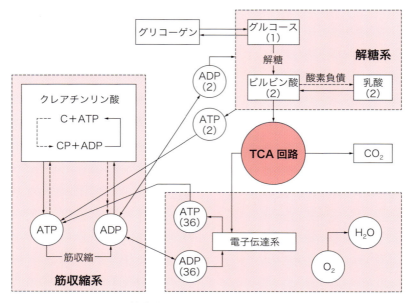

図10　筋収縮におけるエネルギー供給機構

酸になる経路を解糖系という。この経路は主に筋形質にあり，速筋線維のATP産生に寄与している。解糖系は，①グルコースがATPによって酸化されて，フルクトース-1,6-ビスリン酸になるまでの過程，②ヘキソースリン酸がトリオースリン酸に分解される過程でATPを産生してピルビン酸へ至る過程，③グリセルアルデヒド-3-リン酸脱水素酵素で生じるNADH＋H$^+$がNAD$^+$に酸化され，ピルビン酸が乳酸に変化する過程，から構成される酵素反応系である。

$$ピルビン酸＋NADH_2 \rightleftharpoons 乳酸＋NAD$$

したがって，この系は乳酸の生成を伴う乳酸性機構である。

c. 酸化系

酸化系のATP再合成は，筋線維内のミトコンドリアで行われる。有酸素的過程では，グルコースなどの分解によるピルビン酸や**β酸化**による脂肪酸の最終代謝産物であるアセト酢酸が**アセチルCoA**に転換されて，**TCAサイクル**を一巡する。この間にNADとFADを還元し，CO_2を放出する。TCAサイクルは**電子伝達系**にH$^+$を供給し，最終的には酸素を還元して水ができる。この酸化還元反応のエネルギーを利用してATPが生成される（13頁参照）。ブドウ糖1分子から合計38分子のATPを産生することが可能で，**有酸素的過程**では**無酸素的過程**より約19倍程度効率が良い。産生されたATPは筋収縮時のエネルギー

として利用され，酸素の供給が不十分な場合には乳酸として蓄積されるが，これも O_2 を供給すると再度グリコーゲンに合成される。

5）筋の熱産生

筋は化学的な機関であり，全エネルギーのうち，機械的な仕事に転換されるエネルギー以外は熱エネルギーとして放散される。骨格筋の機械的効率は，等張性収縮では50％に達する場合もあるが，等尺性収縮では0％であることから，筋活動の熱発生率はかなり高いと考えられる。**基礎代謝**に起因する静止時の**熱産生**を**静止熱**といい，筋収縮によって静止熱より多く産生される熱を**初期熱**という。初期熱は，**収縮熱**と**弛緩熱**に分類される。収縮熱はさらに，**活性化熱**と**短縮熱**とに分けられる。活性化熱は筋が短縮しなくとも刺激後の潜伏期に発生する熱であり，短縮熱は筋の短縮の度合によって発生する熱である。収縮に引き続いて静止熱以上の熱の発生が起こる。これを**回復熱**といい，筋を収縮前の状態にもどす代謝過程によって産生される。筋の回復熱は初期熱にほぼ等しく，無酸素状態では回復熱はほとんど表れない。

5　ヒトの筋力

1）等尺性最大筋力

等尺性収縮時の筋力は，筋線維の断面積に関連し，断面積が大きいほど発揮される筋力も大きくなる。筋線維の断面積は，筋線維の走行方向に対して垂直面である生理学的横断面積として算出される。したがって，例えば見かけの太さが同じであっても，紡錘筋と羽状筋との比較では，筋線維の走行が斜めである羽状筋の方が，筋線維の走行が腱と平行な紡錘筋よりも大きい筋力を発揮する。ヒトの単位横断面積当たりの筋力はほぼ一定と考えられ，平均 $6.3\,kg/cm^2$ であるが，約 $4 \sim 8\,kg/cm^2$ の範囲内での個人差もみられる。

ヒトの筋収縮は大脳中枢に支配された随意運動であり，数本〜数百本の筋線維が1本の神経線維によって支配されていることから，この組み合わせを**運動単位** motor unit といい，筋線維と神経との数比を**神経支配比**という。筋収縮に動員される運動単位の数とそのパターン，活動電位の発射頻度，神経−筋の抑制機構などが個人差発現の一因となっている。

> **MEMO**
>
> 〈体内での熱産生〉
> 　体内での主な熱産生は，肝臓と骨格筋における代謝に伴う化学的反応に依拠している。肝臓の熱産生量は約20％であり，骨格筋の収縮による機械的エネルギーは約40％と見積もられており，残りの約60％が熱エネルギーとして放出されている。このほか，皮下の大部分に蓄えられている白色脂肪細胞とは異なり，鉄を含んで茶色を呈する褐色脂肪細胞は，多数のミトコンドリアを含み，多くの酸素を消費して，脂肪酸を酸化するエネルギーの大部分を熱に変換する特性をもっている。ただし，褐色脂肪細胞は，肩甲骨間，腋窩，後頚部，心臓，腎周囲等にわずかに点在するのみであり，加齢とともに減少する傾向が認められている。

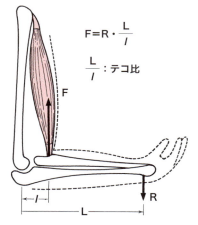

図11 肘関節のテコによる見かけの筋力（R）と真の筋力（F）
（中野昭一，図説運動の仕組みと応用，医歯薬出版，1984より改変引用）

MEMO

〈絶対筋力と最大筋力〉

　絶対筋力は，筋線維の走行方向に対して垂直面である生理学的横断面積あたりの筋出力として算出される。ヒトの単位横断面積あたりの筋力はほぼ一定と考えられているが，相応の個人差も認められている。機器等によって測定される最大筋力は，この筋の断面積のほか，筋線維の動員率や速筋線維の比率などの要因を反映している。また，骨格筋の収縮は，関節の回転運動として力学的に決定されるため，人体の各関節運動には，第1，第2，第3のテコの原理が巧みに関与している。人体のテコの効用の大部分は，力点が支点と荷重点の間にある第3のテコであり，力に対しては不利であるが，運動の速さに対して有利な構造となっている。テコ比は身体の各部位によって異なっており，ヒトの肘関節屈筋のテコ比は約4.9，膝関節伸筋のテコ比は約8.1という例からも明らかなように，大きな動きを必要とする部位では，支点から荷重点までの距離が長くなっている。つまり，テコ比によって，実際の筋出力と動作として表出する筋力には差異を生じる。同一部位でもテコ比が大きければ，筋力は強いが動きは遅くなり，テコ比が小さければ筋力は弱いが動きは速くなるなど，力を発揮しやすいタイプとスピードを発揮しやすいタイプなどの個人差が存在する。

　握力，背筋力など筋力を測定する筋力計が示す値は，『見かけの筋力』であり，筋自体が発揮している『真の筋力』ではない。『見かけの筋力』には骨格を介したテコの原理が相乗されている（図11）。したがって，このテコ比が分かれば『真の筋力』を得ることができる。ヒトの肘関節屈筋のテコ比は，約4.9，膝関節伸筋のテコ比は約8.1とされ，『真の筋力』は筋力計に示された値にこのテコ比を乗ずれば算出され，筋自体が発揮する張力は外部に作用する力よりはるかに大きいことになる。また，『見かけの筋力』は関節角度によっても変化する。これは，既述のように筋自体が発揮する張力が筋の長さによって変化することと，骨に作用する力のモーメントが変化することに起因する。活動張力が最大となる筋長は静止長であり，この状態は一般に関節可動範囲のほぼ中央部にあたる90°〜110°の範囲になる。また筋の張力が一定であっても，関節角度の変化によって筋の走行と骨で形成される角度が変化するので，力学的モーメントが変動し，例えば手首に作用する肘屈筋の筋力では，肘関節角度が90°のとき最も効率がよい。

2）等張性収縮と仕事率

　ヒトの動作の基本になる筋運動では，筋収縮の形態が多様である。しかし運動は主に等張性筋収縮によって行われる。この場合，筋力を目的にしたがって有効に発揮する必要があり，その有効性を**仕事率（パワー）**で表して，評価の指標とする。つまり，

$$パワー＝仕事／時間＝（力×距離）／時間$$
$$＝力×（距離／時間）＝力×速度$$

の式で与えられる。パワーは筋力と収縮速度の積で決定されるが，発揮する筋力が大きければ収縮速度が遅く，発揮する筋力が小さければ収縮速度が早いという経験からも明らかなように，筋収縮力と速度には力－速度関係という法則性が成立する（図12）。ヒト骨格筋では，荷重負荷に対して短縮性収縮するときの力（P）は，

$$P＝mg＋ma$$

（m：質量，g：重力加速度，a：加速度）

である。aが0のとき，力はmgすなわち荷重と等しく一定になり，真の等張性収縮が得られる。種々の荷重条件下で発揮される力と速度の関係は，Hillの**特性式**とよばれる直角双曲線の次式で表される。

$$(P+a)(v+b)=b(P_0+a)=一定$$

（P：力，v：速度，P0：等尺性最大張力，a：熱定数（短縮熱），b：エネルギー遊離速度定数）

この式をさらに変形すると $(P+a)v=b(P_0-P)$ となり，左辺は，単位時間あたりに筋から遊離するエネルギー量から維持熱を引いたもの（仕事＋短縮熱）であり，この量が (P_0-P) に比例することを示している。Hillは，等張性収縮の実験から得られたa，bの値は熱測定から得られた値と一致するとしている。つまり，この式は，大きな張力はエネルギー遊離速度が遅い状態で発現し，その結果として収縮速度の低下を招来するという理論とも捉えられるが，この式を応用したパワー曲線では極大値をもつことが実証されており，その極大値は等尺性筋力の1/3の力，あるいはP＝0での最大速度の1/3のときに出現する（図13）。

3）筋持久力

筋持久力は，筋がいかに長時間の運動を持続できるかという能力であるが，持久的に筋力を発揮するということは，筋収縮の回復過程においてもさらに筋収縮を持続させることを意味する。筋収縮を反復すると，初期に**階段現象**とよばれる収縮高の増大がみられるが，徐々に疲労して収縮高が低下し，やがて収縮不能に陥る。この原因として，筋鞘の興奮性の低下，興奮－収縮連関機構の活性低下など，筋細胞レベルでの問題が考えられる。生体の筋持久力には，**静的持久力**と**動的持久力**があり，静的な筋力発揮では次第に筋血流が遮断されるのに対し，動的な筋力発揮では筋血流量が増大するという相違がある。静的な持久性の筋収縮では，筋の酸素摂取量から推定して，酸素の利用が少ない無酸素的な状態になり，荷重の増加に伴って持続時間が指数関数的に急速に減少する。動的な持久性の筋収縮は有酸素的運動であるが，やはり仕事の回数と荷重との間に静的な持久性収縮と同様の関係性が認められる。このことから，持続的な筋収縮の限界を筋エネルギー代謝から考察すると，筋への血液流入量と血流速度，筋によるエネルギー源と酸素の取り込み，ATP合成速度やエネルギー源の枯渇，乳酸生成に伴うpHの低下による代謝の遅延などが原因としてあげられる。

いずれにしても，骨格筋は収縮によって仕事をする機能をもっていて，筋疲労は筋がもつ「化学的エネルギーを機械的エネルギーに変換する機能」の能率低下ということに

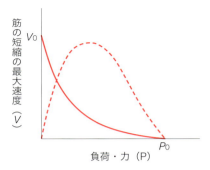

図12　ヒト骨格筋における力－速度関係
破線は，筋の機械的な効率を示す

MEMO

〈力－速度関係〉

　筋への荷重を漸増すれば筋の収縮速度は漸減して最終的には速度がゼロとなり，筋収縮は停止する。逆に，筋収縮の速度が増大すれば筋の張力は双曲線的に減少する。この双曲線状のグラフを基にして，力（P）と速度（V）を積算すれば，破線で示したような筋の機械的効率である力とパワーの関係をグラフ化することができる。上に凸の放物線を描くことからも明らかなように，等尺性最大筋力を発揮しているときには力は最大でも速度がゼロとなるためにパワーもゼロとなり，無負荷最大速度の場合でも力がゼロのためにパワーもゼロとなる。肘関節運動のような単関節動作における力－速度関係の双曲線からパワーを算出した場合には，最大筋力の約30～35％程度でパワーがピークになることが知られている。

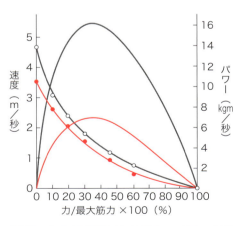

図13　ヒト骨格筋における力－パワー曲線
（中野昭一，図説運動の仕組みと応用，医歯薬出版，1984より改変引用）

MEMO

〈静的持久力と動的持久力〉

　筋持久力とは，運動の持続時間や反復回数などの筋力を指し，関節運動を伴わない静的筋持久力と関節運動を伴う動的筋持久力に大別される。持久力を規定する因子として，筋に貯蔵されるエネルギー源，筋への酸素運搬能力，筋での酸素利用能力，筋を支配する神経などが挙げられる。筋力を最大筋力，筋収縮速度，筋持久力の3つの観点から考察した場合，図13のようなパワーの概念は最大筋力と筋収縮速度の一象限のみであるが，筋持久力では，最大筋力，筋収縮速度およびパワーとの三象限を包括した概念となる。

なる。

4）筋運動のトレーニング効果

　トレーニングによって筋力が増加すると，同じ負荷をかけてもトレーニング前より負担が相対的に軽くなる。このため筋疲労が少なくなり，筋の収縮速度が速くなるという効果が期待される。トレーニング初期の筋力増加は活動電位の発射頻度と動員される運動単位数の増加によって生じる。続いて，トレーニングの継続により，**筋肥大**が生じる（図14）。この肥大は，結合組織と筋線維の太さの増加である。特に速筋線維の肥大率が大きく，選択的に肥大するので，筋全体に占める速筋線維の割合が増大する。このほか，筋力トレーニングによる筋線維タイプの移行や筋線維数の増加に関する研究報告もあるが，現時点では確証が得られていない。

　持久的な筋力トレーニングでは作業筋に供給される血流量が増加する。これは筋の毛細血管数の増加と**動静脈吻合**の増加によるもので，筋への酸素やエネルギー基質の供給

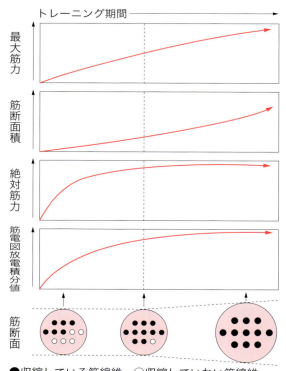

●収縮している筋線維　　○収縮していない筋線維

図14　筋力トレーニングに伴う筋力増大機構

（春日規克，運動生理学の基礎と発展，フリースペース，2006より改変引用）

が促進される。また，筋グリコーゲン量の増加と筋のミトコンドリア容量の増加および酸化系酵素であるSDH活性と解糖系の重要な酵素であるホスホフルクトキナーゼ（PFK）活性の上昇が認められる。さらに，持久的運動に伴って筋で生成される乳酸の酸化能力が亢進するとともに，無機リン酸，重炭酸イオン，カルノシンなどの物理化学的緩衝系およびクレアチンリン酸の分解とアンモニアの生成などの代謝的緩衝系によって，pHの低下に対する緩衝能も高まる。

本来，ヒトの筋力では，最大筋力，筋の収縮速度，筋持久力が重要な要因であり，これらを強化するためトレーニングの①強度，②時間，③頻度，④期間などを考慮すると，トレーニング処方は複雑多岐にわたるので，ここでは省略する。

> **Word** 〈動静脈吻合〉
>
> 動脈と静脈は，大動脈，動脈，細動脈，毛細血管，細静脈，静脈，大静脈の順に連絡されているが，血管と血管が毛細血管を介さずに直接つながっている構造を吻合とよぶ。一般に，毛細血管は分枝吻合して毛細血管網を形成している。動静脈吻合は，大きな径の連絡管により動脈が静脈に直接つながる構造を指す。人体の動静脈吻合は手掌，足底，指の皮膚，爪床などにみられる。吻合枝が閉じれば，血液は毛細血管を通り，逆に筋が弛緩して吻合枝が開いた場合には，血液は毛細血管を経由せずに，直接細静脈に流入するため，動静脈吻合は組織への血液の供給を調節する有用な構造であると考えられている。

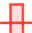 6 筋の障害

1）筋萎縮

a. 廃用性萎縮

萎縮とは，臓器や組織の容積が減少することを指すが，その性状に顕著な変化はない。この容積の減少は，細胞および細胞間物質の量や数の減少に起因する。このような状態が骨格筋に生じることを筋萎縮という。骨格筋は「動作性肥大と廃用性萎縮」という宿命をもっている。つまり，トレーニングによって筋は肥大するが，例えば，骨折などで長時間にわたってギプス固定やベッドレストを行うと，筋運動が阻害されて筋萎縮が起こる。この萎縮は主にⅡ型線維（typeⅡ）に選択的に現れ，Ⅰ型線維（typeⅠ）には認められない。萎縮は通常，可逆性であるが，固定中の萎縮防止には等尺性運動が有効である。

b. 筋原性筋萎縮症

筋組織自体に原発する病変を**筋原性筋萎縮症**といい，筋由来の血清逸脱酵素であるCK活性値は高値を示す。この疾患の代表例として，進行性筋ジストロフィー症がある。筋萎縮が出現する部位は詳細に分類されているが，主として四肢の近位筋に発生する。組織化学的所見では，筋線維の構築異常が認められ，丸みを帯びた筋線維が散在性の萎縮を示し，その大きさも不規則になっている。筋電図学的所見では，運動単位数の減少は認められないが，随意収縮時の電位が低く，しかも持続時間の短縮が観察される。進行性筋ジストロフィー症や多発性筋炎は，Ⅰ型線維

> **MEMO**
>
> 〈進行性筋ジストロフィー症〉
>
> 筋ジストロフィーとは，骨格筋の変性および壊死を主な病変とし，筋細胞の壊死とその再生する過程を繰り返しながら筋組織が崩壊していく遺伝性の疾患である。筋が萎縮し筋力低下を招来する原因として，筋自体に原因のある筋原性のほか，脳からの命令を筋に伝える運動神経系の異常により筋萎縮をきたす神経原性筋萎縮症があり，筋ジストロフィーは筋原性疾患の総称である。
>
> 〈多発性筋炎〉
>
> 多発性筋炎は，自己免疫性の炎症性筋疾患であり，骨格筋に原因不明の炎症が生じ，主に体幹や四肢近位筋，頸筋，咽頭筋などの筋力低下とそれに起因する障害を起こす疾患である。発熱，倦怠感，体重減少などの炎症による全身症状に加え，筋力低下により種々の動作に支障が起こり，筋肉痛や関節痛を伴うこともある。

MEMO

〈ポリオ〉

ポリオとは，ポリオマイアライティスの省略形であり，急性灰白髄炎ともよばれる。ポリオウイルスの中枢神経組織への感染によって引き起こされる急性ウイルス感染症であり，特に脊髄前角の灰白質に炎症を起こす。四肢を中心とした急性の弛緩性麻痺が典型的な症状であり，呼吸筋麻痺を伴うこともある。脊髄性小児麻痺ともよばれるように，小児の罹患率が高く，下肢の左右非対称性の弛緩性麻痺などの運動障害が後遺症として残存する場合もある。

〈脊髄性進行性筋萎縮症〉

脊髄性筋萎縮症とは，脊髄前角細胞にある運動神経細胞の病変によって起こる神経原性の筋萎縮症である。小児期に発症することが多く，体幹や四肢の筋力低下と筋萎縮が徐々に進行する運動ニューロン病の一種である。運動ニューロン病としては，錐体路の障害である上位運動ニューロン障害と脊髄前角細胞以下の運動神経の障害である下位運動ニューロン障害の両者が出現する筋萎縮性側索硬化症もあるが，脊髄性筋萎縮症は下位運動ニューロンのみの障害である。

（typeⅠ）およびⅡ型線維（typeⅡ）のいずれにも認められ非選択的であるが，筋緊張性ジストロフィー症はⅠ型線維（typeⅠ），重症筋無力症はⅡ型線維（typeⅡ）に選択的に起こる。

c. 神経原性筋萎縮症

中枢神経系，脊髄前角細胞，末梢神経線維，神経－筋接合部などの障害により，二次的に筋組織の萎縮を生ずるものを**神経原性筋萎縮症**という。この疾患の代表例として，急性脊髄前角炎（ポリオ），脊髄性進行性筋萎縮症などがある。この筋萎縮は，四肢の遠位筋に多くみられる。例えば，脊髄前角細胞に異常があれば，その運動単位の支配下にある筋線維が萎縮する。また脊髄性進行性筋萎縮症のように二次運動ニューロンの変性があれば，小筋群から大筋群へと萎縮が進行する。組織化学的所見では，束状に筋が萎縮した状態がⅠ型線維（typeⅠ）およびⅡ型線維（typeⅡ）のいずれでも認められる。筋電図学的所見では，運動単位数が減少し，自家放電の増加とスパイクなどが観察され，随意収縮時の電位が高く，持続時間が長くなる。筋自体の病変ではないためCK活性値の異常は認められない。

2）肉離れ・筋断裂

肉離れの好発部位は，大腿二頭筋，半腱膜様筋（はんけんまくよう），大腿直筋，大腿内転筋，腓腹筋などである。肉離れの臨床所見は，① 局所の圧痛，② 局所の筋の陥凹，③ 硬結，④ 腫脹，⑤ 皮下出血斑，⑥ 運動痛，などがあげられる。肉離れと筋断裂は診断名としては区別されるが，病態としては損傷の程度として，① 軽傷（1度）：筋自体や筋周膜に変化がなく，筋線維が単に引き伸ばされたもの，② 中等度（2度）：筋周膜の断裂，部分的な筋線維の断裂があっても，瘢痕，癒着が軽傷なもの，③ 重症（3度）：筋周膜の断裂，筋自体の部分断裂があり，瘢痕，癒着の高度なもの，に分類され，この3度が筋断裂に相当する。筋線維は可動性と弾力性が高いが，筋周膜はコラーゲン線維であり，弾力性に乏しい。

肉離れの発生機序は，急激な大きな筋収縮を行わせたときに起こる自家筋力によるものと，拮抗筋の収縮による他動的なものに分けられる。筋の弾力性を増すためのストレッチングと主働筋と拮抗筋のバランスを考慮したトレーニングにより防止できる。

3）サルコペニア

　サルコペニアは主に高齢者にみられ，身体活動や身体機能に障害が生じ，転倒や骨折の危険性が増大するため，自立した生活を困難にする誘因となる場合もある。EWGSOP（European Working Group on Sarcopenia in Older People）は，「サルコペニアとは進行性かつ全身性の筋肉量と筋力の減少によって特徴づけられる症候群で，身体機能障害，生活の質（quality of life：QOL）の低下，死のリスクを伴うものである。」と定義している。サルコペニアは，骨格筋量および骨格筋力の低下を特徴とする症候群であり，単なる筋肉量の低下のみによるプレサルコペニ

コラム　スポーツ外傷とスポーツ障害

　スポーツ活動中に生じる運動器関連の損傷は，受傷起点や傷害状況等によって，外傷と障害とに分類されている。ただ，実際のスポーツ場面では，繰り返される負荷の継続が組織の弱化を招来し，比較的小さな外力や過重等で損傷することもあり，外傷と障害の区別が困難な場合も散見される。

　一般に，スポーツ外傷とは，スポーツ活動中に起こった急性的，突発的な衝撃や外力によって負傷した状態を指し，転倒や衝突などに起因する打撲，骨折，脱臼，捻挫，肉離れなどの損傷の総称である。これに対して，スポーツ障害とは，受傷起点が不明瞭であり，スポーツ活動の継続によって，過度の負担が蓄積し，痛み等を主訴とした慢性的症状が続くものを指し，重症化すると日常生活にも支障をきたすようになる。スポーツ障害の大半は，オーバーユースまたはオーバートレーニングによるものであり，持続的なストレスが加わって過度に長期的に繰り返されるスポーツ動作に起因し，疲労骨折，関節炎，腰椎椎間板ヘルニア，野球肘，テニス肘，投球障害肩，シンスプリント，ジャンパー膝，アキレス腱炎などの症状がある。

　スポーツ外傷では，受傷部位や重症度等により手術やギプス固定が必要な損傷もあるが，保存的治療とリハビリテーション等で経過観察ののちに軽快するケースも少なくない。しかし，受傷直後からの早期に適切な処置が行われない場合には，慢性的な障害の誘因となることもあり，医療機関受診前の応急処置が大切である。各種の外傷に対して，**R**＝Rest（安静），**I**＝Ice（冷却），**C**＝Compression（圧迫），**E**＝Elevation（挙上）を基本とするRICE処置が有用である。受傷の種類によっては，RICE処置のあとに，バンテージ，テーピング，シーネ等による固定も効果的であるが，過度の圧迫固定は神経麻痺や血行障害を引き起こす危険性があり，注意が必要である。

　スポーツ障害では，特に，頻発傾向にある成長期のケアが重要である。長育に関与する骨端線部分の軟骨組織は，外部からの力学的負荷に対して非常に脆弱であり，外傷や障害の好発部位となる。代表的な骨端症の例としては，上腕骨の近位骨端成長軟骨板損傷のリトルリーガーズショルダー，上腕骨内側上顆骨端線離開の誘引となる内側型野球肘，離断性骨軟骨炎の外側型野球肘，尺骨肘頭部の剥離や疲労骨折の誘因となる内側型野球肘，脛骨結節の成長軟骨部が剥離して突出するオスグット病，腰部の関節突起間部の疲労骨折である腰椎分離症などがある。野球肘とは総称であって，類似の症例は，投擲競技のほか，テニスや卓球等にもみられ，オスグット病は，陸上競技，サッカー，バレーボール，バスケットボール，バドミントン，腰椎分離症は，野球，バレーボール，バスケットボール，サッカー，柔道，ラグビー，ウエイトリフティングなどの競技種目で好発する傾向にある。

　他方，スポーツ外傷や障害には，性差も認められている。女性の運動器の特徴として，骨盤が広い，X脚でQ-angleが大きい，関節弛緩性が大きい，筋力が弱いなどの要因から，膝蓋大腿関節障害，膝前十字靱帯損傷等が男性よりも多発する傾向にある。また，マラソンのような持久性の競技および新体操のような審美性を競う女性アスリートでは，厳しい体重制限による無月経とそれに起因する疲労骨折など，克服するべきスポーツ医科学的課題がある。

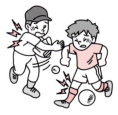

ア，筋肉量の低下に筋力または歩行速度などの身体能力の低下がみられるサルコペニア，筋肉量も筋力も身体能力も低下している重症サルコペニアに区分されている。また，加齢による筋肉量の減少は，脂肪量を増大させる一因にもなるため，**サルコペニア肥満**の危険性も指摘されている。

サルコペニアのメカニズムとして，加齢に伴って生じる一次性サルコペニアと，不活動，栄養，疾患に伴って生じる二次性サルコペニアなどが考えられている（図15）。サルコペニアの診断・評価として，筋肉量の測定には，再現性や正確性の高い二重エネルギーX線吸収測定法（DXA法）やインピーダンス法（BIA法）が推奨されている。また，筋力の評価は握力，筋機能の評価は歩行速度が簡易的指標として用いられている。

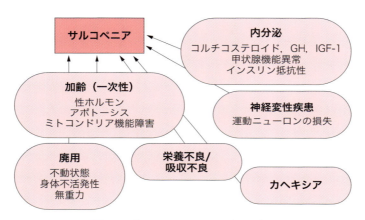

図15　サルコペニアのメカニズム
（原田敦，サルコペニア：定義と診断に関する欧州関連学会のコンセンサスの監訳とQ&A，2012より改変引用）

第5章 血液の作用

　血液は，生物体内に存在する液体の一種であり，ヒトの属する哺乳動物では細胞外液として，細胞内へ酸素や栄養物を運び込み，また代謝によって生じた炭酸ガスや老廃物を細胞外へ運び去る役割を担っている。血液が循環することは，全身の細胞が生命現象を営む上での唯一のライフラインであるといえる。

1　血液の組成

　血液を組織の一種と考えると，血管と呼ばれる構造の内部で，細胞（赤血球，白血球，血小板）が液体（血漿）の中に浮遊している状態と考えることができる。

　図1に示した通り，抗凝固剤（ヘパリン等）を添加した血液を試験管にとり遠心沈殿させたとき，細胞成分は全容積の約45%で，**ヘマトクリット** hematocrit という。残りの約55%の液体成分は血漿 plasma といわれ，タンパク質，糖質，脂質などの有機成分およびNa，K，Caなどの電解質を主体とした無機成分と水から成っている。

　このように血液には多くの成分が含まれていて，それぞれは重要な生理学的役割を担っている。また，これらの成分の組成や数量は，正常値と呼ばれるほぼ一定範囲に調節されているので，各々の正常値を理解することは基本的に大切である。

1）赤血球　red blood cell（erythrocyte）

　細胞成分の大部分を占め，正常に成熟した赤血球は中央が陥凹した円盤状で核のない細胞である。その直径の平均は約 7.7 μm，厚さは約 1～2 μm，容積は約 90 μm^3 である。その総数の生理的範囲は血液 1 mm^3 中に成人男子で **410〜530万個**（おおよその見当として **450万個**），女子で

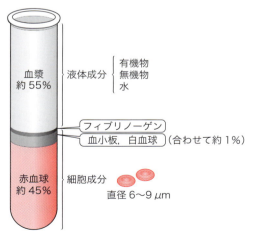

図1　血液の組成

は380〜480万個（同450万個）である。血液総容量に対する赤血球の相対容積としての**ヘマトクリット値**は，成人男子では**43〜52%**，女子では**35〜48%**であり，この値は貧血などの指標になっている。赤血球の寿命 life-span は約120日であるので，成人では各種の白血球や血小板と共に，絶えず骨髄（赤色）の幹細胞 stem cell で作り出されている。したがって，その新生量は毎日約40 mLの血液に存在する赤血球に相当する。この新生の基本的調節機構は循環血中の赤血球数の変動による**フィードバック調節**である。

　また，原材料として生成に必要な主な物質は鉄とタンパク質であるが，生成や成熟に対して促進的に関与しているものとして，① 血中の低酸素状態（高地に長期間住んでいるヒトの赤血球数が異常に多いことはよく知られている事実である），② 糖タンパクホルモンである**エリスロポエチン** erythropoietin（出血や低酸素症では骨髄での赤血球の生成と放出が増加する。逆に，輸血によって赤血球の全容積が正常値以上になると，骨髄での造血活動は低下する。この調節は**腎臓**から分泌されるこの物質の血中濃度の変化によって行われている），③ 肝臓内に貯蔵されている**抗貧血ビタミン**（主としてビタミンB複合体であるVB_{12} cyanocobalamine や葉酸 folic acid が成熟因子として知られている），④ **インターロイキン** interleukin（IL）類（細胞でつくられるホルモン様の化学的伝達物質であるサイトカイン cytokine 類から同定され，未分化の赤血球系幹細胞の分化に関与している）などがある。

　一方，老齢化した赤血球は，主に肝臓，脾臓および骨髄の細網組織で，単球またはマクロファージに貪食され破壊される。ヘモグロビンに含まれる鉄はマクロファージにより代謝され，血漿中に放出される。鉄はトランスフェリンに結合して骨髄に運ばれ，赤血球を産生するために再利用される。また食事で摂取したヘム鉄（肉類）や遊離二価鉄（食事として摂取した無機鉄は三価鉄であるが小腸粘膜の上皮細胞で二価鉄に還元される）の形で吸収されるが，これらの鉄もトランスフェリンと結合し，骨髄に運ばれる。また，遊離された鉄の貯蔵形としてのタンパク質との結合体フェリチン ferritin があり，必要な鉄を速やかに供給できる貯蔵鉄である。

　赤血球のもつ機能は，赤血球内の大部分を占める**血色素**（**ヘモグロビン** hemoglobin，Hb）のはたらきが代表している。血中のヘモグロビンはすべて赤血球中にある。体

MEMO

〈フィードバック調節〉

　反応経路において，最終生成物が初期反応のはたらきに関与し，その反応の進行を調節すること。

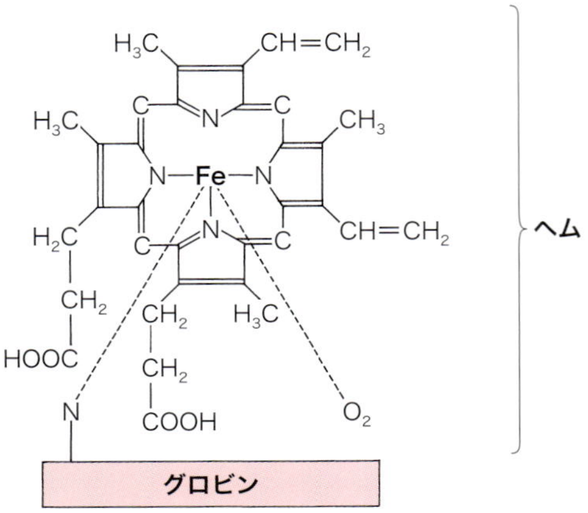

88 ——| 第5章　血液の作用

図2　血色素（ヘモグロビン）の化学的構造

ヘモグロビンの1つのサブユニットで酸素の結合したオキシヘモグロビン
（実際はグロビンにヘムが4個ついている）

MEMO

　血球の元となる造血幹細胞が赤血球へと変化するためには，腎臓で作られるエリスロポエチンというホルモンが必要。男性ホルモンはこの合成を促進し，反対に女性ホルモンは抑制するため，女性に対して男性の方が赤血球が多く貧血になりにくい。

内，体外を問わず，赤血球膜が壊れて血色素が血漿中へ溶出することを**溶血** hemolysis という。溶血を起こさせるようにはたらくものとして，蒸留水を含む低張な溶液，脂肪を溶かす物質（エーテルやクロロホルムなど），その他強い酸やアルカリ性物質，生物毒（細菌，昆虫，蛇などのもつ毒素）および異種の血清などがある。

　血色素の化学的構造（図2）は，**グロビン** globin と呼ばれるタンパク質に1原子の**鉄（Fe）**をもった**ヘム** heme が4分子結合した複合タンパク質で，分子量は約65,000である。1原子の鉄は1分子の酸素（O_2）と結合（酸素化）するので，1分子のヘモグロビンは4分子の酸素と結合可能である。酸素がこのヘム鉄（ヘモグロビンに結合した鉄）に結合すると，ヘモグロビン構造が変化し，逆に構造が何らかの変化によって変化すると，酸素結合の強さ（酸素親和性）が変化する。このように構造と機能に密接な関係があり，これをヘモグロビンのアロステリック効果（allosteric effect）という。すなわち，前者はホモトロピック効果と言い，酸素が4つのヘモグロビンと結合するにつれてヘモグロビン構造が変化し，酸素親和性が増加する。後者はヘテロトロピックといい，H^+, CO_2, Cl^-, 有機リン酸（2,3-DPG）等が酸素結合部以外の部位に結合するとタンパク構造を変化させ，ヘモグロビンの酸素親和性を低下させる。

　赤血球が細網内皮系で破壊されると，ヘモグロビンもヘムとグロビンに分解され，ヘムは鉄を離して**ビリルビン** bilirubin になるが，非水溶性のため**アルブミンと結合（間接ビリルビン）**して肝臓に運ばれる。肝臓でグルクロン酸抱合を受け水溶性となった**抱合ビリルビン（直接ビリルビン）**は胆汁中に排泄される。ところが溶血現象が亢進するとヘムの分解も高まり，間接ビリルビンが増加して黄疸を生じる。

▶黄疸 icterus

　黄疸とは，血漿ビリルビン濃度が正常範囲を超えて高まり，**2 mg/dL** 以上になると組織がビリルビンで黄色く染まる。とくに眼球結膜や皮膚は染まりやすい。黄疸の成因は数多くあるが，結果としては，ビリルビンの生成過剰と排出低下による（溶血性黄疸，肝性黄疸，閉塞性黄疸，新生児生理的黄疸など）。

　正常人のヘモグロビンの産生量と崩壊量はバランスよく調節され，両者は1日あたり約8gである。血中ヘモグロビン量（血色素量）は，血液100 mL中のグラム数（g/

dL), すなわち濃度で示すと, **男子で 16 g/dL, 女子で 14 g/dL** である。

▶貧血 anemia

貧血のときには, 単位容積あたりの赤血球数, ヘモグロビン量のいずれも減少する。すなわち, 各々の濃度が正常値以下になっていることを意味する。通常の血液検査では, 生体のごく一部の血液をとって測定し, その濃度を正常者の平均値と比較し評価するものであるから, 必ずしも血液の全体量を示してはいない。したがって, 血漿成分の増減（浮腫, 脱水症）のあるときや急性出血の直後では正確に評価できないことに注意する必要がある。

貧血の主な成因は, ① **造血材料の欠乏**（ヘモグロビンや DNA の合成障害, 鉄やタンパク質の欠乏）, ② **骨髄の障害**（造血系に原発する一次性貧血）, ③ **溶血現象**（先天性の欠陥および自己免疫性）, ④ **失血**, ⑤ **各種基礎疾患に合併した二次性貧血**（感染症, 悪性腫瘍, 腎・肝不全など）などに病態生理学的に分類される。

また, 赤血球の大きさ, ヘモグロビン量, ヘマトクリット値および赤血球数から, 平均赤血球容積 MCV, 平均赤血球 Hb 量 MCH および平均赤血球 Hb 濃度 MCHC などの赤血球指数を算出して, 小球性低色素性（鉄欠乏症など）, 正球性正色素性（溶血性など）, 大球性高色素性（急性出血や悪性貧血など）に貧血の型の分類を行うことができる。

日本人の貧血の 2/3 は鉄欠乏性で, 1/5 は二次性（続発性）であり, 再生不良性が約 7%, 溶血性が約 4% と報告されている。（出典：豊田貫雄, 臨床血液, 27巻, 1093頁, 1986）

コラム ヘモグロビンの代謝

酸素と結合した**ヘモグロビン**（オキシヘモグロビン, 酸化ヘモグロビン）は鮮紅色, 酸素と結合していない状態（デオキシヘモグロビン, 脱酸素化ヘモグロビン, 還元ヘモグロビン）では暗赤色で色調が異なります。そのため, 動脈血管は酸化型が多く鮮紅色に, 静脈血やチアノーゼ（還元ヘモグロビンが多く酸化型がきわめて少なくなる）では暗赤色になります。赤血球が破壊されると, ヘモグロビン分子からグロビン部分が離れ, 赤褐色の**ヘム**は鉄イオンが離れて青緑色の**ビリベルジン**になり, さらに還元されてその大部分は黄褐色の**ビリルビン**になり, 肝臓から胆汁中に排出されます。黄疸や大便の色はこの**ビリルビン**に由来します。ビリルビンは腸内細菌により無色の**ウロビリノゲン**となり, **ウロビリノゲン**はその少量が小腸, 大腸で吸収され血管中に入り, 一部は腎臓を経て尿に排泄され, さらに酸化され**ウロビリン**となり尿を黄色にします。また一部は肝臓でビリルビンとなり胆汁中に分泌されます。腸内に残ったウロビリノゲンは還元されて無色のステルコビリノーゲンとなり, さらに酸化され茶色のステルコビリンとなって大便の色となります。非常に複雑に化学変化し, 最終的には黄色や茶色となり, 尿や大便の色となります。

表1　ヒトの白血球数（1000個/mm³）の正常値

細胞	成人	6歳児
好中球	2.0〜7.5	2.0〜6.0
リンパ球	1.5〜4.0	5.5〜8.5
単球	0.2〜0.8	0.7〜1.5
好酸球	0.04〜0.4	0.3〜0.8
好塩基球	0.02〜0.1	0.02〜0.1
全細胞	4.0〜11.0	5.0〜15.0

(Dacie, J. V. & Lewis, S. M.: Practical Haematology, 7th ed, P12-13, Churchill Livingstone, London, 1991)

2）白血球　white blood cell（leukocyte）

白血球は，他の細胞成分と同じく骨髄の幹細胞でつくられ，赤血球と血小板以外の全ての細胞成分を総称し，その形態や構造およびその機能はかなりの多様性をもっている。顆粒，無顆粒などの種々の**白血球（好中球，好酸球，好塩基球，大および小リンパ球，単球など）**は各々の固有の機能をもつが，全体的には，生体の防御機構として緊密な連携をしながらはたらいている。顆粒球と単球は細菌などの異物に対して食作用を示し，リンパ球は**Tリンパ球，Bリンパ球**として免疫系の鍵を握る構成要素である。

白血球の数の正常値の範囲はかなり広く，**4,000〜11,000個/mm³**である。成人と6歳児の各白血球数の正常値を表に示した（表1）。このうち，顆粒球 granulocyte または多形核白血球が最も多い。幼若な顆粒球の馬蹄形の核は細胞が成熟すると連珠，分葉状になる。顆粒球の大多数は中性色素に染まる顆粒をもつもの，すなわち好中球 neutrophil であるが，少数は酸性色素に染まる顆粒をもつ好酸球 eosinophil および塩基性色素に染まる顆粒をもつ好塩基球 basophil である。

このほかリンパ球 lymphocyte と単球 monocyte がある。リンパ球はBリンパ球とTリンパ球に区別され，両者は獲得免疫ではあるが，前者は液性免疫，後者は細胞性免疫の主役である（一部共通領域がある）。これらの白血球は協同して，ウイルス，細菌，寄生虫感染および腫瘍などの異物に対する防衛を行っている。

血流中の顆粒白血球の寿命は赤血球よりもずっと短く，**1〜10日**といわれている。単球は2〜3日間流血中で循環した後，組織に入り，組織マクロファージ tissue macrophage となり，いたるところの細網内皮系に組み込まれて，2〜3ヵ月間生存していると推察される。その後，単

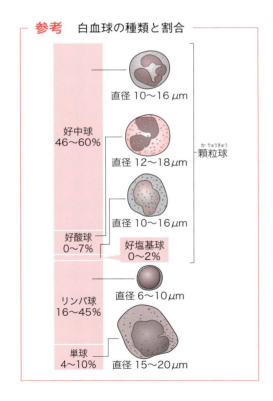

参考　白血球の種類と割合

好中球 46〜60%　直径10〜16μm
　　　　　　　　直径12〜18μm　顆粒球
　　　　　　　　直径10〜16μm
好酸球 0〜7%
好塩基球 0〜2%
リンパ球 16〜45%　直径6〜10μm
単球 4〜10%　直径15〜20μm

球は再び循環に戻ることはないようである。リンパ球は数
日（Bリンパ球）から数年間（Tリンパ球）生存する。白
血球の破壊は，個々の活動する場所やはたらきの違いに
よって（アメーバ様運動，食作用，免疫反応など），血液
中，組織中および脾臓や肝臓で行われている。

3）血小板　blood platelet（thrombocyte）

　血小板は，骨髄にある巨核球 megakaryocyte から細胞
片として流血中に入った核の無い，直径2〜4 μm，厚さ
0.6〜1.2 μm の最も小さい血球である。循環血中に**20〜40
万個/mm^3** 存在して，その**寿命は3〜4日**といわれ，脾臓
で壊される。細胞質にはアクチン，ミオシン，グリコーゲ
ンなどと共に2種の顆粒が存在する。その1つは非タンパ
ク質性物質であるセロトニンやATPなどを含み，他の1
つには，凝固因子や血小板由来成長因子（PDGF）などの
分泌タンパクを含んでいる。この血小板の役割は顆粒に含
まれている物質のはたらきによるが，血管が破壊されたり
損傷を受けたとき，その箇所に集まって粘着，凝集，癒着
し，コラーゲンに結合すると血小板活性化 platelet activa-
tion が始まる。その結果，血管平滑筋細胞の分裂，創傷治
癒および血液凝固の促進や血管を収縮させることなどで，
止血 hemostasis 機転の一部を担っている。

　血小板が減少すると，血餅の退縮が不完全となり，損傷
した血管の収縮が不十分になる。その結果としての**血小板
減少性紫斑病** thrombocyopenic purpura は，打撲傷を受け
やすく多数の皮下出血を生じる（出血性素因）症候群であ
る。一方，血小板増加症の患者は血栓を起こしやすい。

4）血漿　plasma

　血漿は血液から細胞成分を除いたもので，血液の約
55％を占める。血漿は90％の水分と10％の溶質から成
り，溶質の大部分はタンパク質（血漿タンパク，約7〜
8％）である。その他に無数の各種イオンや塩類（約
0.9％），ブドウ糖（約0.1％），脂肪酸とコレステロール
類（約0.5％），少量のアミノ酸などと，尿素，クレアチ
ニン，尿酸などの非タンパク性窒素（約0.025％）が含ま
れる。さらに，酸素，二酸化炭素および窒素などの血液ガ
スも溶け込んでいるし，微量の酵素，ホルモン，免疫体な
ども含まれている。これらが細胞成分と共に全身の各組織
に運搬される。血漿タンパクは，**アルブミン** albumin
（55％），**グロブリン** globulin（38％）および**フィブリノー**

Word　〈血餅〉

　血液が凝固してできる暗赤色で餅状の凝塊
フィブリンの細かい網に赤血球・白血球・血小
板が絡まってできたもの。

MEMO

血清＝血漿－フィブリノーゲン

ゲン fibrinogen（7%）の分画で構成され，さらにグロブリン分画は α_1，α_2，β_1，β_2 および γ に分類される。いろいろな血漿タンパクの種別は，水や塩類溶液に対する溶解度，超遠心分離器による沈降速度の差，および電場における移動速度（電気泳動法）などによって行われる。アルブミンの総グロブリン量に対する割合をタンパク商（**A/G比**）といい，その正常値の平均値は 1.25（1〜1.5）である。

　血漿タンパクの主要なはたらきは，以下のとおり。

(1) 体内の予備タンパクとして

　タンパク質は重要な生体構成成分であるので，絶えず補給されなければならないものも多い。したがって，その代謝回転も早いので，十分な原材料が確保されていなければならない。アルブミンはその役割を担っている。全身の交換可能なアルブミン貯蔵量は体重 1 kg 当たり 4〜5 g であり，その約 40% は血管内に，残りの大部分は皮膚に存在する。毎日，交換性貯蔵量の約 10% が消費されているが，その分は肝臓で合成，補給されている。合成量は飢餓の時には減少し，**ネフローゼ**のような大量のアルブミンの喪失のある時は増加する。

(2) 循環体液量の調節（スターリングの仮説）

　毛細血管壁を通過できる小分子は，**毛細血管静水圧**（重力や血管圧に関与）と**組織液**（間質液）**膠質**（コロイド）**浸透圧**の駆動力により，血管内より間質腔に濾過され，反対に間質腔から血管内には組織静水圧と血漿膠質浸透圧の駆動力により吸収される。これら駆動力の差により，水分と共に間質・血管を移動する。すなわち血漿タンパク質は分子が大きく毛細血管壁を透過することができない。血液は毛細血管壁を通して，組織間より水を血中へ引き込もうとする。これを血漿タンパクのもつ浸透圧，すなわち**コロイド浸透圧** colloid osmotic pressure といい，通常は約 25 mmHg である（正確には，毛細血管コロイド浸透圧－間質液コロイド浸透圧＝25 mmHg）。血漿タンパクの中で，数と量の最も多いアルブミンがこのコロイド浸透圧に大きく貢献している。

　一方毛細血管内圧（血圧，静水圧）は細動脈端から細静脈端へ低下していくので，通常毛細血管の細動脈寄りでは濾過が，細静脈寄りでは再吸収がおこる。このように，血管外に出た体液を再び血管内に回収し，循環体液量のバランス調整を行っている。

　血漿タンパク質濃度が低下すると（低タンパク血症），

体液の血管内への回収が悪く，組織間に水分が異常に溜る。これを**浮腫** edema という。浮腫は，低タンパク血症以外に，心臓，肝臓，腎臓の機能低下および炎症などによる毛細血管の透過性の亢進によっても，全身性または局所性に生じる。

毛細血管静水圧は人の姿勢や心臓からの高さ（位置）により異なるので，基本的な毛細血管内を流れる血液が血管壁に及ぼす圧力（血管圧，血圧）を用いて上記スターリングの仮説を図に表すと右（図3）のようになる。なおこの図では，8章の毛細血管における物質の交換（175頁参照）に示された値を使用した。

組織における細動脈側毛細血管の血圧を 38 mmHg，細静脈側毛細血管の血圧を 12 mmHg，膠質浸透圧 20〜25 mmHg（ここでは 20 mmHg を使用）とすると，図3のように示すことができる。細動脈側毛細血管では，血管から組織へ 38−25＝13 mmHg，細静脈側毛細血管では，組織から血管へ 25−12＝13 mmHg となり，これら計算式の圧差（駆動力差）により水分と共に小分子がそれぞれの側に移動する。

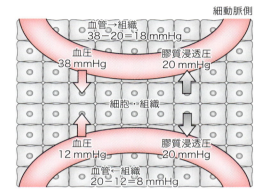

図3　体液の移動（スターリングの仮説）

(3) 血液のpHの維持
血漿タンパクのもつ緩衝作用の詳細は体液の章で記述。

(4) 血液凝固に関して
血漿タンパクには，フィブリノーゲン，プロトロンビンをはじめとして，多くの血液凝固因子が含まれている。これらが血小板と共に血液凝固に重要な役割を果たしている。

(5) 物質運搬体として
血漿タンパクの内，アルブミンは主として金属イオン，色素類，ビリルビン，薬物などと結合して，また，α-，β- グロブリンは主としてリポタンパク，ビタミン，ホルモン類と結合して，それらを輸送する。とくにホルモンとの結合は，ホルモンが腎臓から排泄されることを防ぎ，細胞が必要に応じて活用できるように，ホルモンの血中濃度を一定に保持する意味をもっている。

(6) 免疫作用に関して
免疫抗体は，血漿タンパクのγ-グロブリン分画に含まれる。このグロブリンを特に免疫グロブリン immunoglobulin（Ig）と呼んでいる。免疫のしくみの詳細は別述した。

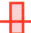

2 血液型 blood groups

　赤血球はほとんど均一な細胞であるが，膜成分には多様な血液型抗原を含んでいるので，種々の血液型に分類される。これらは個体によって異なるため，そして終生変わることがないために個体の認識，鑑定の手段に利用されてきたが，現在では，極微量でかつ精巧な DNA 鑑定にとって変わられた。しかし輸血などの臨床上，これら血液型のもつ意味は依然として重要であることには変わりはない。中でも最もよく知られていて，最も考慮しなければならないのが，**ABO 型抗原**であり，ついで **Rh 型抗原**である。また，血液型は赤血球ばかりではなく白血球や血小板にもみられる。とくに白血球の膜抗原の種類が多いため，骨髄移植のときは型の一致した供給者 donor を探すことが困難であるので，世界的な登録制度が広がりつつある。

1）ABO 型　ABO blood-group system

　血液型の研究は，異個体の血液を混ぜ合わせる（輸血）ことによって，しばしば生じる危険な症状を解明することから始まった。ランドシュタイナー Landsteiner, K. (1901) らの研究により，赤血球凝集反応が発見され，ヒト赤血球の抗原（**凝集原** agglutinogens）は A および B の 2 種があり，赤血球の表面に結合している。一方，血漿（血清）の中には，抗体（**凝集素** agglutinin）である抗 A および抗 B（α および β）の 2 種が存在する。A と抗 A や B と抗 B で抗原抗体反応が生じ，赤血球の凝集が生じるが，A と抗 B や B と抗 A では凝集は生じないこと，さらに凝集原 A を持たないヒトは凝集素抗 A をもち，凝集原 B を持たないヒトは凝集素 B をもつという法則性があることが判った。このことから，凝集原 A をもつ，凝集原 B をもつ，凝集原 A と B の両方をもつ，どちらの凝集原

> **MEMO**
> 　白血球にも血液型のようにさまざまなタイプがある。タイプ分けはひとつひとつの細胞の膜上にある「HLA」（ヒト白血球抗原）とよばれる分子によって区別され，大きく 6 種類に分けられる。そこからさらに細かく分類され，その数は 200 種類以上にもおよぶとみられている。

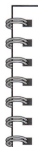

コラム　浮腫

　浮腫は間質液の量が異常に増えた状態をいいます。間質液とは組織液・細胞間液ともいわれ，細胞間の隙間に存在し，栄養分の補給，排せつ物の運搬に携わっています。この間質液は，毛細血管圧，組織圧，コロイド（膠質）浸透圧等いろいろなファクター（因子）に依存していますが，重力の影響も主に静脈系から受けます。そのため長時間じっと立ったままいるとか，列車やバス旅行などで長時間椅子に座ったままでいると，足の踝が腫れてきますが，これは組織に液が貯留して浮腫を生じている結果です。予防するには足を動かしたり，運動により筋肉の収縮を促し（筋肉ポンプ），血流やリンパの流れを良くすることが大切です。

表2 ABO血液型

表現型	因子型	細胞の 凝集原	血漿中の 凝集素	出現頻度（％）	
				日本	英米国
A	AA，AO	A	抗B	37	41
B	BB，BO	B	抗A	22	9
AB	AB	AB	なし	9	4
O	OO	なし*	抗A，抗B	32	46

＊通常ほとんど赤血球はH抗原をもっているが，A型細胞にはさらにH抗原に
N-アセチルガラクトサミンが結合しA抗原となり，ガラクトースが結合すると
B抗原になる。　　　　　　　　　　　（Lecture notes of human physiology, 3rded. より引用）

ももたないの4つに分類して，各々**A型**，**B型**，**AB型**，**O型**（オーと呼ぶが，もたない，ゼロの意味）の4血液型の表現型 phenotype に大別した。これがABO式血液型である（表2）。このA，B抗原は，メンデルの遺伝の法則に従って優性遺伝され，A型の人は両親のいずれからもA遺伝子を受けたか，あるいは，一方の親からA，他方からO遺伝子を受けたかの2種類がありうる。このときの因子型 genotype はAAとAOである。各人はいずれかの血液型に属する。また，これらの抗原はH物質から作られ，血液以外にも唾液腺，肝臓，腎臓，羊水などの多くの組織にも見出される。また，唾液などの外分泌液に見いだされることもある（分泌型）。

▶輸血反応

A型の血液とB型の血液を混合すると，Aと抗A，Bと抗Bの抗原抗体反応が生じ，赤血球は凝集し，破壊されて溶血が生じる。このため，輸血は不適合な血液型をもつ個体間で行ってはならない。現在は，交叉試験 cross-matching test といって，供血者の血球と受血者の血漿または血清（主試験），供血者の血漿と受血者の血球（副試験）との間に反応のないことを確かめてから輸血を行うことになっている。

2）Rh型　rhesus blood-group system

アカゲザル rhesus monkey の**赤血球（凝集原）**を繰り返しモルモットに注射すると，その血清の中に凝集素が形成される。この凝集素はアカゲザルのみならず，ヒトの赤血球も凝集させることがある。凝集反応を起こさせる抗原因子を**Rh因子** Rh factor という。ヒトの赤血球には，こ

第5章 血液の作用

参考　RH血液型不適合妊娠

血液型がRh(−)の女性とRh(+)の男性との間で妊娠が成立すると、Rh(+)はRh(−)に対して優性であるため、胎児の血液型はRh(+)となる。この胎児のRh(+)抗原（赤血球）は、胎盤を通じて母胎の血液中に移行すると、母胎内では抗Rh抗体（凝集素）が産生される。

しかし、初回の妊娠では産生される抗体が少ないため、胎盤を通じて抗体が胎児に入っても、赤血球を凝集させるまでには至らない。母胎では抗体が産生され続けるため、2回目の妊娠では胎児の赤血球は母親の抗体によって凝集され、溶血を起こす。

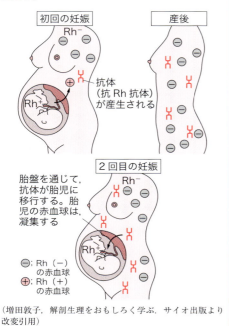

（増田敦子，解剖生理をおもしろく学ぶ，サイオ出版より改変引用）

の凝集素に対応した凝集原（D抗原）を持っていることを意味する。臨床で用いられるRhテスト血清の抗体は、抗D抗体である。Rh型は、この因子をもっている場合をRh(+)、持っていない場合をRh(−)で表示する。白人では85%、アジア人の99%以上がRh(+)である。Rh(−)の人に輸血する際は気をつけなければならない。これは、輸血によってRh(−)のヒトにRh(+)の血液が入ることによって、受血者の血液の中に抗Rh因子（抗D抗体）が形成されることを示す。すなわち、受血者がRh(+)の血液に対して感作される。したがって、Rh(+)の血液の2回目の輸血が輸血反応を生じることになる。

また、このRh型は妊娠時に問題となることがある。これは、Rh(+)の胎児血液が分娩時にRh(−)の母親の循環に少量入ることによって抗体が形成される。一般にこの抗体は、第1子にはまだ障害を及ぼさないが、第2子以降のRh(+)の子供にはだんだんと強い貧血や黄疸などの溶血性疾患が現れることがある。このような時は、出産後24時間以内に血液を置き換えること（輸血による血液交換）によって救命できる。現在では、感作されていない母体の場合、第1子出産後、抗Rh免疫グロブリンの形で1回注射する（受動抗体）と、能動的な抗体産生が抑制されるので、溶血性疾患の発生はほとんど防がれている。また、Rh抗原はABO抗原とは異なり、赤血球以外の組織では確認されていない。

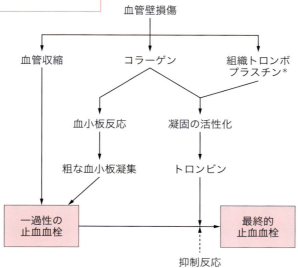

図4　止血に関係する諸反応

3 止血 hemostasis

けがなどで出血がおきたとき失血を最小限にするように，血管，血小板や血液凝固系は出血を止めるように協力してはたらいている。この止血機構は，まず，血管の損傷は血管の収縮を増進させる。これはさらに，血小板から出てくる物質によって増強される。次いで血小板が露出した血管内皮下組織（特にコラーゲン）に粘着し，血栓を形成するように凝集する。血管内皮の傷害は内因的な凝固系を活性化し，この反応は血小板膜にあるリン脂質によって触媒される。一方，血液内に入った組織因子は，外因的な凝固系のはたらきを開始させる。この時点で，小さい血管では破れた血管は閉じ，出血は止まる。しかしこれはあまり強力ではなく，外因的血液凝固系のフィブリンの作用により固められて最終的な凝血 clot となる。図4は正常な止血に関係している反応系である。

4 血液凝固 blood coagulation

血液凝固は血漿中で生じる一連の変化で，最終的には，血漿タンパクの一つである可溶性のフィブリノーゲンが Ca^{2+} の存在下，タンパク分解酵素であるトロンビン thrombin によって不溶性のフィブリン fibrin に変化し，血球を取り込んだ網状構造（凝血）を形成する過程（ゲル状化現象）があり，図5に示すように凝固は血液だけでも起こり得るし（**内因性凝固**），組織が損傷し組織成分が加わっても起こる（**外因性凝固**）。内因性過程は，波状血管に接触した第XII因子が活性化されてXIIaとなり，これが他の凝固因子を次々に活性化して，最終的に第I因子であるフィブリノーゲンを重合させるものである。外因性過程は組織の損傷により，**組織トロンボプラスチン**（現在は**組織因子**が一般的である）による第VII因子活性過程から始まり，第X因子の活性過程から内因的凝固系と共通の機構に入る。なお，血漿中の凝固を起こす物質（因子）を表3に示した。プロトロンビンなど4種の因子タンパク質は，肝臓で合成されるとき，**ビタミンK**を必要とする。

1）線維素溶解

血管の損傷が修復されると，修復時に析出した凝血塊はやがて溶解される。これは，タンパク分解酵素である**プラ**

参考　止血の機序

血管が障害を受ける

血管が収縮して血液が流れ出るのを防ぎます。

一次止血（血小板凝集→血小板血栓）

血小板血栓

血液中の血小板が集まってきて血小板血栓（凝集塊）が形成されます。

二次止血（凝固因子・フィブリン血栓）

フィブリン

血液中の凝固因子が活性化され，最終的にフィブリンができ，丈夫で安定したフィブリン血栓が形成されます。

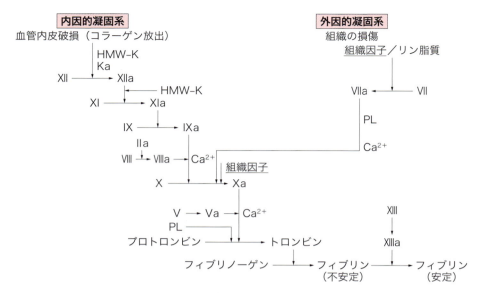

図5　血液凝固のメカニズム

a：凝固因子の活性型
組織トロンボプラスチン：現在は組織因子（tissue factor）が一般的に用いられている。
ギリシア数字の凝固因子名は表3を参照。

Word　〈トロンビン〉

血漿に含まれるプロトロンビンというタンパク質が凝固因子によって活性化したもの。

MEMO　〈エコノミークラス症候群〉

脚の静脈内の血液の流れが悪くなって血栓ができ，その血栓が血流に乗って肺の血管を塞ぐことにより起こる肺塞栓症の一種。高度1万メートルの機内ではあまり足の筋肉が使えないことに加え気圧も湿度も低くなるため，10時間のフライトでは約1Lの水分が体から奪われ，血流が悪くなって血栓ができやすくなる。

スミン plasmin によってフィブリン fibrin 繊維が分解し（線維素溶解現象 fibrinolysis），凝血を再び流動化する過程である。このプラスミンは**プラスミノーゲン** plasminogen **系（線維素溶解系，線溶系と略）**の活性成分であり，フィブリンおよびフィブリノーゲン fibrinogen を分解し，フィブリン・フィブリノーゲン分解産物（FDP）を生成する。プラスミンはプラスミノゲンアクチベーター plasminogen activator により不活性型のプラスミノーゲンから活性化される。

血管の内皮が障害されると，血管内血液凝固によって，凝血塊が生じる。これは血栓症 thrombosis と呼ばれ，血管外における血液の凝固とは区別される。このときに生じた血栓 thrombus は，血管の内腔を塞ぐことがある（**脳梗塞，心筋梗塞**）。血栓が一部離脱し，小血塊となり，別の細い血管に栓をして塞ぐことを**塞栓症** embolism という（**肺塞栓，脳塞栓**）。

正常な体内では，血液の流動性を保つために，血小板の凝固反応が血管内で起こらないよう，凝固を抑制する反応がある。したがって重要なことは，凝固を防ぎながら，同時に出血を防ぐためには多くの複雑な，相互に関連した系（血管内皮，内皮下のコラーゲン，血管緊張，血液凝固系

表 3　血液凝固因子（Coagulation factors）

因　子	名　称
I	フィブリノーゲン
II	プロトロンビン
III	トロンボプラスチン[*2]
IV	カルシウム
V	促進性グロブリン
VII	プロコンバーチン（安定化因子）
VIII	抗血友病因子 A
IX[*]	PTC，クリスマス因子
X[*]	スチュアート・プローワー因子 (Stuart-Prower 因子)
XI	PTA　抗血友病因子 B
XII	ハーゲマン因子（Hageman 因子）
XIII	フィブリン安定化因子
HMW-K	高分子量キニノーゲン (Fitzgerald 因子)
Pre-K	プレカリクレイン（Fletcher 因子）
Ka	カリクレイン
PL	血小板リン脂質

＊肝臓で作られるときビタミン K を必要とするもの
＊2　現在は，組織因子（tissue gfactor（TF））が一般的に用いられる。

およびフィブリン溶解系など）がバランスよくはたらいていなければならない。

▶出血時間と凝固時間

　出血時間とは，傷口に凝集した血小板により血栓が形成され，一時的な止血が生じるまでの時間を意味する。小さな刺し傷では 2〜3 分である。延長する場合には，血小板数の減少または血小板の機能低下が考えられる。この止血は毛細血管領域の止血に関係している。凝固時間とは，硬い凝血の形成によって，最終の止血に至るまでの時間を意味する。小さい刺し傷で 8〜10 分位である。血液凝固を促進するためには，トロンビンやフィブリノーゲン製剤が使用される。

▶血液凝固の阻止

　生体内では，血管内皮の異常などによって血液が凝固しようとする傾向がみられるが，また逆に凝固を阻止したり，凝血を取り除く反応は先に述べた線維素溶解以外にも

ある。これらの反応には，活性化されている種々の凝固因子を肝臓が取り除いたり，それら因子の供給を減少させたりすることがある。これらの反応に関与している生体内物質としては，タンパク分解酵素阻害物質の一種である**アンチトロンビンⅢ** antithrombin Ⅲ や**ヘパリン** heparin などがある。これら物質は，凝固系のタンパク分解酵素の活性を阻止したり，活性型の凝固因子を抑制したりしている。凝固因子としてのCa^{2+}は，生体内では凝固を妨げるほど血漿中の濃度が低下することはないが，体外に取り出された血液では，Ca^{2+}と結合して不活性化させるシュウ酸やクエン酸の添加によって，凝固を阻止することができる。クマリン誘導体（ジクマロール，ワルファリンなど）は，**ビタミンK**の作用を阻害することによって凝固を阻止する。

▶血液凝固の異常

血小板の減少や活性の低下によって血液の凝固異常が現れるが，凝固因子の選択的欠損によっても出血性素因を生じる。各種の血液凝固因子の欠損による病気は数多く知られているが，中でもよく知られているのは血友病で，**血友病A**（hemophilia A）は，**血液凝固因子（第Ⅷ因子）**，**血友病B**（hemophilia B）では，同**第Ⅸ因子**の欠損によっておこる。この病気は，X（性）染色体に存在する遺伝子の異常による先天性欠陥で伴性劣性遺伝をすることが知られている。

5　赤血球沈降速度
erythrocyte sedimentation rate

凝固を防止した血液では，赤血球は立てた細長いガラス管中で沈澱する。この赤血球沈降速度は，血漿中のタンパク質の種類や性状などと関係している。その正常値は1時間後で，男子は1～5 mm，女子では4～10 mmとされている。種々の疾患（ある種の悪性腫瘍，肺炎，肺結核，化膿性疾患，リウマチ熱，心筋梗塞など）や妊娠によって，赤血球沈降速度が増加するので，病状などの把握に利用される。

6　免疫性防衛系
immune defense systems

われわれのからだは，細菌，マイコプラズマ，ウイルスなどの病原体が侵入したときや，変性したタンパク分子，

MEMO

〈血友病〉

血液凝固因子のうち第Ⅷ因子が欠損しているものを「血友病A」，第Ⅸ因子が欠損しているものを「血友病B」という。そのため出血すると止血までに時間がかかり，生涯にわたって皮下出血，関節出血，筋肉出血などの症状を繰り返す。

血友病は一般に出生男子1万人に1人の割合で発症するといわれており，平成21年度の血液凝固異常症全国調査によると，日本では血友病A：4,394人，血友病B：952人と報告されている。

〈薬害エイズ事件〉

1980年代に血友病患者の治療に必要な血液凝固因子製剤（非加熱製剤）にエイズウイルスが混入していたことから，多くのエイズ患者およびHIV感染者を生み出した薬害事件。

米国で非加熱製剤の危険性が指摘されてから日本が対応をとるまでに2年以上を要するなど，対応が遅れた。その結果として感染が拡大し，約4割の血友病患者（約400人）がHIV感染で死亡したといわれる。

異種タンパク質および特異体細胞（がん細胞，移植細胞）
など，体内に存在する異質な物質（抗原）に対して，**免疫
応答** immune response として**抗体** antibody を産生して，
免疫性に防衛することができる。すなわち，異物が体内に
存在すると**非自己** notself と認識され，これが白血球など
に捕食され（非特異性免疫），その異物を抗原 antigen と
する抗体がつくられる（特異性免疫あるいは獲得免疫）。
後者の免疫系は記憶能力を持っているので，この抗原と再
び出合うと，より早く，より強い抗原抗体反応によって抗
原の作用は抑制される。この免疫防衛系の役割の大部分は
リンパ球とマクロファージが受け持っている。

1）自然免疫

　生物には，生まれながらにして外来微生物に対する防衛
機構が備わっている。この機構を自然免疫という。

　この免疫の特徴は，侵入した微生物に対して即座に防衛
反応を発揮することである。これらには，唾液や消化液の
ような分泌液に含まれるリゾチームやラクトフェリンなど
の抗菌物質があるが，中でも食細胞が重要な役割を担って
いる。生体内に侵入した微生物や異物は食細胞に取り込ま
れ，この細胞内の**殺菌性ペプチド**，消化酵素や活性酸素に
より破壊される。脊椎動物では**マクロファージや好中球等**
の細胞がそれに相当する。これらの細胞は，先に述べたよ
うに貪食することはできるが，獲得免疫のように高度な病
原体の識別や，同じ病原体に繰り返し感染した時のよう
な，防衛反応の増幅はみられない。しかし近年，これらの
食細胞でも限られたレパートリーの受容体により認識し，
応答できることが明らかになってきている。これら食細胞
の他に**細胞障害性細胞**がある。

　哺乳類に存在する **NK（ナチュラルキラー）細胞**は，抗
原非特異的にウイルス感染細胞やがん細胞を殺す。好酸球
は細胞内の顆粒内に強力な殺細胞活性を示す塩基性および
陽イオン性タンパク質を含み，寄生虫に結合し，これらの
タンパク質を放出して障害を与える。なお，これらの細胞
は，獲得免疫のように微細な分子構造の違いを認識するこ
とはできないが，多くの病原体に共通する特有な分子構造
PAM（pathogen associated molecular pattern）を認識す
ることで非自己の認識を行っている。

2）獲得免疫

　獲得免疫は次のような特徴を持っている。

MEMO

〈NK 細胞〉

　全身をパトロールしながら，ガン細胞やウイ
ルス感染細胞などを見つけ次第攻撃するリンパ
球。たとえ攻撃指令がなくても独自に戦闘態勢
に入り，強力なパワーで敵を殺してしまうとい
う性質を持つ。生まれながらに備わっている身
体の防衛機構である自然免疫に重要な役割を担
う。しかし NK 細胞の活性は 15 歳前後を
ピークに加齢とともに低下していく。

① 抗原特異性：抗原に対する厳密な特異性を持つ。

② 免疫学的記憶：一度罹患した感染症に，再度罹患しても軽く済んだりする。すなわち免疫状態は記憶される。

③ 受身免疫：他の生体にできた抗血清（抗体）を投与することによって得られる。

④ 自己・非自己の識別：自己成分に対する免疫はできない。

⑤ 免疫の多様性：細菌，異種タンパク質（毒素を含む），人工的化学物質など，他種の抗原に対して免疫応答が起こる。

　獲得免疫での主役はB細胞（B cell，Bリンパ球（B lymphocyte）とT細胞（T cell，T lymphocyte）である。哺乳類ではB細胞は**骨髄**で分化・成熟したのち，二次リンパ器官のB細胞領域に移動する。この領域で，B細胞は抗原を特異的に識別する受容体（B細胞抗原受容体，BCR）をもつ成熟B細胞になり，最終的に形質細胞あるいはプラズマ細胞，plasma cell）に分化し，抗体を産生する。

　骨髄で作られたT細胞の前駆細胞は，**胸腺**（thymus）に移動して分化・成熟する。胸腺で成熟したのち，二次リンパ器官のT細胞領域に移動する。T細胞はこの領域でキラーT細胞（killer T cell，細胞障害性T細胞［cytotoxic T lymphocyte；CTL］）としてウイルス感染細胞などの標的細胞を直接破壊したり，サイトカインを分泌したりす

> **コラム　一次リンパ器官，二次リンパ器官**
>
> 〈**一次リンパ器官**〉免疫担当細胞の分化の場所。
>
> 　**骨髄**：骨髄は，成人では造血器官であり，単球，顆粒球だけでなく，その他赤血球や血小板などもここで幹細胞から分化，成熟を完了して血液中に放出される。リンパ球のうち，哺乳類のB細胞は，骨髄内で分化・成熟を完了する。一方T細胞は分化途上のT細胞が**胸腺**に移動し，そこで分化・成熟する。
>
> 　**胸腺**：心臓の上部に位置する器官で，骨髄からきたT細胞の前駆細胞が分化及び選択を受け，成熟する部位である。
>
> 〈**二次リンパ器官**〉成熟したリンパ球が免疫応答を開始する場所。
>
> 　獲得免疫系は細胞レベルでは抗原特異的なリンパ球のクローンの集団で構成されているが，個体レベルでは免疫応答を効率的に開始するための組織である二次リンパ器官と循環系（血管とリンパ管）で構成されている。
>
> 　**リンパ節**：末梢組織から血管に戻る途上にリンパ節が配置されており，組織から抗原を効率的に集めてリンパ球に提供する場となっている。B細胞が集積している領域を**リンパ濾胞**（多数のリンパ球が集まって周囲に壁を作っている袋状の構造物）と呼び，**皮質**に存在している。抗原刺激を受けると，B細胞のクローン増殖および抗体の結合親和性を上昇させる。一方，**傍皮質**はT細胞領域である。なお，髄質部はマクロファージが多く分布しており，リンパ管経由で侵入した異物を貪食している。
>
> 　**脾臓**：血液のフィルターの役割を果たしており，異物を貪食・排除するとともに，異物に対する免疫応答を開始させる場を提供している。脾臓は赤脾髄と白脾髄に分かれていて，赤脾髄は血液のフィルター機能があり，ここに存在するマクロファージにより老化した赤血球が除去される。白脾髄は免疫応答を開始させる二次リンパ器官であり，T細胞領域とB細胞領域に分かれている。中心細動脈を取り巻く領域がT細胞領域であり，B細胞領域は白脾髄の外縁部にリンパ濾胞として存在している。

るヘルパーT細胞（helper T cell）となって機能する。

3）B細胞

　体液性免疫の主役はB細胞である。胎児では肝臓に，成人では骨髄にある多能性造血幹細胞から発生する。前駆細胞は骨髄の支持細胞（ストローマ細胞）が細胞膜に結合するサイトカイン（幹細胞因子）とこの細胞が分泌するサイトカインのインターロイキンにより増殖し，プロB細胞（pro B cell）と呼ばれる細胞となる。この細胞が遺伝子再構成機構を経て，**細胞膜結合性抗体（BCR）**のもととなるプレBCRをもつプレB細胞に，さらにプレBCRが活性化され，多様性な細胞膜貫通型抗原受容体をもつ未熟B細胞（immature B cell）に分化する。未熟B細胞が骨髄中で自己抗原に出合うと細胞死が誘導，すなわち自己と反応するB細胞は負の選択によって除かれ，成熟B細胞となる。

　成熟B細胞のBCRが抗原を認識すると，T細胞からのシグナルやサイトカインのシグナルを受けてB細胞の活性化が起こり，クローン増殖がおこる。すなわち侵入してきた抗原に対し，特異的なBCRをもつB細胞のみが増殖を起こすこととなる。

　まず，IgMを産生する**抗体産生細胞（形質細胞）**が生じる。この中の一部のB細胞は構造が部分的に異なる抗体を作るようになる。これを**クラススイッチ**という。例えば，IgGにクラススイッチしたB細胞からはIgGが産生されるようになる。なお，これらのB細胞のうち，抗体産生細胞に分化するのではなく，記憶細胞として長寿命の休止期の細胞に分化するものがある。これは再度侵入してきた抗原に対し**記憶B細胞**が速やかに活性化され，同じ抗原に対し抗体を産生するようになる。

　血漿タンパク質のγ-グロブリンに属する血中の抗体は**免疫グロブリン** immunoglobulin（Ig）と呼ばれる。液性抗体の70％以上を占めるIgG（分子量15万）が主役であるが，現在では，IgM（90万），IgA（16万），IgD（18.5万）およびIgE（20万）を加えた5種に大きく分類されている。IgEは，1966年に石坂によって，花粉過敏症の患者の血清から見つけられ，同定された。

　Igは血液とリンパ液中の遊離抗原と結合し，免疫複合体となる。これは食細胞（白血球，マクロファージ）により貪食されやすくなる（オプソニン opsonin 効果）。液性免疫は細胞性免疫と比べ反応は早く，分〜時間である。特

MEMO

〈B細胞〉

　B細胞のBは英語のBone（骨）の頭文字からとったもの。骨髄などの造血器に由来する未熟リンパ球が骨の中で分化していったのでB細胞と呼ばれている。

〈B細胞のたまり場〉

　B細胞のたまり場はリンパ球や脾臓で，ふだんは血球に乗って体中をかけめぐっている。外界から侵入してきた抗原物質（細菌やウイルスなど）は，リンパ球や血液の流れにのってリンパ球や脾臓に到達し，そこでB細胞が反応する。

Word 〈オプソニン効果〉

　抗体や補体が示す，白血球の食作用を亢進する効果。これらが付着した異物は白血球の受容体と結合し，食作用を受けやすくなる。

異的にはたらくこの体液性防衛系は，生後およそ半年でその活動を開始する。

4）T 細胞

骨髄で作られた前駆細胞は，胸腺に移動して分化・成熟する。T 細胞は分化の過程で補助受容体 CD4 と CD8 を持つものに分かれ（**ナイーブT** naiveT **細胞**），前者は**ヘルパーT 細胞**（helper T cell），後者は**キラーT 細胞**になる。ヘルパーT 細胞はさらにサイトカイン産生様式により Th1 と Th2 細胞に分けられる。Th1 細胞は IL（インターロイキン）-2（T，B 細胞を増殖）や IFN-γ（感染マクロファージを活性化し殺菌能を亢進させる）を産生し，**細胞性免疫を増強**させ，Th2 細胞は IL-4 や IL-5（B 細胞を活性化）や IL-10（マクロファージの活性阻害）を産生し，**体液性免疫を増強**させる。

すなわち，体外から侵入した抗原が抗原提示細胞（T 細胞，B 細胞，マクロファージ，樹状細胞等）に取り込まれ，そのペプチド断片が MHC（主要組織適合抗原）クラス II 分子とともに細胞表面に提示される。ヘルパーT 細胞が TCR（T 細胞抗原受容体）を介し，これらを認識すると活性化される（エフェクター T 細胞となる）。この活性化は B 細胞の BCR（B 細胞抗原受容体）を介しても生じる（B 細胞との相互作用）。その結果先に述べたように，IL-2 等のエフェクター分子の発現を誘導し，T，B 細胞ともに増殖させる。

リンパ球における**細胞性免疫**は，キラー T 細胞が感染細胞を破壊する免疫防御反応をいう。キラー T 細胞は，MHC クラス I 分子とともに提示される抗原ペプチド断片を膜表面の TCR で認識し，細胞内顆粒に貯蔵するパーフォリンやグランザイムの放出，標的細胞に小孔を開け，グランザイムを細胞内に放出し，DNA の断片化や，細胞膜に発現する FasL 等の標的細胞への結合により細胞死（アポトーシス）を誘導する。機能を発現した T 細胞はやがてアポトーシスを起こして死んでしまうが，しかし一部活性化 T 細胞はアポトーシスを起こさず，細胞増殖休止期に入り，**記憶 T 細胞**（memory T cell，メモリー T 細胞）として長期生存する。

なお，リンパ球による細胞性免疫と体液性免疫は図 6 に示すように区分される。両免疫機構は密接に関係しており，厳密に分けることはできないが，その機序をあえて区別した。

MEMO

〈T 細胞〉

T 細胞の名前の由来は，英語の Thymus（胸腺）の頭文字からきている。

骨髄から生まれた未熟リンパ球が胸腺に入り，そこで成熟リンパ球へと分化していくので，T 細胞と呼ばれている。T 細胞はリンパ球の 70％を占める。

〈キラー T 細胞〉

抗原提示細胞によって提示された抗原を認識して分化活性化した T 細胞で，同じ抗原を持つ病原体に感染した細胞をアポトーシスを利用して殺すことで感染防御を行う。

〈ヘルパー T 細胞〉

抗原で刺激された B 細胞に作用して，B 細胞の抗体産生細胞への分化を補助するとともに，体液性免疫を増強させる作用をもつ T 細胞。

MEMO

キラー T 細胞の一部はメモリー T 細胞となって，異物に対する細胞傷害活性を持ったまま宿主内に記憶され，次に同じ異物に暴露された場合に対応できるよう備える。

5）補体

補体系の機能は，以下のとおり。

① 標的となる微生物などの異物の生体膜に穴をあけ，浸透圧差による標的の破壊を誘導する。これは抗原に抗体が結合すると，結合した抗体の特異部分に補体第1成分C1複合体が結合することにより，いくつかの補体成分が活性化され，最終的にC9が標的細胞膜に孔を開ける。

② 補体活性化に伴って，その断片が肥満細胞の脱顆粒を誘導してヒスタミンを放出し，急性の炎症を開始させる。

③ 微生物表面に結合して，貪食を促進させる。

④ 抗原の表面に結合して，抗体産生を誘導するための補助シグナルを発生させる。

補体系は，宿主細胞と異物とのパターン認識により見分けることができるので，自然免疫の機能の一端を担っているともいえる。また抗体の結合が起点となって，補体系が活性されるので，補体系は獲得免疫によって開始された免疫応答のエフェクター因分子でもある。さらに抗体産生を助けることから，獲得免疫の開始にも貢献している。

> **Word** 〈補体〉
> 血清中にあるタンパク質。免疫や炎症などに関与して生物活性を示し，抗体の作用を補完する。

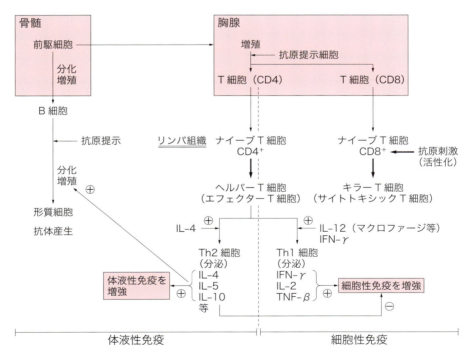

図6　リンパ球の増殖と分化のしくみ　細胞性免疫と体液性免疫
⊕：活性化促進，⊖：活性化抑制，CD4, CD8：T細胞補助受容体（細胞表面）

6）サイトカイン　cytokine

免疫反応だけでなく，炎症反応や生体恒常性，細胞増殖及び分化，脳神経や内分泌系において，細胞間の情報伝達物質として重要な役割を果たしている。サイトカインは分子量 10,000～100,000 前後のタンパク質あるいは糖タンパク質である。これには，

① **インターロイキン**（免疫反応の調節，30 種近くある）
② **ケモカイン**（白血球の遊走促進）
③ **インターフェロン**（IFN，抗ウイルス作用や免疫系の調節）
④ **造血因子**（血球細胞の増殖・分化の誘導；コロニー刺激因子（CSF），エリスロポエチン（EPO）等）
⑤ **細胞障害因子，腫瘍壊死因子α**（TNF-αやリンフォトキシン：細胞にアポトーシスを誘導）
⑥ **細胞増殖因子**（特定の細胞に対して増殖を促進する）**上皮成長因子**（EGF），繊維芽細胞成長因子（FGF），血小板由来成長因子（PDGF）等，その他
⑦ **神経成長因子**　等がある。

7）アレルギー

免疫作用は生体にとって最も有用な防衛手段であるが，ときには抗原抗体反応が生体に過敏性反応を生じ，これが細胞障害を引き起こすことがある。このような病的な免疫反応をアレルギーという。

アレルギーはその発症機構から，Ⅰ，Ⅱ，Ⅲ，Ⅳ型に分類されている。このうちⅠ型～Ⅲ型は主に**体液性免疫**によるもので，アレルゲン（アレルギー反応を引き起こす抗原をいう）と接触したのち，比較的早期にアレルギー反応を誘発されるので**即時型アレルギー**に，Ⅳ型は**細胞性免疫**がはたらき，アレルゲンとの接触後 24～48 時間くらいに反応が最も大きくなるので，**遅延型アレルギー**に分類される。

a．Ⅰ型

液性免疫が主役となるもので，抗原が抗原提示細胞に取り込まれると，MHC クラスⅡ分子と抗原がナイーブ細胞に認識・分化され，また他の免疫細胞からの IL-4 の作用を受けると Th2 への分化が進む。この分化は Th2 細胞自身からの IL-4 の分泌を促進し，さらに Th2 細胞の増殖を引き起こす。この分化した Th2 細胞からの IL-4 等は B 細胞あるいはその分化した形質細胞の産生抗体を IgE に変えてしまう。この抗原と結合した IgE が肥満細胞上の IgE 受容体に結合すると，肥満細胞内の顆粒が細胞外に放

整理

〈アレルギーの分類〉
① Ⅰ型（即時型，アナフィラキシー型）
② Ⅱ型（細胞傷害型，細胞溶解型）
③ Ⅲ型（免疫複合体型）
④ Ⅳ型（遅延型，細胞免疫型）

参考　Ⅰ型アレルギー

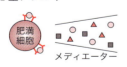

出される。この顆粒内にヒスタミン等が貯蔵されており，この物質に対する臓器の反応性が亢進することにより，全身性に血管，**神経系の迅速な過敏反応**が生じる。

アナフィラキシー anaphylaxy，花粉症，気管支喘息，じん麻疹などである。

b. Ⅱ型

細胞表面抗原や組織抗原に抗体（IgG や IgM）が結合することによるアレルギーで，障害は抗原を発現している細胞や組織に限定される。抗体が抗原と結合すると補体経路が活性化，補体複合体が標的細胞に挿入され，細胞溶解を起こす。さらに補体活性はマクロファージや好中球を活性化することによっても細胞障害を引き起こす。**細胞障害型**といわれるもので，マクロファージや補体の活性化を伴い，細胞が破壊される。

血液型不適合による溶血，多くの自己免疫性疾患などである。

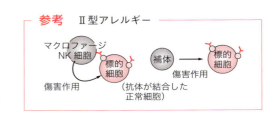

c. Ⅲ型

Ⅱ型と同様に抗体（IgG や IgM）が結合するが，結合する抗原が可溶性抗原の場合をいう。軽度の感染（マラリアやウイルス性肝炎等）や自己免疫疾患等により抗原が持続的に存在する場合，**免疫複合体**（抗原と抗体の結合物）が組織や臓器に沈着する場合がある。沈着した複合体は白血球や肥満細胞を結合，また補体を活性化し，さらに血小板や白血球（好酸球や好塩基球）からヒスタミン等を放出して，血管透過性の亢進，血管内皮の傷害などの炎症反応が細胞を免疫反応性に傷害する。

血清病，急性糸球体腎炎，関節リウマチなどが属する。

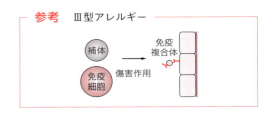

d. Ⅳ型

ヘルパーT細胞が産生するサイトカインによって活性化する食細胞によりおこる。したがって抗原侵入からサイトカイン産生，食細胞の活性化と多くの段階を経て起こるため，約 24〜48 時間遅れる**遅延型の反応**となる。

アトピー性や接触性皮膚炎，自己免疫性疾患，ツベルクリン反応，同種移植組織に対する拒絶反応など。

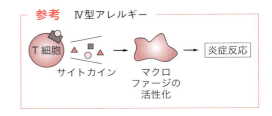

8）自己免疫疾患（autoimmune disease）

免疫応答は生体にとって非自己成分を排除するしくみであり，通常は自己抗原，すなわち自己の組織や細胞に対してははたらかないように制御されている。これを**免疫寛容**という。

分化初期の未熟な自己反応性リンパ球は，自己抗原に出

合うことによりアポトーシスを起こし，そのクローンは消滅する。免疫寛容が破綻すると，自己組織，細胞を標的とする免疫応答が起こる。これが自己免疫応答であり，この現象によって発症する疫病を自己免疫疾患という。自己免疫疾患は，全身の臓器や組織に病変がみられる全身性（臓器非特異的）自己免疫疾患と，特定の臓器のみに病変がみられる臓器特異的自己免疫疾患とに分けられる。前者では全身の細胞内に普遍的に存在する核や細胞質タンパク質などの抗原を標的とした免疫応答が生じる。例えば全身性エリテマトーデス，関節リューマチ，全身性強皮症，シェーングレン症候群などがある。後者では，特定臓器にのみ存在する特異的な抗原を標的とした免疫応答が生じる。

1型糖尿病，重症筋無力症，バセドウ病，慢性甲状腺炎（橋本病），多発性硬化症，特発性血小板減少性紫斑病などがある。

9）老化 aging と免疫

老化に伴って免疫系の機能が低下することは以前より言われている。一般に自然免疫系は，影響が比較的少ない。一方，老化による免疫系の影響（低下）が大きいのは，獲得免疫系のT細胞機能低下が著しく，これは胸腺の委縮や，骨髄の老化も関与するとみられる。一方B細胞も老化については，成熟B細胞への分化を誘導するIL-7や各種酵素活性の低下により十分な抗体産生の減少となるとみられているが，T細胞と比較すると軽度であることが多い。これらはいずれも過去に経験したことのない感染には弱いことを意味する。免疫系の老化の対策として，カロリー制限が胸腺の委縮の抑制に関与することや，適度な定期的運動は免疫機能の上昇に関与することが言われているが，その更なる研究が期待される。

（出典：磯部，伊藤，西尾　老化と免疫，日本老年医学会雑誌48巻3号（2011））

第6章 体液

体液 body fluid とは体内の液体成分の総称で，主成分は水である。多種類の電解質や有機物質が溶存しているので，酵素反応をはじめとするあらゆる化学反応および物理化学的現象が発現する場である。水の特異的な性質（6頁参照）からみて，体液は生体の内部環境の安定に役立っている。

■ 1 体液量とその区分

体液は標準体格の成人男性で体重の約60％を占めるが，女性はそれより約5％少ない。新生児では約75％に達するが，成長にともなって減少し，高齢者では男性で約50％，女性で約45％に減少する。

体液は**細胞内液** intracellular fluid と**細胞外液** extracellular fluid に区分される。内液は文字どおり細胞原形質の主要成分であり，細胞外液は血液の液体成分である**血漿** blood plasma やリンパ液 lymph のような**管内液**と**間質液** interstitial fluid （組織液 tissue fluid）などの**管外液**に分類できる。間質液は細胞の外環境を形成し，細胞膜を通して内液との間で物質交換が行われる。体液各区分の量比は**表1**に示すとおりで，全水分量のうち細胞内液が約60％，細胞外液が約40％を占める。**細胞外液**は主に血漿と間質液の他，骨や軟骨組織などに含まれる体液から成る。**細胞透過液**は微量であるが，細胞膜を透過して生じた消化管内腔液，**脳脊髄液**，腺分泌液，関節滑液などを含む。

体重に占める水分量の割合は，**体脂肪量**が増加すると減少する傾向があり，女性が男性より少ないのはそのためである。しかし脂肪を除いた体重，すなわち脂肪以外の固形成分と水分に基づく体重に対する全体液量の割合は，体脂肪量の多いヒトも少ないヒトも約73％と一定し，同様に

表1 体液量の比率

細胞内液	60％	
細胞外液 40％	間質液	30％
	血漿	7％
	その他	3％

MEMO

〈体液の種類〉
血液：血管内を流れる体液。
組織液：血漿の一部が毛細血管から組織中に濾過されたもの。
リンパ液：組織液の一部が血管に戻らずにリンパ管内に入ったもの。

細胞内液と細胞外液の割合も，それぞれ約44％，29％と一定である。

体水分量の測定にはいろいろな方法が考案されていて，ほとんどは希釈法である。その原理は，ある一定量の比較的無害で微量検出の容易な可溶性物質を体内に注入すると体液で希釈されるので，その濃度を測定，必要な補正を行ってから，注入量と濃度から体液量を推定することである。この目的で全体液量の測定には細胞内へ自由に入ることができるアンチピリンか，細胞が普通の水 H_2O と区別しない重水 D_2O （非放射性），また細胞外液量の測定には細胞膜を透過しないイヌリンなどが用いられる。細胞内液は直接測定できないので，全体液量と細胞外液量の差として求める。

> **MEMO**
> 〈体液の役割〉
> ① 必要な栄養素や酸素を運ぶ
> ② 不要な老廃物を運び出す
> ③ 体温を調節する
> ④ 恒常性（ホメオスタシス）を維持する

2 体液の組成

体液は細胞内外を問わず，等張である。その主な電解質の組成を図1に示す。

細胞外液の主な陽イオンは Na^+ で，主な陰イオンは Cl^-

> **Word** 〈等張〉
> 2種の溶液の浸透圧が等しいこと。特に血液や原形質液と等しい浸透圧を持つこと。

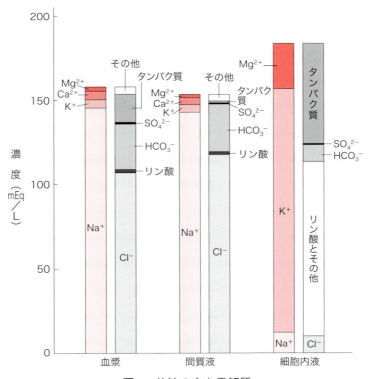

図1 体液の主な電解質

（Gamble JL.: Chemical Anatomy of Extracellular Fluid. 6th ed., 1960, Harvard Univ. Press, Cambridge より改変引用）

第6章 体 液

である。それぞれ体内に含有する総量の50％以上と約70％が細胞外液に含まれる。K^+，Ca^{2+}，Mg^{2+}はNa^+よりはるかに少ない。炭酸水素イオン（HCO_3^-）やタンパク質をかなり含むが，リン酸イオンとSO_4^-は少量しか含まない。リン酸イオン，ことにHCO_3^-とタンパク質は，後述のように体液酸塩基平衡の維持に重要である。

間質液と血漿のイオン組成は非常によく似ていて，最も多い陽イオンと陰イオンはNa^+とCl^-である。間質液のNa^+は血漿のNa^+に由来するが，浸透圧の決定因子であり，組織細胞の形態維持に重要である。さらに細胞内外の濃度勾配を利用して各種物質のNa^+依存性二次性能動輸送（25頁参照）に貢献し，細胞機能の保持に役立つ。Cl^-は間質液の**電気的中性**を保つため，Na^+に対応する陰イオンとしてはたらく。間質液のタンパク質濃度は血漿よりはるかに低いのが特徴である。間質液は血漿に由来するので，毛細血管壁を自由に浸透する低分子成分の濃度はあまり変わらないが，高分子のタンパク質は透過しにくいためである。

細胞内液のイオン組成は外液とは全く異なって，主な陽イオンはK^+でMg^{2+}の濃度も高い。

K^+は細胞内液の浸透圧維持に重要であるが，多数の酵素反応にとっても必須のイオンであり，特にタンパク質合成に必要である。Mg^{2+}は重要な酵素である**$Na^+/K^+ATPase$（Naポンプ）**や細胞内情報伝達に関与する**アデニル酸シクラーゼ**（31頁参照）をはじめ，各種の酵素反応を活性化する因子である。Na^+は細胞外液よりはるかに少ない。このような細胞内外のNa^+およびK^+の濃度勾配はNaポンプ（24頁参照）の作用によって生じる。細胞内遊離Ca^{2+}は通常10^{-7}M以下の低濃度であるが，必要に応じてCa^{2+}チャネルを通って細胞内に流入し，シナプスの興奮伝達や細胞内情報伝達に役立つ。また筋小胞から動員され，筋収縮などの機能を発現する。主な陰イオンはリン酸イオンとタンパク質で，いずれも緩衝物質であり，細胞膜の浸透性が低い。特にタンパク質は血漿の4倍から数倍の濃度で含まれ，細胞の構成成分，酵素，ホルモン，抗体などとして重要な役割を果たす。一方，Cl^-は少ないが，HCO_3^-と交換され，細胞内pHの維持に役立つ。

図1に示す細胞外液のその他の陰イオンは，主として各種の有機酸の根である。それぞれの体液では陽イオンと陰イオンの総量が等しく，電気的中性が保たれている。後述するように，ほとんどのタンパク質は等電点が体液のpH

MEMO

〈Na^+ポンプ〉

細胞の内側から外側へNa^+イオンを輸送するしくみ。ATPのエネルギー（動力）を使ってNa^+イオンを汲み出し，代わりにK^+イオンを取り込む。細胞内のNa^+イオン濃度を細胞外に比べて低くする役割をもつ。細胞膜に存在する$Na^+/K^+ATPase$（ATP分解酵素）が同機構に関与する。

よりも酸性側にあるため，陰イオンとして解離する。また
タンパク質と一部の非電解質は分子量が非常に大きいの
で，タンパク質濃度が最も低い間質液ですら，それらの重
量は溶存成分の総重量の約 90 ％に達するほどである。し
かしオスモル濃度に換算するとタンパク質は約 1 mosmol/
kgH_2O，またはそれ以下と非常に小さいから，浸透圧への
影響は小さい。

3 水素イオン濃度と緩衝作用

水溶液中で，微量の水分子が①式のように電離する。

$$2H_2O \rightleftharpoons H_3O^+ + OH^- \qquad ①$$

生じたヒドロニウムイオン（H_3O^+）を便宜上，単に H^+ で
表し，水素イオンという。中性溶液では温度 20℃付近で
その濃度（$[H^+]$）が 10^{-7} Eq/L であり，酸性溶液ではそ
れ以上，塩基性溶液ではそれ以下の値をもつ。水素イオン
濃度を下式のように常用対数の逆数である水素イオン濃度
指数 pH で示す。

$$pH = \log(1/[H^+]) \qquad ②$$

したがって中性溶液の pH は 7，酸性溶液では 7 以下，塩
基性溶液では 7 以上である。

希塩酸や希硫酸のような強酸は水溶液中で 90 ％以上の
分子が電離し，少量の塩基やアルカリ BOH を加えても電
離度は変わらない。これに対し，弱酸 HA は電離度が強
酸よりもはるかに低く，加えた強アルカリ BOH の量に応
じて③式のように電離が進む。

$$HA \rightleftharpoons H^+ + A^- \qquad ③$$

$$B^+ + OH^- + H^+ + A^- \rightleftharpoons BA + H_2O \qquad ④$$

その結果，④式のように加えたアルカリを中和する。強
酸を加えた場合も解離平衡が変化して中和する。このよう
に弱酸根 A^- を含む系は酸や塩基による H^+ 濃度の変化，
すなわち pH の変化を緩和する作用があり，緩衝作用 buffer
action という。体液には緩衝物質の弱酸根が多種類含まれ
る。緩衝性弱酸の濃度と溶液の pH の関係は次のヘンダー
ソン・ハッセルバルヒ Henderson-Hasselbalch の式で示さ
れる。

$$pH = pK' + \log([A^-]/[HA]) \qquad ⑤$$

pK'（解離指数）の価は緩衝物質の種類によって異なる
が，溶液の pH が pK' に等しいとき，緩衝価で表される緩
衝作用の強さが最大となる。なお緩衝価は溶液の pH を 1
だけ変化させるのに必要な強酸，または強アルカリの当量

✐ Word

〈ヘンダーソン・ハッセルバルヒの式〉

水素イオン濃度（pH）と酸性度（pKa）を
結びつける等式。緩衝液の pH を見積もった
り，酸塩基反応の化学平衡状態を調べるのに用
いられる。

114 ── 第6章 体液

数で表される。

4 体液の酸塩基平衡

体液では，炭酸水素系（CO_2 と HCO_3^-），リン酸系（$H_2PO_4^-$ と HPO_4^{2-}）およびタンパク質系が三大緩衝物質である。しかし緩衝価は緩衝物質の濃度に比例するので，血漿では炭酸水素系と血漿タンパク質系，細胞内液ではヘモグロビンをはじめタンパク質系が主な緩衝物質である。これらの緩衝作用によって，体液の pH はほぼ一定に維持され，例えば血漿の正常値は 7.4 である。

1）炭酸水素系

炭酸水素イオン（HCO_3^-）は

$$CO_2 + H_2O \rightleftharpoons H_2CO_3 \rightleftharpoons H^+ + HCO_3^-$$

のように細胞呼吸によって生じた CO_2 に由来する。この反応速度はかなり遅いが，溶液中に**炭酸脱水酵素** carbonic anhydrase（CA）が存在すると爆発的に H_2CO_3 が生成される。体液では第2段階の解離定数が大きく，H_2CO_3 が非常に低濃度であるから，実際の反応系は CO_2 と HCO_3^- からなるとみなしてよい。そこで⑤式は

$$pH = 6.1 + \log([HCO_3^-]/[CO_2])$$
$$= 6.1 + \log([HCO_3^-]/0.029 \times P_{CO_2}) \quad ⑥$$

となる。ここでは P_{CO_2} は CO_2 分圧を意味し，0.029 は CO_2 の溶解度（単位 mmol/mmHg・L）である。炭酸水素系の pK' は 6.1 であるから，血漿の pH 7.4 とかなりずれるので緩衝作用の強くない条件ではたらく不利がある。しかし，乳酸などの酸が加わるとこの系の解離が減少し，生じた CO_2 は肺から放出されるので，[HCO_3^-]が維持される限り緩衝作用は大きい。実際には他の緩衝系と腎機能によって，細胞外液の HCO_3^- は正常値 24 mEq/L を保つよう補償されている。

Na^+ をはじめとする血漿アルカリイオンの大部分は Cl^- などの強酸根に対応するが，通常アルカリイオンの方が過剰に含まれる。この過剰アルカリに対応するように[HCO_3^-]が調節されている。言い換えると HCO_3^- は，酸を中和する予備能力を示す過剰アルカリに匹敵する。この理由によって，炭酸水素イオンを**アルカリ予備（予備アルカリ）** alkali reserve という。

Word 〈mEq/L〉

水1Lあたりの当量の濃度（Ca^{2+} は2価のイオンなので，1 mmol/L の濃度が2 mEq/L に相当する）。

2) リン酸系

リン酸は3段階の解離平衡を示し，それぞれのpK'は下記のとおりである。

$$H_3PO_4 \rightleftharpoons H_2PO_4^- + H^+ \quad (pK_1' = 2.0)$$
$$H_2PO_4^- \rightleftharpoons HPO_4^{2-} + H^+ \quad (pK_2' = 6.8)$$
$$HPO_4^{2-} \rightleftharpoons PO_4^{3-} + H^+ \quad (pK_3' = 11.8)$$

これらの反応にヘンダーソン・ハッセルバルヒの式を用いると，血漿中では第1段階のpK'（2.0）は血漿のpH7.4からかけ離れているから，H_3PO_4の濃度が$H_2PO_4^-$に比べて極端に低い。同様に第3段階では，PO_4^{3-}の濃度がHPO_4^{2-}に比べ非常に低い。したがって血漿中では第2段階の反応だけが有効であると考えられる。細胞内液でも同様である。

リン酸系のpK$_2$'は6.8であるから，炭酸水素系のpK'6.1よりも血漿のpHに近いので，緩衝作用がはるかに強いと考えられる。しかし血漿をはじめ細胞外液では，濃度が約2mMと低いのでその効果は強くなく，実際は炭酸水素系の作用を補助する程度である。一方，細胞内液では100mM以上の高濃度であるから，緩衝作用は外液よりもはるかに強い。

3) タンパク質系

a. 血漿タンパク質

血漿は多種類のタンパク質を含み，その主な酸根はCOO$^-$，主な塩基根はNH$_3^+$で，その他イミダゾール基，フェノール性OH基，グアニジン基などの解離基をもつ。タンパク質はpHによって陽イオン（塩基根）にも陰イオン（酸根）にも解離する両性電解質ampholyteであり，酸根と塩基根の数はpHによって変化する。酸根と塩

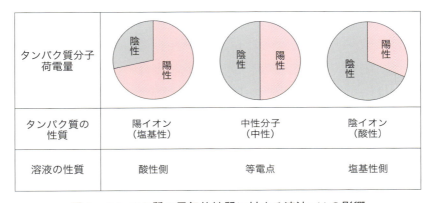

図2　タンパク質の電気的性質に対する溶液pHの影響

> **Word** 〈等電点〉
>
> アニオンになる官能基とカチオンになる官能基の両方を持つ化合物において，電離後の化合物全体の電荷平均が0となるpHのこと。

基根の荷電数がちょうど同じになって，電気的中性になるpHを**等電点** isoelectric point といい，タンパク質の種類によってちがう。またタンパク質によってpK'も違うので，血漿タンパク質は広いpHの範囲で緩衝作用を示す。アルブミン，グロブリン，フィブリノーゲンなど大部分の血漿タンパク質は等電点がpH7.4よりも酸性側にある。言い換えると血漿のpHはタンパク質の等電点より塩基性側にあるので，タンパク質は弱酸根として解離する（図2）。この性質のため血漿タンパク質は緩衝作用を示し，総合的な緩衝価は血漿炭酸水素系の約7分の1，赤血球ヘモグロビンの約6分の1程度である。

b. ヘモグロビン

赤血球の主要なタンパク質はヘモグロビンで，血漿タンパク質と同様に数種の解離基をもつが，その中で最も重要なものはタンパク質を構成するアミノ酸の一種，**ヒスチジンのイミダゾール基**である。血液が肺へ送られて，生理的なpHでヘモグロビンがO_2を結合するとき，イミダゾール基はH^+を遊離し，それ自身は塩基型になる。逆に組織へ送られてO_2を遊離して還元ヘモグロビンになるとき，H^+を結合して酸型になる（血液のボーア効果 132頁参照）。肺におけるH^+遊離はCO_2排出に伴う炭酸水素系のH^+減少を補って，血液のアルカリ化を防止し，また組織におけるH^+結合は組織で生成するCO_2や乳酸などによる血液の酸性化を緩和する。このようにして，ヘモグロビンの緩衝作用は血液全体の緩衝価の約3分の1を占めるほど強力である。

4）肺と腎による調節

肺と腎は体液の酸塩基平衡を調節する主要な臓器である。血液のCO_2分圧やH^+濃度の増加は，化学受容器を介して呼吸中枢を刺激し呼吸を促進するので，肺におけるガス交換が盛んになり，CO_2排出が増加してH^+の増加が防がれる。

腎では尿細管上皮細胞膜の**Na^+/H^+交換系**によって，Na^+の再吸収と引き換えにH^+が尿に排出される。そこでHCO_3^-と反応してCO_2に変化し，細胞膜を通過して上皮細胞内に入り，**炭酸脱水酵素**の作用を受け，最終的にHCO_3^-に解離して血液に吸収される。また$H_2PO_4^-$は炭酸水素系のはたらきを補助してHCO_3^-の損失を防ぎ，それ自身はHPO_4^{2-}に転換して尿中に排出される。

MEMO

尿細管腔側に存在するNa^+/H^+交換輸送体は，原尿中からNa^+を細胞内に取り込み，それと交換に原尿中にH^+を分泌する。細胞内に取り込まれたNa^+は基底膜側に存在するNa^+/K^+ATPaseや，Na^+/HCO_3^-共輸送系により，細胞外（血液中）に輸送される。

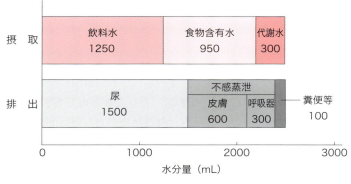

図3 一日の水分収支

5) 細胞内調節

　細胞内液では乳酸のような強酸をはじめ多種の有機酸が生成され，また細胞呼吸によってCO_2をたえず生成し，細胞内代謝が盛んな組織ほどpHの低下が生じやすい。この状態において，主にタンパク質とリン酸系および有機の弱酸根や炭酸水素系が緩衝作用を受持ち，pHの低下を防ぐ。さらに細胞膜のイオン輸送担体である**陽イオン交換系**（Na^+/H^+とK^+/H^+交換）を介してH^+を放出し，**陰イオン交換系**（Cl^-/HCO_3^-交換）を介してHCO_3^-を取り込んで，緩衝物質のはたらきを助ける。

5　水分の収支

　ヒトは毎日，2～3Lの水を摂取し排出するので，全体液量の6～8％が入れ替わるが，体液量は一定に保持される。残りの大部分の体液は保存されるので，水の入れ替わりによる溶質濃度の変動はほとんどない。快適な気象条件における1日の平均的な水分摂取量と排出量のバランスは図3のとおりである。

1) 水分の摂取

　飲水量に影響する口渇の程度は気候や食物の塩分濃度などに応じて変わるが，普通，飲料水は1日に1～2Lである。さらに食物が含有する水分として600～1,200 mLを摂取する。いずれもNa^+をはじめとする各種イオンや糖などの栄養物質と浸透圧的に釣り合って腸管から吸収される。さらに細胞内の物質代謝により，栄養素に含まれる水素を酸化して300 mLの代謝水を生成し，利用する。

　摂取量と排出量のバランスが崩れるとさまざまな症状があらわれます。
　水分が不足すると，脱水症や熱中症の原因になることはよく知られています。また過剰に摂取した場合，水中毒という症状が引き起こされ，内臓に負担がかかり，体がだるくなったり消化不良を起こしたりすることがあります。これは体内のナトリウム濃度が低下するためで，ひどい場合は死に至ることもあります。

Word　〈不感蒸泄〉

　無自覚のまま，皮膚や気道から蒸発する水分。呼吸の際，呼気に含まれる水分と，皮膚や粘膜から蒸発する水分をさす（発汗は含まない）。

Word　〈フィードバック機構〉

　システムを制御する上で，あらかじめ設定された目標値に対しそのずれを検出して目標値に近付けるように系を制御し，系の安定を図ること。

2）水分の排出

　尿として排出する水分は，通常，1日に1〜2L程度である。全尿量の半分以上は飲料水の量によって調節できる随意尿であるが，残りはそれとは無関係に生成する尿である。尿生成は，水分摂取量や発汗量などに応じて**抗利尿ホルモン**と Na^+ 再吸収を促す**アルドステロン**によって調節され，体液量を一定に保持するのに役立つ（199頁参照）。尿に次いで多いのは**不感蒸泄**である。感覚に上らないで呼吸器および皮膚から蒸散する水分であり，800〜1,000 mLに達する。不感蒸泄は温度・湿度の影響を受けやすいが，体液イオンの損失をともなわない。その他，糞便，分泌液などとして約100〜200 mLを失う。

3）体内水分量の調節

　体内水分量は水の量と浸透圧との2つの側面から調節されている。水分が不足すると血液は濃縮されて浸透圧が上昇する。**間脳の視床下部**には血液浸透圧変化を鋭敏に感受する神経細胞群があり，この浸透圧上昇はこの神経細胞群を興奮させる。この興奮は同じ視床下部にある飲水中枢を興奮させ，のどの渇き感覚（口渇感）を引き起こし，飲水行動に駆り立てるとともに，脳下垂体後葉から**ADH**（バソプレシン，**抗利尿ホルモン**）を分泌させる。血中に分泌されたADHは腎臓に至り，集合管から水の再吸収を促進して体液浸透圧を低下させるようにフィードバック機構をはたらかせる。

　体内水分量の低下は循環血液量の低下を起こし，腎臓における血圧が低下すると，傍糸球体装置からのレニン分泌がおこり，アンギオテンシンを介して副腎皮質からのアルドステロンを分泌させる。この機序も前項で述べたように体液量の増加に関与する。反対に循環血液量が増加すると，心臓から**心房性ナトリウム利尿ペプチド（ANP）**等が分泌され腎臓にはたらき，水排泄を増加させるとともに，視床下部にはたらいてADHの分泌を抑制する。

6　体液の異常

　体液の量と酸塩基平衡の異常に分け，主な例をいくつかあげる。

1）体液量の異常

　体液量の異常とは，体液全体またはそれを構成する各区

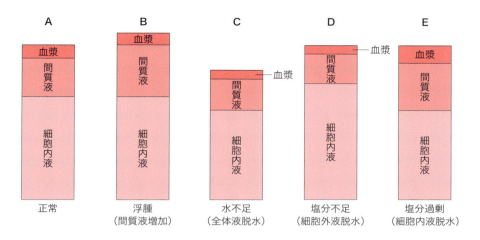

図4 体液水分量の異常

分の水分量の異常な増減を指す。体液の塩分やコロイド濃度の変化以外に血液・リンパ液の循環障害も体液量の異常を引き起こす原因となる。

a. 浮　腫

浮腫 edema は顔面や下肢，足などが腫れ，その部の皮膚を押さえると凹んだままで元に戻らない現象である。同じことは肺などの臓器でも起こり，間質液の過度な増量によるものである（図4B）。毛細血管の強い拡張などによる透過性の増大，循環障害に基づく静脈血圧の増加とうっ血，リンパ管の通過障害による間質液の貯留，重力の影響による下半身の循環不全などの物理的原因以外に，血漿タンパク質の減少による膠質浸透圧の低下も原因となる。

b. 脱　水

過度な体水分の喪失を**脱水** dehydration という。水分が不足すると，まず細胞外液の水が減少して高張になるので，細胞内液から外液への移動が起こり，内液も減少する。したがって全体液量が減少してその組成が変化し，浸透圧が上がる（図4C）。血液の粘性も上昇し，心臓の負担が大きくなる。飲料水の不足および過激な運動や重労働による過度の発汗，激しい下痢・嘔吐による水分喪失などが原因で生じる。

塩分が不足した場合は，まず血液・間質液などの細胞外液が低張になり，尿量が増す。同時に外液の一部は浸透圧の差に従って細胞内へ移行するので，細胞外液は減少するが，内液はかえって増加する（図4D）。

逆に高張食塩溶液の注射などによって塩分の摂取が過剰になると細胞外液が高張になり，注射した水分量に加えて

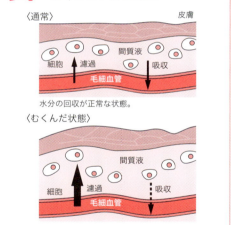

参考 むくみのメカニズム

毛細血管内の血液水分を間質腔の方向に動かす力，すなわち濾過の機動力は毛細血管圧と間質（組織）液の膠質浸透圧，反対に間質腔から毛細血管の方向に動かす力，すなわち吸収の駆動力は，間質（組織）圧と血漿膠質浸透圧である。濾過力＞吸収力ならば濾過，濾過力＜吸収力ならば吸収が起こる。むくみが起こるのは毛細血管圧の上昇が濾過力を上昇させ，吸収力を低下させるのが原因の一つである。

120 — 第6章 体液

細胞内液から外液へ水が移動するので外液の容量が増す。その結果，浸透圧は回復するが，内液の水分量が減少する（図4E）。このように塩分の過不足は体液の各区分に対して，違った効果をもたらす。

2）酸塩基平衡の異常

体液酸塩基平衡は体液緩衝系の作用だけでなく，肺・腎の代償的な機能によって維持されるから，呼吸ガス代謝や尿の生成・排泄の異常，および内分泌障害は酸塩基平衡の異常を引き起こす。

▶アシドーシスとアルカローシス

血液の酸性化とアルカリ化を引き起こす原因となる酸塩基平衡の異常をそれぞれ**アシドーシス** acidosis，**アルカローシス** alkalosis という。正常な動脈血の［H^+］は40 nEq/L すなわち pH7.4 付近で維持される。動脈血のpH が生理的に約 0.05 の幅をもって変動することを考慮しても，pH7.3 以下に低下する場合は明らかにアシドーシス，7.5 以上に増加する場合はアルカローシスが起こっているといえる。

アシドーシスには，肺の換気不全に基づく動脈血 CO_2 の蓄積による**呼吸性アシドーシス** respiratory acidosis と各種酸性物質の蓄積または予備アルカリの減少による**代謝性アシドーシス** metabolic acidosis がある。

前者の場合，まず炭酸水素系に変化が起こる。Pco_2 が増加すると［HCO_3^-］も増加するが，Pco_2 増加の方が顕著であるから，⑥式からわかるように pH は両者の比に基づいて正常値よりも低下する。この変化に対して二次性の代償性変化が起こる場合には HPO_4^{2-} が酸にはたらき，生じた $H_2PO_4^-$ を腎から放出して，血液 pH は部分的に回復する。

呼吸性アルカローシスは逆の現象である。高地での過換気，深呼吸の繰り返しなどによって発生し，血液 Pco_2 の顕著な減少が起こる。［HCO_3^-］もやや減少するが，pH は増加する。この場合も腎機能によって塩基を放出して二次的に代償されることがあり，血液 pH がやや回復する。

代謝性アシドーシスでは，糖尿病（ケト酸の蓄積）や過激な長時間運動（O_2 不足と乳酸蓄積）のように血液 Pco_2 は変化しないで酸（炭酸以外）が増加するか，［HCO_3^-］が減少して pH が低下する。代償性変化としては酸が増加する場合は HCO_3^- によって中和される結果，Pco_2 が増加し，肺の換気を促進（呼吸性代償）して pH が戻る。この

とき［HCO_3^-］の減少に対してはリン酸系などが補償して回復させる。逆に**代謝性アルカローシス**は酸の喪失，例えば頻回の嘔吐による胃酸の多量吐出や炭酸ナトリウムの注射などが原因で発生する。P_{CO_2}は変化しないで［HCO_3^-］が増加し，pHは増加する。血漿［HCO_3^-］の増加が著しいときは腎は代償的に過剰なHCO_3^-を排出する。

第7章 呼　吸

第7章
呼　吸

　生体は生命を維持するために常に外気から O_2 を取り込んで全身の細胞組織に供給して，物質代謝によって生じるエネルギーを利用し，同時に代謝の過程で生じた CO_2 を体外に排出している。このはたらきを呼吸 respiration といい，外気を肺内に取り込み，肺胞気と血液との間で行われるガス交換を外呼吸または肺呼吸，血液と細胞組織との間で行われるガス交換を内呼吸または組織呼吸とよんでいる。

1　呼吸器

　外呼吸に関与する器官を**呼吸器**といい，**気道，肺胞，胸郭**からなる。

　気道は，鼻腔，咽頭，喉頭，気管，気管支，細気管支，終末細気管支，呼吸細気管支，肺胞管，肺胞囊と分枝して肺胞に達する（図1）。実際にガス交換の行われる部位は肺胞 alveolus であり，吸入された空気が肺胞に到るまでの各部位は，空気を導入する過程であるから，ガス交換の行われない**死腔**となり，容積は約 150 mL である。気道は，吸気を温め湿度を与え，細塵の侵入を防止したりするはたらきをもっている。なお，呼吸細気管支より肺胞に達するまでの間には，ガス交換を行う機能のある部位も存在するため，**移行層**とよんでいる。気管や太い気管支には軟骨があるが，**気管支平滑筋**の収縮で細くなる。気道には輪状筋と縦走筋があり，輪状筋の収縮で気道が細くなり，縦走筋の収縮によって長さが短縮する。内面は粘液腺と漿液腺を含んだ繊毛上皮で裏打ちされている。細気管支の上皮には繊毛と腺は存在せず，多くの平滑筋で占められている。気管支と細気管支は自律神経の支配を受け，アセチルコリン作動性の迷走神経の興奮によって収縮し，交感神経刺激や血液からのアドレナリンなどによって弛緩する。

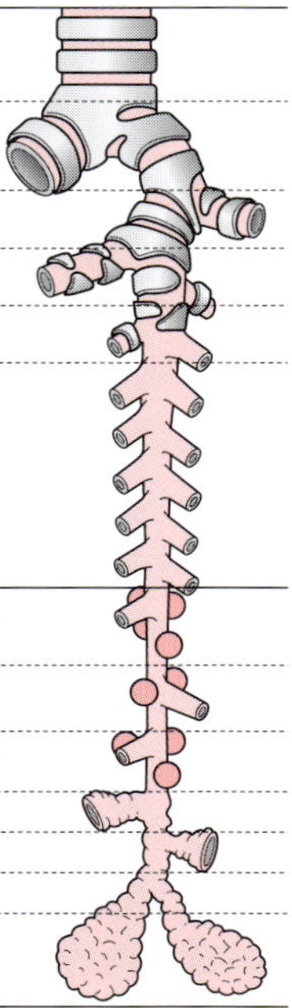

気　道		気道分岐次数
気管		0
気管支	主気管支	1
	葉気管支	2
	区域気管支	3
	亜区域気管支	4
細気管支	小気管支	5
	細気管支	～
	終末細気管支	16
	呼吸細気管支	17
		18
		19
	肺胞管	20
		21
		22
	肺胞囊	23

（左欄：気道部分／気道およびガス交換部分）

図1　気管支の分岐

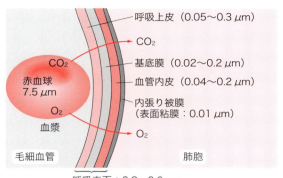

図2 呼吸表面

　呼吸器の主体となる肺 lung は，終末気管支から肺胞までを含む左右一対の臓器である。肺は胸膜に包まれて胸郭内にあり，右胸腔には3つの肺葉，左胸腔には2つの肺葉と心臓が存在する。肺胞は，直径約 0.1～0.3 mm 程度の球形に近い多角形の袋状のものであり，呼吸上皮からなる。ヒトには，約3億個の肺胞が存在し，これを球形と仮定すれば，4L 程度の容積であるにもかかわらず，全表面積は 85 m^2 にも達する。もし，この容積のものが単一球であれば，その表面積は 1/100 m^2 程度であり，肺胞がいかに大きな拡散面積を持つかを示している。ひとつの肺胞を取り囲む毛細血管数は約 2,000 個，**肺毛細血管**の全容積は 100～200 mL と推定されている。肺胞でのガス交換は肺胞毛細血管との間で行われ，この両者の間隙は，肺胞上皮細胞，肺胞上皮細胞基底膜，結合組織，毛細血管基底膜，毛細血管内皮細胞からなり，厚さは 1 μm 以下である（図2）。隣接する肺胞間および肺胞と細気管支間には，Kohn の孔・Lambert の気管支といわれる肺胞連絡路が存在し，バイパスとしてはたらくので，局所の終末細気管支が閉塞した場合にも換気が可能である。

　胸郭は，後面の脊柱，前面の胸骨，側面の肋骨の骨組みとそれに付着する筋群から構成され，底面の横隔膜によって腹腔と境界をなしている。

2　呼吸運動

　呼吸運動は，吸息 inspiration と呼息 expiration に分けられる。吸息により胸郭の内腔が拡張して肺の膨張がおこり，肺容量の増大に伴って空気は気道を通して肺内に取り込まれる。吸息に続く呼息によって胸郭の内腔が減少し，

MEMO

〈吸息と呼息〉

　胸郭と横隔膜の運動によって換気が行われ，ガスが肺に流出入する。吸息は胸郭容積の増加に起因し，横隔膜の収縮による下方移動によって胸郭腔が上下方向に拡大し，同時に肋間筋の収縮による胸郭挙上によって胸郭腔が側方に拡大する。呼息は胸郭腔が元に復することに起因し，横隔膜の弛緩による上方移動と同時に肋間筋も弛緩して胸郭が下方移動する。

肺内の空気が流出する。呼吸運動は，肺自身が行う自動運動ではなく，胸郭の筋群と横隔膜の作用によって他動的に行われている。この呼吸運動は，胸郭の前後径および左右径を拡大・縮小させることによる**胸式呼吸**と横隔膜の筋収縮による上下方向への**腹式呼吸**の2つの方式が組み合わされたものである。

　胸郭を形成する肋骨には，肋間筋が**外肋間筋**と**内肋間筋**とに分かれて付着している。外肋間筋は機能的には吸気筋であり，後部の筋は内側上方から下方に，中位部の筋は後上方から前下方に，前部の筋は外側上方から内側下方に走行して，下位の肋骨に付着している。したがって，この外肋間筋の収縮により肋骨は挙上し，吸気を行う。内肋間筋は機能的には呼気筋であり，外肋間筋の内側に位置し，外肋間筋と相対する走行にあって，上位肋骨の上縁から次の下位肋骨の上縁および内側に付着し，肋骨を引き下げて呼気を行う。

　吸息運動は，胸郭の挙上と横隔膜の沈下の2つの連動による。横隔膜は吸気の最も重要な筋であり，下部肋骨間に挿入され，上に凸型を呈する薄いドーム状の筋膜からなり，横隔神経の支配下にある。横隔膜の収縮によって，腹腔内容物は下前方方向に圧排されて，胸郭の垂直方向の大きさが増大する。横隔膜の面積は約 $250 \sim 300 \ cm^2$ 程度で，呼吸による上下動は，安静時では約 1 cm，深吸息時では約 $5 \sim 7$ cm 程度である。安静時において，仮に横隔膜が 1 cm 沈下すれば，胸郭の容積は約 $250 \sim 300 \ cm^2$ 増加すると算定され，1回換気量の 50% 程度に相当する。呼息運動は，安静時では胸郭の自重による沈下，肺胞の弾性などによって自然に起こり，平衡位置に復する傾向がある。また，内肋間筋の収縮や腹直筋，腹斜筋，腹横筋の収縮による横隔膜の挙上で空気の排出が行われる（図3）。

　呼吸運動に伴う空気の流入および流出速度は，1秒当たりの気流量として，

　　気流量＝肺内圧 / 気道抵抗

で表される。この**気道抵抗**は，呼吸によって気道を流れる気流の摩擦抵抗であり，肺胞内での圧力と気道の出入り口である口腔内での圧力および気流速度から，

　　気道抵抗＝（肺胞内圧－口腔内圧）/ 気流速度

で表される。呼吸量を $\dot{V}$ とすれば，気流速度 V は，

　　$\dot{V} = dV/dt$

であり，したがって肺内圧 P は，

　　$P = K_1 \dot{V}$　（K_1：弾性抵抗）

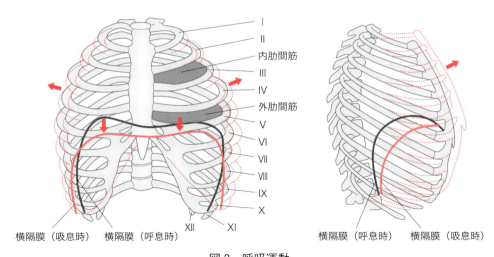

図3　呼吸運動
(中野昭一，図解生理学，医学書院，1984 より改変引用)

となる。ただし気道内には乱流を生じるため，実際の肺内圧 P は，

$$P = K_1 \dot{V} + K_2 \dot{V}\quad (K_2：粘性抵抗)$$

である。

呼吸筋（呼吸運動に関与する筋の総称）の成す仕事は，これに胸郭の拡大が付加される。肺の**弾性率**（エラスタンス，128 頁参照）を加味した全体の圧 P は，

$$P = (1/C) \cdot V + K_1 V + K_2 V$$

$$(1/C：エラスタンス)$$

となり，この式をもとにして求めた安静時の呼吸筋の仕事量は，1 回の呼吸で 3,100 gcm と見積られる。

3　肺容量

ヒトの安静時の呼吸数は，1 分間に 14～20 回程度である。1 回の呼吸によって肺に出入りする空気の量は，約 400～500 mL であり，これを**1 回換気量**（tidal volume：TV）という。この 1 回換気量の吸息に，さらに最大努力によって追加吸入できる吸気量を**予備吸気量**（IRV）という。受動的な呼息の後に，さらに最大努力によって呼出できる呼気量を**予備呼気量**（ERV）という。この最大呼息後も肺内に残る空気量を**残気量**（RV）という。**肺活量**（vital capacity：VC）は最大吸息後に呼出できる最大呼気量であり，残気量と肺活量の比を**残気率**という。肺の弾性が失われれば残気率が増加する。また，予備呼気量と残気量の和を**機能的残気量**（FRC）といい，受動的な呼息後

> **MEMO**
>
> 〈肺活量〉
>
> 肺活量は，年齢，性別，体格などの影響を受けるため，その評価には予測肺活量との比率を利用する場合が多い。予測肺活量とは，年齢，性別，身長から予測される健常者の平均値であり，Baldwin の予測式が広く用いられている。なお，判定要領については，後述の「換気障害」の項を参照のこと。
>
> 男性＝（27.63−0.112×年齢）×身長（cm）
> 女性＝（21.78−0.101×年齢）×身長（cm）

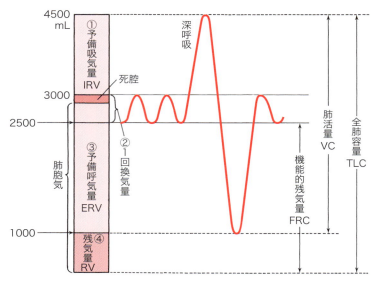

図4　換気量

全換気量①+②+③+④
機能的残気量③+④
肺活量①+②+③

に肺内に残る空気量である。肺活量と残気量の和を**全肺容量**（TLC）という（図4）。

肺活量のほか，最大吸気の後，最大努力によるすばやい最大呼息を行ったときに呼出される最大呼気量である**努力性肺活量**（FVC）や，1分間に最大努力によって呼吸できる空気の最大量である**最大換気量**（MVV）も肺機能の指標として用いられる。なお，肺活量は体表面積と非常に高い相関関係にあり，男子では約 2,500 mL/m^2，女子では約 1,800 mL/m^2 程度である。

4　換　気

肺容量は静的な安静の状態を前提としているが，実際の生活場面では身体活動を伴う動的状態にあり，呼吸による換気能力が重要な要素となる。毎分換気量は，

　　1回換気量×1分間の呼吸数

で表され，成人男子では約 6,000〜8,000 mL/分程度である。しかし，既述のように気道には死腔が存在するため，実際には，

　　（1回換気量－死腔）×1分間の呼吸数

が肺胞内に入る空気量であり，これを**肺胞換気量**という。

また，換気率は，

参考　死腔と肺胞換気量

ガス交換に関与しない空気（死腔量）＝150 mL
1回換気量＝450〜500 mL
死腔量は，ガス交換に関与しないまま出てしまう
ガス交換を行う空気（肺胞換気量）＝300〜450 mL

（解剖生理をおもしろく学ぶ，増田敦子，サイオ出版，2015 より改変引用）

$$[(1回換気量-死腔)/機能的残気量]\times100$$

で表される。換気率は，安静時で約8～15％，深呼吸時で約75～80％程度であり，当然，深呼吸の方がはるかに効率がよい。

最大換気量は，呼吸の速さと深さから肺の換気能力を表す指標であり，1分間値として表されるが，測定は15～30秒で行われる。最大換気量は成人男子では約90～150 L/分，女子では75～120 L/分程度である。最大換気量も肺活量と同様に体表面積との相関性が高く，体表面積で換算すると約70 L/m^2 程度である。最大換気量は加齢によって減少するが，肺の弾性収縮力や気道の弾性度の低下，および気道の狭窄などが要因と考えられ，肺機能をよく反映する。

また，ある一定量の O_2 を摂取するために必要な毎分呼吸量を求めれば，呼吸の力学的能率を推定できる。これは，

毎分呼吸量 /O_2 消費量

で算出され，**呼吸当量**という。正常値は約28/分であり，1 mL の酸素を摂取するためには，28 mL の空気が必要ということになる。

5　呼吸力学

気体が気道中を動く力を与えるのは圧力の差である。圧の単位は，cmH_2O または mmHg で表され，1 mmHg は 1.36 cmH_2O に相当する。胸膜腔内圧は常に大気圧より低く，**Donders の陰圧**とよばれているが，吸息時に呼吸筋活動によって，$-5 cmH_2O$ から $-8 cmH_2O$ へとさらに陰圧となることに伴い，肺胞内圧も陰圧となるので，外気を吸入する。

胸膜腔内圧は肺容積とつり合った関係にあり，肺および胸郭の弾性に基づいて発生する力とバランスをとる圧力であるが，実際にはこれに気道抵抗や肺の粘性に基づく圧変化も荷担されている。肺が一定の形態を保持するためには，この胸膜腔内と肺胞内の圧力の差である肺胞間圧が関与し，当然この圧差が変化すれば，肺容積も変動することになる。また肺には，肺胞表面を覆う液体の表面張力によって，肺胞を収縮させるような力が常に加わっているため，不安定な状態にある。この表面張力は，肺胞中の空気と肺胞内面の液体との界面で生じ，肺胞を球形と仮定すれば，表面張力は肺胞を押しつぶす方向の内圧を発生する。いま肺胞のモデルとして球形を想定すると，ラプラスの法

MEMO

〈胸腔内圧〉

伸縮性のある肺は，自ら収縮や弛緩をする機能をもたず，胸膜によって包まれており，胸腔内圧が陰圧となっているためにその形状を維持している。また，胸腔内の陰圧は肺での血管抵抗を低減させて円滑な肺循環にも貢献している。

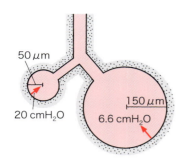

図5 大きさの相違による肺胞内圧
(真島英信, 生理学, 文光堂, 1987より改変引用)

MEMO

〈肺サーファクタント〉

　肺サーファクタントとは，肺表面活性物質のことであり，Ⅱ型肺胞上皮細胞から分泌されるサーファクタントは，肺胞内面において密度に応じて表面張力を調節している。呼気時に肺胞容積が小さくなれば，サーファクタント密度が増加して表面張力低下の誘因となり，肺の虚脱を防止している。併せて，サーファクタントの表面張力低下作用は，肺胞が小さいほど大きくなるため，大きな肺胞の拡大を抑止し，肺全体のコンプライアンスを上昇させている。

則から内圧Sは，

$$S = 2T/r \quad (T：表面張力, r：球の半径)$$

となる。したがってこの式から明らかなように，表面張力が一定であれば，半径の小さい小型肺胞は半径の大きい大型肺胞よりも内圧が大きくなり，常に大型肺胞に向かって空気を排出しようとする傾向をもつことになる（図5）。しかし，表面張力は液体に含まれる**表面活性物質（サーファクタント）**で減少する。肺胞細胞のうちⅡ型肺胞上皮細胞はタンパク質と脂質との混合物で，主成分としてジパルミトイルホスファチジルコリン（DPPC）を含むサーファクタントを分泌し，肺胞容積の安定性に寄与している。このようにサーファクタントは，

① 容積の小さな肺胞の圧を減じる

② 大きな肺胞のさらなる膨張を防止する

③ 肺全体の**伸張率（コンプライアンス）**を増大する

などのはたらきをもっている。

　肺容積は既述のように圧差の影響を受けており，これには肺の弾性および伸張の度合いが大きく関与する。いま，圧力PがΔPだけ増加した時の肺容積の変化がΔVであると仮定すれば，肺のコンプライアンスCは，

$$C = \Delta V / \Delta P$$

で表され，このときのエラスタンスはコンプライアンスの逆数となる。つまり，コンプライアンスの値が大きいほど肺が膨張しやすい性質をもっていることになる。

　一時的に呼吸を停止し，呼吸筋を弛緩して肺内圧と肺容積を測定すると図6の呼吸弛緩曲線が得られる。この曲線

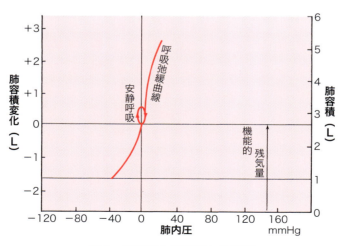

図6 肺内圧と肺容積との関係

で表される圧 – 容量曲線の勾配，すなわち単位圧あたりの容量変化がコンプライアンスである。安静呼吸を行いながら胸腔内圧を測りその差を計算した，より現実的な動的肺コンプライアンスにおいても，健康人では静的肺コンプライアンスとの大差は認められない。

呼吸系全体のコンプライアンスは，肺のコンプライアンスと胸郭のコンプライアンスから決定される。肺と胸郭は密着して同方向に動くが，両者の弾性の方向は必ずしも同一ではなく，肺は縮小方向へ，胸郭は拡大方向へと互いに引き合っている。このため，既述のように胸膜腔陰圧が生じることになる。

■ 6　肺におけるガス交換

大気の組成を容積％で表すと，O_2 が 20.94％，CO_2 が 0.03％であり，残りの大部分は N_2 である。安静時の呼気の組成は，O_2 が約 16.44％，CO_2 が約 3.84％であることから，体内への O_2 の取り込みは 4.50％，CO_2 の呼出は 3.81％である。毎分換気量は，約 6,000～8,000 mL/ 分であるから，例えば平均的にこれを 7,000 mL とすれば，ガス交換量として，1 分間に O_2 は 310 mL 吸収され，CO_2 は 260 mL 排出されることになる。O_2 吸収量が CO_2 排出量よりも多い分は，代謝機構によって補償されている。また，**呼吸交換比（呼吸商：RQ）**は，

$$RQ＝CO_2 排出量 /O_2 吸収量$$

の式で求められ，この例の場合には，260/310 すなわち 0.84 となる。安静時の RQ は，エネルギー代謝の指標になるとともに，組織内における酸化物質の相違を反映するので，RQ の値から体内で主に酸化される物質を推測する方法として利用される。

このようなガス交換は，吸入した空気が気道を経て肺胞に達し，肺胞を取り囲む毛細血管壁を通して O_2 が血液中に取り込まれ，血液中の CO_2 が肺胞内に放出されることによる。このとき肺におけるガス交換はそれぞれのガス分圧の差によって行われる。肺胞気の O_2 は約 14.7％，CO_2 は約 5.6％程度であることから，**酸素分圧** Po_2 は，

$$Po_2＝(760－47) \times (14.7/100) ≒ 100 (mmHg)$$

であり，**二酸化炭素分圧** Pco_2 は，

$$Pco_2＝(760－47) \times (5.6/100) ≒ 40 (mmHg)$$

となる。この式において大気圧から 47 mmHg を差し引くのは，肺胞が通常は水蒸気で飽和されており，37℃におけ

MEMO

〈伸張率〉

肺の伸張率（コンプライアンス）は，肺の弾性を示す指標である。肺コンプライアンスが高ければ弾性に富んで伸展しやすい肺であり，低ければ硬い肺であることを意味する。コンプライアンスが低下していれば，吸気筋のはたらきによっても充分に肺を膨張させることが困難となる。ただし，コンプライアンスが過度に上昇して膨張した場合には，収縮力を欠いて速い呼息に支障をきたすこととなる。

〈肺コンプライアンスに関連する疾患〉

コンプライアンスの上昇に起因し閉塞性換気機能障害をきたす疾患として，肺気腫や肺嚢胞症などがある。また，加齢により末梢気道や肺胞の弾性組織が変化して気腔が拡大するとコンプライアンスが上昇し，肺気腫に類似した状態となる場合もある。コンプライアンスの低下に起因し拘束性換気機能障害をきたす疾患として，間質性肺炎，肺線維症，肺水腫，肺炎，無気肺などがある。

〈ガス交換〉

肺胞から静脈の毛細血管へは，100－40＝60（mmHg）の圧勾配によって O_2 が移動し，46－40＝（6 mmHg）の圧勾配によって CO_2 が肺胞へ移動する。酸素を取り込んだ肺静脈血は左心房に戻って体循環系に移行し，肺胞に取り込まれた CO_2 は，呼吸運動によって体外へ排出される。

Word　〈ドルトンの法則〉

混合気体の圧力を全圧とよび，混合気体を構成している各気体が他の成分を除外して単独で全体積を占めると仮定した場合の圧力を分圧という。ドルトンの法則は，分圧の法則ともよばれ，全圧は，分圧の和に等しいという法則である。

Word 〈Fick の法則〉

　液体や気体において，互いの濃度や圧に差異があって勾配がある場合，物質は高い方から低い方へ移動して均一となる反応を拡散という。Fick の法則は，物質の拡散に関する基本法則であり，気体，液体，固体のいずれの拡散にも適用できる。勾配が時間に無関係な場合の拡散を記述した第一法則と勾配が時間変化する場合の拡散を記述した第二法則とがある。

る飽和水蒸気圧を考慮するためである。同様の算定によって，静脈血中の O_2 分圧は 40 mmHg，CO_2 分圧は 46 mmHg である。

　組織における物質の拡散は Fick の法則に従い，面状組織でのガスの移行速度は組織面積とその両側でのガスの分圧差に比例し，組織の厚さ，すなわち拡散距離に反比例する。つまり

　拡散速度＝（拡散係数×拡散面積×分圧差）/ 拡散距離

となる。肺における血液 - ガス界面の面積は，既述のように 50～100 m^2 にも達し，しかも厚さが 0.5 μm 以下であることから拡散には理想的である。さらにガスの移行効率は，組織とガスの性質によって規定される拡散係数に比例する。拡散係数はガスの溶解度に比例し，ガス分子量の平方根に反比例する。CO_2 は O_2 と分子量に大差がないが溶解度が高いため，約 20 倍速く拡散する。O_2 が肺胞から静脈血中に拡散するのは 60 mmHg の分圧差により，CO_2 が静脈血中から呼出されるのは 6 mmHg の分圧差による。圧差 1 mmHg のときの 1 分間あたりの拡散量が拡散係数であり，O_2 の拡散係数は約 15～35 mL/ 分であることから，10 mmHg 以上の圧があれば安静状態での O_2 の吸収は十分に可能である。他方，CO_2 の拡散係数は O_2 の 25 倍であるから，圧差が 0.3 mmHg 以上あれば，安静状態で CO_2 は十分に呼出することができる。

　また，肺を流れる血液がその毛細血管の 1/3 を通過する時点ですでに血中の酸素分圧は，肺胞気の酸素分圧とほぼ等しくなる。したがって，肺胞気と終末毛細管血の酸素分圧の差は非常に小さい。激しい運動によって肺血流量が増加し，赤血球が毛細管を通過する速度が平常時に比べて 3 倍に達しても，終末毛細管血の酸素分圧の低下は測定不能なほどわずかであり，肺の拡散予備能力は大きい。

　肺胞で取り込まれた O_2 は，肺胞，毛細血管内皮を通過し，さらに赤血球の膜を通ってヘモグロビンに結合する。組織におけるガス交換も，肺胞と同様の機序で行われる。O_2 は 動 脈 血 中 で は 72～100 mmHg，組 織 で は 0～20 mmHg の分圧があり，50～100 mmHg の分圧差で血液から組織に移行する。また，CO_2 は組織中では 40～70 mmHg，動脈血中では約 40 mmHg であるから，0～30 mmHg の圧差で組織から血液へ拡散する。

7 血液によるガスの運搬

1）O_2の運搬

　動脈血の酸素含有量は，容量％で表すと約 19 vol％，静脈血では約 13～15 vol％である。O_2 は血中で**溶解 O_2** と**ヘモグロビン結合 O_2** の2つの形で運搬される。しかし，**ヘンリーの法則**により，O_2 の溶解量はその分圧に比例するため，溶解 O_2 は容量％で約 0.3 vol％程度にすぎず，大部分はヘモグロビン結合 O_2 として輸送される。

　ヘモグロビンは赤血球中に 34～36％ 含有され，その 94％ はグロビン，6％ はヘムから成る特有なタンパクである。化学構造をみると，ヘモグロビンの4個のポリペプチド鎖にそれぞれ1個ずつヘムの部分が結合している。ヘム1個は1原子の鉄を含むので，ヘモグロビン1分子は4個の鉄原子を保有し，各鉄原子が可逆的に O_2 1分子と結合できる。したがってヘモグロビン1分子は，O_2 4分子と，

$$Hb + O_2 \rightleftarrows HbO_2$$
$$HbO_2 + O_2 \rightleftarrows HbO_4$$
$$HbO_4 + O_2 \rightleftarrows HbO_6$$
$$HbO_6 + O_2 \rightleftarrows HbO_8$$

のように反応し，0.01秒以内にこの反応は迅速に完結する。

　ヘモグロビンの**酸素飽和度**と P_{O_2} との関係は**酸素解離曲線**で表される。解離曲線がS字状になるのは上の式からも明らかなように，Hb分子内の4個のヘムに対して4分子の O_2 が結合していく過程で，第1段階よりも第4段階の方が結合親和性が高いためである。ミオグロビンのように1分子の O_2 を結合する場合には直角双曲線となる（図7）。

　Hb の分子量は約 6.8 万であり，1モルの O_2 は，

$$68,000 \times 1/4 = 17,000 \text{（g）}$$

の Hb と結合している。1モルの O_2 は標準状態で 22,400 mL であるから 1 g の Hb は，

$$22,400/17,000 = 1.32 \text{（mL）}$$

から，1.32 mL の O_2 と結合できる。血中の Hb 濃度は約 15～16 g/dL であり，仮に 15 g/dL とすると，100 mL の血液は，

$$1.32 \times 15 = 19.8 \text{（mL）}$$

から，19.8 mL の酸素を運搬する能力（O_2 結合能）をもっている。ヘモグロビンの酸素飽和度は，

MEMO

〈ヘモグロビンの酸素結合能〉

　平均赤血球血色素量（MCH）は，赤血球1個あたりに含まれるヘモグロビン量の指標であり，平均値は約 30 pg である。成人の赤血球数を 500万/μL と仮定するとヘモグロビン量は約 15 g/dL となり，全血量を5Lとすれば，赤血球に含まれるヘモグロビンの総量は約 750 g となる。1 g のヘモグロビンは酸素 1.32 mL と結合することができるため，総量としては，約1Lの酸素と結合することができる。

Word　〈ヘンリーの法則〉

　ヘンリーの法則とは，溶媒と反応しないような溶解度が比較的小さな気体において，一定温度で一定量の溶媒に溶ける気体の質量は，その気体の分圧に比例するという法則であり，圧力が強ければよく溶ける現象を指す。

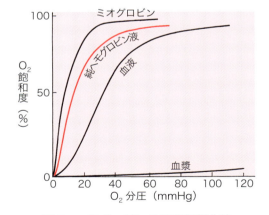

図7　ヘモグロビンの酸素解離曲線

$$（Hb に結合した O_2/O_2 結合能）×100$$

であり，Po_2 100 mmHg のときの動脈血中 O_2 飽和度は約97.5％であるから，その含有量は血液 100 mL あたり，

$$19.8×0.975＝19.3（mL）$$

である。一方，Po_2 40 mmHg の混合静脈血では約75％で O_2 含有量は血液 100 mL あたり約 14.9 mL である。つまり，

$$19.3－14.9＝4.4（mL）$$

から，安静時には血液が組織を流れるときに，血液 100 mL あたり約 4.4 mL の O_2 を組織に供給していることになる。

ヘモグロビンの酸素解離曲線に影響を及ぼす条件は，① pH，② Pco_2，③ 温度，④ 赤血球中の 2,3-ジホスホグリセリン酸塩（**2,3-DPG**），がある。pH の低下，Pco_2 の上昇，体温の上昇，2,3-DPG の増加は，すべて解離曲線を右方向へ移行させる。つまり，ヘモグロビンが一定量の O_2 と結合するためには，より高い Po_2 を必要とすることになる。pH の低下によりヘモグロビンの親和性が低くなる現象を，**ボーア効果**とよぶ。2,3-DPG は慢性肺疾患などのほか，一過性の運動での解糖によっても増加する。したがって，運動中の筋は解離曲線を右方向へ移行させる条件を備えている。

なお，ヘモグロビンの酸素解離曲線の偏移の程度を表す指標として，酸素飽和度が50％のときの酸素分圧である **P50** が用いられる。P50 が上昇すれば解離曲線は右方へ移動し，P50 が低下すれば，左方へ移動したことを意味する。つまり，P50 の上昇は酸素に対する親和性の減少であり，P50 の低下は親和性の増大である。

2）CO₂の運搬

血中での CO_2 運搬には，① **溶解 CO_2**，② **炭酸水素塩**，③ **タンパクと結合したカルバミノ化合物**，の３つの形がある。CO_2 の溶解度は O_2 の 20 倍であり，遊離の CO_2 として動脈血には約５％が溶解している。血液に取り込まれた CO_2 は

$$CO_2＋H_2O \rightleftharpoons H_2CO_3 \rightleftharpoons H^+＋HCO_3^-$$

となり HCO_3^- が形成され，約90％が HCO_3^- となる。この反応は，血漿中では緩やかに進行するが，赤血球中では**炭酸脱水酵素**の作用によって急速に起こる。

解離の進行に伴い，上記のイオン濃度が赤血球中で増加すると，HCO_3^- は血漿中に拡散するが，H^+ のような陽イ

MEMO

〈ボーア効果〉

ボーア効果とは，血液中の CO_2 の変動に起因する赤血球内の pH の消長により，ヘモグロビンの酸素解離曲線が移動する減少を指す。赤血球に取り込まれた CO_2 と水は炭酸脱水酵素により HCO_3^- と H^+ に解離され，赤血球内の pH が低下し，酸素解離曲線は右方へ変移する。逆に，赤血球内の pH が上昇し，ヘモグロビンの酸素親和性が増加した場合には，ヘモグロビンは酸素と結合しやすくなる。

〈炭酸脱水素酵素〉

$H^+＋HCO_3^- \Leftrightarrow CO_2＋H_2O$ の反応は，酵素なしでも進行するが，触媒が存在しない場合には極めて遅い。炭酸脱水素酵素は，この平衡化反応を迅速に促進する酵素であり，末梢組織と血液および血液と肺との間における CO_2 の交換に対して重要なはたらきを行っている。

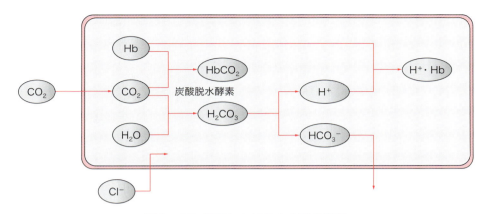

図8 CO$_2$運搬における赤血球の役割
(大地陸男, 生理学テキスト, 文光堂, 1992より改変引用)

オンは血球膜を透過しにくい。このため電気的中性を保持するよう, Cl$^-$が血漿から赤血球中に取り込まれる。これを**塩素イオン移動**という(図8)。肺胞ではこれとは逆に血漿中 HCO$_3^-$ が血球中に移動し, これと交換に Cl$^-$ が血漿中に流出して, イオンバランスを保っている。

一方, H$^+$ は Hb と結合し,

$$H^+ + HbO_2 \rightleftharpoons H^+ \cdot Hb + O_2$$

となる。血液が組織の毛細血管を流れるときに, ヘモグロビンは O$_2$ を放出し, **デオキシヘモグロビン**となる。デオキシヘモグロビンは O$_2$ 結合型である**オキシヘモグロビン**よりも多くの H$^+$ と結合し, 血漿の H$^+$ の上昇を防ぐ。また, 赤血球中で CO$_2$ の一部はヘモグロビンのアミノ基と,

$$Hb \cdot NH_2 + CO_2 \rightleftharpoons Hb \cdot NH \cdot COOH$$
$$\rightleftharpoons Hb \cdot NH \cdot COO^- + H^+$$

という反応により結合して, **カルバミノヘモグロビン**を形成し, 約5%に相当する CO$_2$ の運搬を行っている。デオキシヘモグロビンはオキシヘモグロビンよりも CO$_2$ と結合しやすいので, 末梢での O$_2$ 放出は CO$_2$ の取り込み能力を高める。

CO$_2$ の輸送は, 血液および生体における酸−塩基状態に重要な役割をもっているが, このことについては体液の章で詳しく述べた。

8 肺循環

1) 肺の血管内圧

肺の血液循環は, 右心室より拍出された混合静脈血が肺

動脈から肺に入り，肺毛細血管でガス交換後，肺静脈から左心房に還流する一連の**肺循環**，または**小循環**といわれる系で行われている。肺動脈は分岐後に吻合しない終動脈であり，肺細動脈は呼吸細気管支に達すると，肺胞管と肺胞壁を取り囲む毛細血管床に移行する。肺循環系の圧は，肺動脈主幹部の平均圧で約 15 mmHg，収縮期圧と拡張期圧でそれぞれ約 25 mmHg と約 8 mmHg 程度で拍動性を有している。左心室と右心室の拍出量は原則的には等しいと考えられ，その圧差から血管抵抗は**体循環（大循環）**の 1/5～1/10 程度の小血管抵抗系である。左心房の心室拡張時の平均圧は約 8 mmHg であることから，肺循環の圧差は約 7 mmHg 程度で，体循環系の圧差である約 90～95 mmHg と比較して著しく低圧となっている。肺循環では体循環と異なり，必要な動脈圧は血液を肺尖に押し上げるための低圧で十分である。この肺動脈の低圧は，肺動脈とその分枝壁の厚さが体循環系の動脈血管壁より 1/3 以下と薄く，しかも平滑筋が少ないことに起因する。

なお，大動脈から肺静脈への血行路として気管支動脈があって，肺に栄養を供給し，一部は肺静脈に流入する。また冠状静脈の一部は直接左心房に還るため，肺循環血液の約 2％は肺毛細血管を通過しない。この**生理的短絡（シャント）**が存在するため，体循環動脈血の Po_2 は肺胞気と平衡する血液の Po_2 より低くなっている。一般に，肺胞気の Po_2 は約 98～105 mmHg，動脈血のそれは約 72～95 mmHg で，この較差は 5～10 mmHg 程度であり，この較差が小さくなれば肺胞での O_2 摂取効率が増加することを意味し，肺循環のシャント，肺胞におけるシャント，O_2 拡散の障害などが関与すれば効率が低下する。

2）換気－血流関係

既述のように，肺胞気の O_2 は約 14.7％であることから，Po_2 は，

$$Po_2＝(760－47)×(14.7/100)≒100(mmHg)$$

である。しかし，実際に吸入する空気の Po_2 は，

$$Po_2＝(760－47)×(20.94/100)≒149(mmHg)$$

である。つまり，O_2 が肺胞に達するまでに約 1/3 減少する。肺胞気の Po_2 は，肺毛細管での O_2 の吸収と肺胞換気による連続的な O_2 補給の両者のバランスによって決定される。肺での O_2 吸収の割合は組織での O_2 消費によって変動するが，安静状態ではこの比率はほぼ一定であり，肺胞気の Po_2 は肺胞換気の具合によって調節されることにな

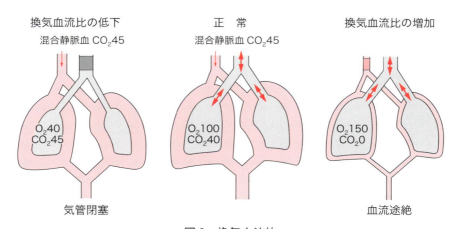

図9 換気血流比
(中野昭一,図解生理学,医学書院,1984より改変引用)

る。したがって,肺胞換気が減少すれば肺胞気のP_{O_2}は低下し,動脈血P_{O_2}も低下する。

　肺胞換気量と肺循環血流量との比を**換気血流比**といい,安静時の肺胞換気量は約4L/分,肺循環血流量を約5L/分とすれば,換気血流比は0.8となる。ここで仮に,血流が変化せずに換気量が減少した場合には,換気血流比も減少し,換気が完全に停止すれば,肺胞気および終末毛細血管のO_2とCO_2は混合静脈血のO_2とCO_2に等しくなる。逆に,血流が減少した場合には,換気血流比は増加し,血流が完全に停止すれば,肺胞気および終末毛細血管のO_2とCO_2は吸気のO_2とCO_2に等しくなることになる(図9)。

　安静立位の肺における換気は,肺尖部から肺基底部に向かうにつれて漸増し,肺血流の増加速度はこれよりも速い。したがって,換気血流比は肺尖部で高く,肺基底部で低い。このような肺の部位による換気量の変動は,呼吸運動における胸腔内圧変化の不均等に基づくものと推定される。また,肺動脈圧,肺胞内圧,肺静脈圧の三者で決定される肺血流の変動は,力学的な作用機序によるものと考えられている。

　以上のように,換気の少ない部位の血流は効果的ではなく,また血流の少ない部位の換気も同様である。つまり,各部位での換気血流比が適当でなければ,たとえ肺全体として肺胞換気量と肺血流量が正常であってもその機能は充足されない。換気血流比の局所的な不均等があるとき,それに対応する機構として,気管支平滑筋と肺動脈の収縮が起こる。

MEMO

〈換気血流比〉

　換気血流比とは,肺胞に流入する気体の量と肺胞を流れる血液量の割合であるが,肺循環系は低圧系であるため,血流は重力の影響を受けている。換気血流比の低下は主に換気のない肺胞に血流が流れるシャント量の増大を意味し,上昇は血流のない肺胞が換気される状態である死腔の増大を意味する。一方,運動時には心拍出量の増大に伴って肺循環血液量が増加し,上部肋間筋や頚部の補助吸気筋の活動によって,重力の影響が軽減されるため,肺内の換気血流比の分布が均一化され,ガス交換効率が改善される。

例えば血管の閉塞などに起因する肺局所の動脈血 Pco_2 の上昇に対して，細気管支平滑筋が収縮して換気が低下する。また，換気の低下による肺胞気の Po_2 の低下に対しては，細動脈が収縮して血流が低下する。

9 呼吸運動の調節

1）呼吸中枢

呼吸は随意的および自動的に調節される。この呼吸調節機構は，適当なガス交換によって，血液中の Po_2 ならびに Pco_2 を正常な水準に維持するために機能している。自発呼吸は，呼吸筋を支配する運動ニューロンの律動性インパルスによって起こる。運動ニューロンは，随意調節系である大脳皮質から皮質脊髄路を経由した神経インパルスと，自動調節系である**橋**および**延髄**から脊髄の側索と腹索を経由する神経インパルスによって制御される（図10）。

呼吸の周期的性質は，橋，延髄に散在する神経細胞によるものであり，この部位を呼吸中枢 respiratory center とよんでいるが，明確な境界をもった神経細胞の集合体ではなく網様体である。

呼吸中枢の局在性に関しては，脳幹切断実験などの研究が行われてきた。例えば，延髄網様体の両側の迷走神経を切断すると，吸息性ニューロンの持続的な発射が生じて吸息筋が収縮し，吸息位で呼吸が停止する持続性吸息という状態が起きる。この中枢は橋の尾側部にあり，**持続性吸息中枢**とよんでいる。橋にはこの持続性吸息を周期的に抑制する呼吸調節中枢 pneumotaxic center が存在するとされている。また，持続性吸息中でも急速な呼息が挿入される現象があり，これをあえぎ呼吸といい，延髄にはあえぎ呼吸に関与する中枢の存在が考えられている。延髄網様体の背側呼吸群は，吸息性ニューロンとして神経インパルスを横隔神経の運動ニューロンへ律動的に発射する。また，背側群のニューロンは腹側群のニューロンに投射され，これを駆動している。腹側呼吸群は呼息性ニューロンであり，迷走神経を介して呼吸筋を支配し，さらに肋間筋を支配する運動ニューロンに対して，吸息および呼息性のインパルスを送る。呼息筋の運動ニューロンは，吸息筋を支配する運動ニューロンが活動するときに抑制され，逆に吸息筋の運動ニューロンは，呼息筋を支配する運動ニューロンが活動するときには抑制されるという**相反神経支配**がある。しかし，この両中枢を同時に刺激するときには吸息運動とな

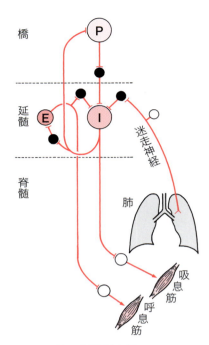

P：呼吸調節中枢
E：呼息性ニューロン
I：吸息性ニューロン
○：興奮性ニューロン
●：抑制性ニューロン

図10　呼吸中枢

> **MEMO**
> 〈あえぎ呼吸〉
> 　本書に記載したようなあえぎ呼吸は，例えば開口のまま眠りチェーン・ストークス型呼吸を伴う場合もあるような閉塞性睡眠時無呼吸状態などを指している。他方，臨床医学に基づくあえぎ呼吸は，下顎呼吸あるいは死戦期呼吸ともよばれ，呼吸中枢機能消失による異常な呼吸パターンを指す場合が多い。正常呼吸との異同や死戦期呼吸時の臨床医学的対応等については本書では割愛する。

り，吸息性ニューロンが優位であることを示している。

　したがって，呼吸とは基本的には吸息であり，吸息性ニューロンに第一義的な自律性があり，これに内因性および外因性の刺激が作用して，吸息と呼息の交代が行われると考えられる。しかし，生体では，吸息と呼息のニューロンは相互に中間ニューロンを介して制御し合うので，両ニューロンが同時に興奮することは実際にはない。

　以上のように，呼吸運動は，吸息性ニューロンによる吸息状態が主体であり，呼吸調節中枢のような上位中枢の制御によって周期的に抑制されることによって，吸息と呼息の交代性を生じるという周期的抑制説がある。しかし一方では，呼吸は延髄の吸息中枢と呼息中枢の律動によって行われるという延髄の固有律動説もあり，呼吸中枢の局在性と呼吸周期のメカニズムについては未解明の点が多い。

２）呼吸の化学的調節

　呼吸はPco_2やH^+濃度の上昇，あるいはPo_2の低下などによって刺激される。例えば吸気中のCO_2濃度が2%になると，呼吸の深さが30倍程度増加し，肺胞の換気量は50%も亢進する。このような機序は，生体の**化学受容器**が血液中のこれらの化学的成分の変動に反応して，求心性の神経インパルスを介して呼吸中枢を刺激することによっている。この呼吸の化学的調節により，生体は肺胞気のPco_2およびH^+濃度を一定水準に維持することができる。化学的制御において，H^+濃度の受容器は脳幹部で延髄腹側の第9，第10脳神経起始部にあると考えられ，脳の細胞外液，髄液中のH^+濃度の増加に伴って換気が刺激される。髄液は，**血液脳関門**によって血液と隔てられているが，CO_2分子は血液脳関門および**血液髄液関門**の生体膜を容易に通過するため，血中のPco_2が上昇すると脳血管から髄液へCO_2が拡散され，水和反応によってH_2CO_3を形成して，

$$H_2CO_3 \rightleftharpoons H^+ + HCO_3^-$$

のように解離し，生じたH^+は受容器を刺激する。このように，血液中のCO_2張力は主に髄液のpHを変化させて換気を調節する最も重要なはたらきをもち，CO_2過剰状態での換気増大はこの系の刺激が60〜80%を占めると考えられている。

　この脳幹付近の化学受容器のほかに，末梢性の受容器が存在する。左右の頸動脈分岐部付近に各1個の頸動脈小体，大動脈弓付近に2個〜数個の大動脈小体が存在する。

> **MEMO**
>
> **〈血液脳関門と血液髄液関門〉**
>
> 　血液から脳および血液から髄液への物質輸送を厳密に制御している部位を血液脳関門，血液髄液関門という。血液脳関門は脳組織内の毛細血管内皮細胞，血液髄液関門は脳室の脈絡叢上皮細胞がその実体である。脳の細胞外液と脳脊髄液には，中枢性化学受容体が触れており，細胞外液に含まれるH^+濃度の上昇によって，換気運動が亢進する。H^+が血液脳関門を通過できない場合には，脳脊髄液中のpHは血液に含まれるCO_2によって変化し，換気の調節が行われる。

頸動脈の小体は，2種類の細胞の集合であり，第Ⅰ型細胞は頸動脈洞神経の神経線維の終末とシナプスを介して連絡し，ドーパミンを含んで神経を抑制している。第Ⅱ型細胞は第Ⅰ型細胞を取り囲むグリア細胞であると考えられている。これらの受容器は，動脈血のP_{O_2}とpHの低下，あるいはP_{CO_2}の上昇に反応する。頸動脈小体は同量の脳や腎よりも大きな血流を有するので，動静脈間のO_2濃度差が小さく，動脈血のP_{O_2}に反応する。化学的刺激による求心性のインパルスは，頸動脈小体からは頸動脈洞神経を経て舌咽神経から延髄に入り，大動脈小体からは迷走神経を介して延髄へ達する。それぞれ反射的に吸息性ニューロンを刺激して呼吸運動を促進するが，動脈血P_{CO_2}に対する換気量の変化は，脳幹付近のものほど大きくはなく，換気反応の20%程度であると考えられている。

3）呼吸の反射的調節

　吸息によって肺が膨張し，肺胞壁が伸展するとその伸展受容器が興奮し，反射的に呼息がおこる。これを肺伸張反射という。また呼息によって肺が収縮すると，迷走神経を介するインパルスが減少し，反射的に吸息に移行する。これを肺圧縮反射という。この一連の反射機構は**ヘーリング・ブロイエル Hering-Breuer 反射**とよばれ，
呼吸中枢→呼吸筋→肺の伸張・圧縮→迷走神経→呼吸中枢
というフィードバック機構によって呼吸制御を行っている。

　吸息によって肺が伸展すると気道平滑筋内に存在する伸展受容器が刺激され，発生したインパルスが求心性に迷走神経を伝導し，延髄の吸息性ニューロン，持続性吸息中枢の興奮を抑制する。このため吸息筋への神経インパルスが抑制されるので呼息性ニューロンが興奮して，吸息から呼息に切り替えられる。このとき呼気時間が延長し，呼吸数が減少する。逆に肺が萎縮すると，毛細血管に近隣した肺胞壁に存在すると考えられる**J受容器**を刺激し，インパルスは迷走神経内を上行して延髄に達し，吸息反応に切り替えられて肺の膨張を引き起こす。このとき浅くて速い呼吸が行われる。

　その他，気道上皮細胞の間には，有毒ガスなどの化学的刺激を感知する受容器があり，反射的に気管支けいれんや呼吸数の増加を促進する。また，頸動脈洞，大動脈弓，心房，心室にある**圧受容器**からの求心性インパルスは呼吸中枢へも伝えられる。これは血圧の上昇に伴って，血圧変動を調節する反射とは別の呼吸抑制反射であるが，反射経路

MEMO

〈ヘーリング・ブロイエル反射〉

　ヘーリング・ブロイエル反射は，肺伸展受容器反射，肺迷走神経反射ともよばれ，外呼吸の調節に関与する反射である。延髄の呼吸中枢は気道および肺の伸展受容器からの迷走神経の入力を受けている。吸気が肺に流入すると肺が膨張して気管支平滑筋の伸展受容器の興奮は迷走神経を介して延髄背側の吸息性神経活動の抑制に作用する。吸息筋への神経インパルスの抑制により吸気筋群の弛緩が起こり，呼息性ニューロンが興奮して呼気が起こる。反射機構は，肺の過度の膨張を防止し，呼吸リズムの発生に寄与している。

〈J受容器〉

　J受容器は，神経調節の末梢受容体で，肺胞毛細血管近傍にあり，間質の組織間液の増加，浮腫，毛細血管圧などに刺激される。間質性肺炎，肺水腫などの場合の頻呼吸に関与し，浅くて速い呼吸を引き起こす。

〈圧受容器〉

　圧受容器には，皮膚圧，細胞外液量および血圧の変化を感知する受容器がある。血圧変化の受容器は血管壁の歪みなども検知し，血圧調節に寄与している。動脈圧受容器は頸動脈洞，大動脈弓にあり，舌咽神経，迷走神経を介して延髄の循環中枢に情報を伝え，瞬時の血圧変化に対する調節作用を有している。また，心房と静脈の合流部や肺血管には低圧で作動する伸展受容器があり，静脈還流量の変化を感知して血流量の増減を調整する機構に連動している。

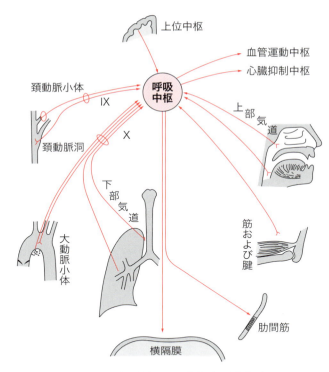

図11 呼吸中枢への求心路と遠心路
(真島英信, 生理学, 文光堂, 1987 より改変引用)

については不明な点も多い。

このほかにも, 気道粘膜の機械的刺激によって起こる咳やくしゃみ, 横隔神経に間欠的インパルスが発射されて起こるしゃっくり, 筋運動時における筋, 腱などの受容器からのインパルスによる呼吸促進なども, 反射的な呼吸調節機構である (図11)。

10 呼吸機能障害・異常

1) 呼吸の型

正常な呼吸は, 毎分14〜20回の頻度で規則的に繰り返されるが, 呼吸数, 呼吸の深さ, 呼吸の規則性の変化などにより, 異常な呼吸の型が認められる。呼吸数では, 心因性の**頻呼吸 (速呼吸)** や呼吸中枢の興奮性が低下した深睡眠時にみられる**徐呼吸 (遅呼吸)** がある。これに対して過呼吸は, 呼吸頻度が正常であっても呼吸の深さが増加している状態であり, 減呼吸は呼吸が浅くなる現象で, 肺気腫, 呼吸筋麻痺などでみられる。また, **過換気**は呼吸の頻度と深さが増加した状態である。換気量の増大に伴い, 血

> **MEMO**
>
> 〈呼吸の数と深さ〉
> 正常な呼吸数は毎分14〜20回程度であり, 吸気時間と呼気時間の比は約1:2である。頻呼吸は呼吸数が毎分24回以上で一回換気量が減少した浅い呼吸である。徐呼吸は呼吸数が毎分12回以下で一回換気量が増加した深い呼吸で, 脳圧亢進時や麻酔時にみられる。無呼吸は, 睡眠時無呼吸症候群で知られているように, 安静呼気位で呼吸が10秒以上停止する状態である。また, 多呼吸は呼吸数も呼吸の深さも増大した状態であり, 代謝性アシドーシスや肺梗塞などでみられ, 少呼吸は呼吸数も呼吸の深さも低減した状態を指す。

液中のCO₂が過剰に呼出されて**呼吸性アルカローシス**となる（120頁参照）。例えば意識的に深呼吸を続けた場合，動脈血のPco₂は40 mmHgから15 mmHgまで低下し，このCO₂の呼出によって低炭酸症となり，呼吸中枢の興奮が低下して，深呼吸中止後も長い**無呼吸**が起こる。深呼吸による血液中pHの変動が大きいときは，中枢神経系が異常に興奮してけいれんが起こることもある。無呼吸による酸素欠乏は，頸動脈小体を刺激し，インパルスは頸動脈洞神経を通って舌咽神経から延髄に入り，反射的に吸息性ニューロンを刺激して呼吸運動を促進させる。このように，無呼吸後に次第に呼吸の深さが増加し，その後再び漸減して無呼吸となる周期性の呼吸型を**チェーン・ストークス型呼吸**とよんでいる。このほかに，脳圧亢進時などに，呼吸の深さは変わらないあえぎ呼吸の間に，10～30秒の無呼吸期があるビオー型呼吸，糖尿病性昏睡や尿毒症などの代謝性アシドーシス時などに，規則正しい大きな呼吸が続くクスマウル型呼吸などがある（図12）。このような周期性変動呼吸として，健康人でも睡眠中に**交代性無呼吸**とよばれる無呼吸現象がみられることもある。一方，減換気では呼吸の頻度と深さが減少し，換気量の低下に伴って血液中のCO₂が増加し，アシドーシスに陥ることもある。

2）換気障害

肺機能検査のひとつに最大吸気の後，できるだけすばや

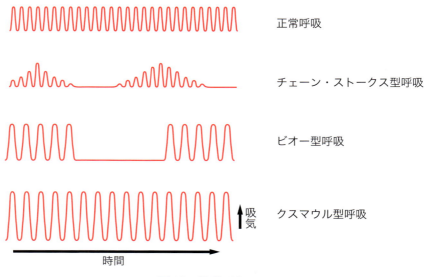

図12　呼吸パターン

い最大呼息を行ったときに呼出される呼気量を測定する努力性肺活量（FVC）があり，最初の1秒間に呼出された呼気量を1秒量（FVC1.0）という。これらは加齢の影響を受けるが，肺の収縮および拡張の度合い，弾力性などの肺機能を反映する。通常，FVC1.0はFVCの約80％以上である。肺の実質に線維増殖の起こる肺線維症などの**拘束性障害**では，FVC1.0やFVCが減少するが，両者の比のFVC1.0/FVC比は正常域である。

拘束性肺疾患は主として，肺および胸壁のコンプライアンスが減少し，吸気が制限されて肺活量が減少する疾患であり，①肺炎，肺結核など肺実質の減少，②浸出性胸膜炎などの胸膜疾患，③変形などによる胸郭の病変，④神経系疾患などの呼吸筋の麻痺，⑤腹水などによる横隔膜の挙上，などに起因すると考えられる。また従来，慢性気管支炎や肺気腫と呼ばれてきた病気の総称である慢性閉塞性肺疾患（COPD：chronic obstructive pulmonary disease），気管支喘息，びまん性汎細気管支炎のような**閉塞性障害（呼出性障害）**ではFVC1.0はFVCよりもさらに低下し，FVC1.0/FVC比も低下する。拘束性と閉塞性が合併している混合性障害も認められる（図13）。

3）低酸素症

低酸素症とは，組織でのO₂不足であり，これが起こるときは**呼吸困難**を伴う。呼吸困難は感覚的な表現であるが，息切れの苦しみがあり，努力して呼吸を行う状態をいう。通常，換気量が安静時の3～4倍程度に増加すると呼吸困難を伴うが，この感覚の強さは個人によって異なる。そこで，**呼吸困難指数**として，

呼吸困難指数＝（最大換気量－分時換気量）/ 最大換気量

を算出し，換気の現状が最大換気量に対してどの程度の比率であるかを算定する。この指数が70％以下になると呼吸困難を自覚する。

a．低酸素性低酸素症

(1) 高所環境：高度が増すと気圧が低下し，外気のP_{O_2}も減少する。高度3,000 mでは気圧が約520 mmHg，外気のO₂は約14％程度となり，肺胞気のP_{O_2}は約60 mmHgである。このP_{O_2}の低下により化学受容器が刺激され，分時換気量が約70％増大するが，O₂供給量は約30％低下する。高所環境の障害は，登山者にみられる一過性の高山病と，高所に居住する人にみられる高所病とがあるが，一般に高度約4,000～5,500 mで低酸素症状を呈することから，

> **MEMO**
>
> 〈拘束性障害と閉塞性障害〉
>
> 拘束性障害は肺の容積が縮小する病変であり，1秒率が70％以上，％肺活量が80％以下で，肺が拘束されて拡張することができない状態をいう。肺の実質に障害があって弾性力が低下する肺線維症や間質性肺炎のほか，重症筋無力症など呼吸筋異常のケースもある。閉塞性障害は1秒率が70％以下，％肺活量が80％以上で気道狭窄による通過障害の状態をいう。上気道閉塞では口腔内腫瘍，咽頭腫瘍などがあり，下気道閉塞では慢性気管支炎，気管支喘息，慢性閉塞性肺疾患などがある。また，混合性換気障害には，上記のような拘束性換気障害と閉塞性換気障害が合併している疾患のほかに，じん肺などのように閉塞性と拘束性の要素を併せもつ混合性の疾患がある。

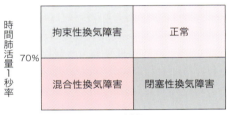

図13 換気障害の分類

ヒトの居住可能限界と考えられている。高所に居住することによって，肺胞増殖，毛細血管の充実，造血能の亢進，赤血球数の増加，心肥大などの馴化が認められる。また，一過性の登山などでは O_2 解離曲線の左方シフト，O_2 飽和度の増加，呼吸中枢の CO_2 感受性の亢進など，O_2 摂取および利用能の改善が認められている。

なお，スポーツトレーニングとして高所馴化を行ったときは換気量の増大，肺胞気中の酸素の拡散速度の増強，心拍出量の増大，組織での血流速度の改善，毛細血管から組織への O_2 拡散速度の改善などがあげられている。

(2) 低酸素性低酸素症となる疾患：肺疾患によって局所的に換気不良が生じると，血流量に異常がなくともその部位の換気血流比が小さくなり，動脈血 Po_2 が減少する。しかし，一般に換気不良の肺野では，毛細血管抵抗が増加して血流が減少するため，肺組織の萎縮が起こるのでこの部位の影響が減り，肺全体として正常な動脈血 Po_2 に近づくことになる。肺疾患，例えば線維症，嚢胞症，無気肺，気管支喘息や肺気腫などでは換気血流量比が変動する。換気量の減少をもたらす要因は，小気管支の閉塞，肺胞拡張不全，肺胞浮腫などである。また，血流の障害をもたらす要因は，肺循環系の炎症，血栓，肺動脈硬化，外傷による血流障害などである。気管支などが閉塞されると，肺胞気の O_2 などが吸収されて無気肺となる。また，肺胞内壁のサーファクタントの欠如や不活性化によっても無気肺が起こり，いずれも換気量を減少させる。外傷などで胸壁や肺に孔が開くと，胸膜腔が外気と通じて大気圧の空気が侵入し，気胸を生じる。このとき気圧と肺自身の弾性によって肺は肺門部に向けて収縮する。気胸を起こした肺は，換気量，血流量ともに低下し，低酸素血症を生じて呼吸が亢進する。さらに肺の J 受容器の刺激も加わって呼吸困難が著しい。

b. その他の低酸素症

低酸素性低酸素症は主に動脈血 Po_2 が低下することによるが，このほかに Po_2 は正常であっても，ヘモグロビンの血中濃度が低下する貧血性低酸素症や，静脈血の停溜によるうっ血性低酸素症，局所的な血流障害による虚血性低酸素症や組織中毒性低酸素症などがある。

11 運動と呼吸

1）運動時の呼吸機能

　運動時の酸素摂取量は最大で 4,000〜5,000 mL/ 分にも達し，安静時の約 10〜15 倍になる。毎分血流量も安静時より 5〜6 倍増加し，25〜30 L/ 分に達する。運動時，筋や腱の固有受容器からの求心性インパルスによって換気量は初期に急上昇し，以後漸増する。毎分換気量は，1 回換気量と呼吸数によって決定されるが，中等度の運動では運動強度の増大に対応して 1 回換気量は予備吸気量，予備呼気量の順で増加し，さらに運動強度が高まれば呼吸数の増加が著しくなる。このように換気量はある一定の水準まで運動強度に比例して増大する。一般に，O_2 摂取量は換気量と比例関係にあり，運動強度のひとつの指標である。し

コラム　高度が人に与える影響

　標高 2500 m の高地では，酸素分圧は，平地の約 70％まで低減するため，一過性の滞在では，酸素需要の高い脳および心臓などの組織が酸素不足となり，頭痛，吐き気，発熱等の急性高山病の不適応を起こす。このほかにも，急性的には，ストレスホルモンの上昇，呼吸性アルカローシス，血液緩衝能の低下，最高心拍数の低下，心拍出量の低下などの状態が顕在化する。心拍出量の低減は，左室拡張期末容量および血漿量の消長から，静脈還流量の減少に起因すると考えられている。

　他方，チベット，ヒマラヤ，アンデスなどの高地で暮らす人々には長寿者が多い。低圧・低酸素環境下に長期間居住していると高地馴化の受動的効果として，冠動脈の拡張，基礎代謝量の亢進等に起因する呼吸循環器系への環境的刺激が虚血性心疾患や高血圧症等の生活習慣病の発症率を低下させ，これが長寿の一因となっている。

　既述のように，標高 2000 m 以上の高地では，大気圧が高度の上昇に伴って，直線的に減少する低圧環境となる。高地では気圧の低下とともに酸素分圧も低下し，充分な酸素摂取ができなくなる。そのため，呼吸数を増加させ，1 回換気量も大きくなり，深くて激しい呼吸となり，附随的に酸素摂取能力の向上と最大換気量の増大をもたらす。また，血液性状では，主に腎臓で生成され赤血球の産生を促進するホルモンであるエリスロポエチン（EPO）の増加によって，赤血球数，ヘモグロビン濃度が上昇する。また，ヘモグロビンと酸素との親和力を調節する物質である赤血球内の 2,3-ジホスホグリセリン酸（2,3-DPG）の増加が Bohr 効果としてヘモグロビンの酸素解離曲線の右方偏位を起こして O_2 を放

出させるため，筋への酸素取り込み能力の向上，毛細血管の血流促進，酸素運搬能の拡大などの効果をもたらす。ただし，酸素不足に対する赤血球の適応において，赤血球数とヘモグロビン濃度がともに増加するため，平均赤血球ヘモグロビン量（MCH）にはほとんど変化が認められない。したがってこの現象は，高地での適応と平地での持久的トレーニングとでは，赤血球の反応に差異があることを示している。

　高地トレーニングの方法として，LH・TL 法（Living High, Training Low）が推奨されている。2,500 m 程度の高地に滞在し，1,200 m 程度の低地でトレーニングを行う方式によって，平地での最大酸素摂取量が有意に増大する。この機序の一端として，高所では，ミトコンドリアや毛細血管の増加および構造的変化に伴って，筋の酸化系の代謝を表すクエン酸合成酵素，コハク酸脱水素酵素などの律速酵素の活性値が高まることが挙げられる。その半面，解糖系代謝としての乳酸脱水素酵素，フォスフォフルクトキナーゼ（PFK）などの律速酵素は，高所トレーニングによっても変化しないか抑制傾向となるため，乳酸産生が抑制され，乳酸性閾値が上昇するという効果も認められている。また，3-ヒドロキシアシル-CoA 脱水素酵素（HAD）の増大がみられ，筋での脂質代謝を亢進させ，運動時の遊離脂肪酸（FFA）の利用増大は，筋グリコーゲン利用の節約をも招来している。

　近年では，実験的な低酸素施設も充実する傾向にあり，高地での滞在期間と運動パフォーマンスとの関連など，さらなる研究の進展が期待される。

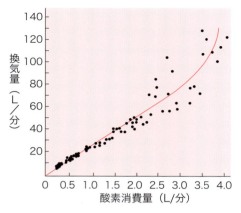

図14 換気量と酸素消費量の関係

かし，運動強度が最大限に到達すると O_2 摂取量はもはや増大しないが，換気量はさらに増大する過剰換気現象がみられ（図14），このときの O_2 摂取量は**最大酸素摂取量**（VO_2max）に達している。VO_2max が発現するような最大強度の運動時には，換気量は 90〜150 L/分に達する。O_2 摂取量／換気量の比で表される O_2 摂取率は，O_2 摂取量の増加とともに急速に高まり，VO_2max の 50〜60％ に相当する O_2 摂取量（これを 50〜60％ VO_2max という）のとき最大値となるが，それ以後 O_2 摂取量の増大に伴って漸減する。

運動に伴う O_2 需要量（生体が必要とする量）は，低強度の運動では運動開始 2〜3 分後に O_2 摂取量とほぼ一致した定常状態となり，運動の長時間的な継続が可能となる。しかし，運動初期には，呼吸循環器系機能の対応が遅れることにより，O_2 摂取量が O_2 需要量を下回り，体内の O_2 を一時的に借り入れる**酸素借**を生じる。さらに運動強度が増大すると運動中の O_2 摂取量は O_2 需要量以下となって酸素不足を生じ，そのため筋で消費されるエネルギーは無酸素的な解糖過程に依存するので，多量の乳酸が産生されて，酸素負債を生じる。運動終了後には，初期の酸素借と酸素負債を償却するため，呼吸促進状態が続く。酸素負債のうち乳酸の酸化に用いられるものを**乳酸性酸素負債**，その他の物質に関する酸素負債を**非乳酸性酸素負債**という。最大酸素負債量は，約 10 L/分であり，達成される個人の運動量は最大酸素摂取量と最大酸素負債量の和にある程度依存すると考えられる（図15）。

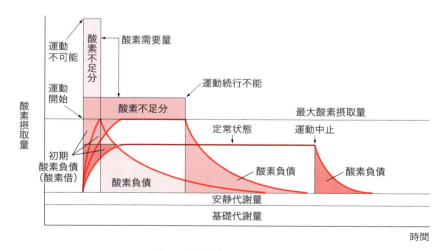

図15 運動中の酸素消費量

2）運動による呼吸機能のトレーニング効果

　トレーニングにより毎分換気量は増大する。主に呼吸筋の筋力および筋持久力の改善による1回換気量の増加によるものである。

　最大酸素摂取量は，酸素運搬に関する大きさの因子と機能的因子に規定される。大きさの因子としては，肺活量，機能的残気量，ヘモグロビン量，全血液量，全血漿量，心臓容積，毛細血管数，筋線維数とその組成，ミオグロビン量，ミトコンドリア量などがあり，機能的因子としては，最大換気量，肺内のO_2拡散能力，肺胞と血管の壁での拡散能力，心拍出量，1回拍出量などがあげられ，これらのほとんどの項目にトレーニング効果が認められている。

3）酸素摂取量を指標とした運動指針

　近年，メタボリックシンドロームやロコモティブシンド

コラム　乳酸

　長年，「乳酸は生体内が無酸素状態になることで生じる燃焼痕としての老廃物」と考えられてきた。しかし，スポーツ医科学の研究者にとって「乳酸は疲労物質ではない」ことは，すでに常識である。

　ブドウ糖$C_6H_{12}O_6$と構造が類似した$C_3H_6O_3$という分子式にも表れているように，本来，乳酸はエネルギーとなる物質であり，特に運動時には，遅筋線維のほか心筋でも利用されていることから，老廃物ではあり得ないことは自明である。ただ，この知見の一般への浸透度は，未だに決して高くはない。

　「乳酸は疲労物質である」とする説の起源は古く，ノーベル生理学・医学賞を受賞したイギリスのArchibald Vivian Hill らの1929年の研究に端を発している。

　元々，解糖系と有酸素系は一連の代謝過程であるが，短時間の高強度な運動では，解糖系の最終代謝産物であるピルビン酸は，有酸素系への取り込み能力を超えて蓄積するため，LDHの触媒作用によって乳酸が生成される。Hill らの研究報告以来，「この乳酸自体が疲労物質である」，「乳酸イオンとなる時に放出するH^+の増加が筋細胞内のpHを低下させてアシドーシスをきたし，筋の収縮を阻害する」というような説明が繰り返し行われてきた。そして，乳酸は運動中には時々刻々と生成されるのみで，運動後に糖新生として肝臓などでグルコースに再合成されると考えられてきた。しかし，実際には，速筋でグリコーゲンの分解によって産生された乳酸は，遅筋に直接送られてエネルギーとして再利用されるとと

もに，血液中にも放出されて，心筋および遅筋においても再利用され，余剰の乳酸は肝臓でグルコースに変換されている。

　1990年代から乳酸の蓄積やアシドーシスは，筋収縮の様相には強く影響しないというデータが次々と発表されるようになり，2001年には，筋収縮を阻害する要因は乳酸ではなく，筋細胞外のK^+であることが示された。K^+の細胞外への流出により，細胞外の正電荷が高まって筋は収縮するが，これが過剰に起こるとK^+の再吸収不全により，筋の収縮が阻害される。しかし，乳酸が蓄積して筋内の酸性度が高まると，疲労に伴う筋細胞外の正電荷の高まりが抑制されることが確認され，乳酸がK^+の負の影響を緩衝する作用を有することが報告されている。

　さらに，近年の研究成果によれば，筋収縮を阻害する要因として，リン酸が挙げられている。Ca^{2+}は，本来，筋小胞体に貯蔵されており，筋小胞体からCa^{2+}が放出されることで筋は収縮し，筋弛緩時には筋小胞体に再度取り込まれる。高強度の運動ではATPやクレアチンリン酸の分解によってリン酸が蓄積する。このリン酸はカルシウムと容易に結合する性質を有するために，結果として，筋収縮に必須のカルシウムの作用を阻害し，これが筋疲労の一因になると考えられている。

　既述のように，乳酸生成に起因したpHの低下は，横行小管（T管）の興奮伝達を阻害し，筋小胞体のCa^{2+}放出と取り込みを阻害するという報告もあり，今後の筋疲労に関する研究の発展は非常に興味深い。

ロームなどの生活習慣に関連する症候群の予防や解消を目途に「健康づくりのための運動基準2006（エクササイズガイド）」が提示され，さらに，その改訂版として「健康づくりのための身体活動基準2013（アクティブガイド）」が公表されている。これらでは，身体活動量の指標として，単位時間あたり体重1kgあたりの酸素摂取量による簡易的推定法を使用している。安静時における酸素摂取量3.5 mL/kg/min を1メット（MET：metabolic equivalent）とし，2倍を2メッツ（METs），3倍を3メッツ（METs）とし，これを運動強度の単位として，このメッツ値と身体活動の実施時間の積をエクササイズ（exercise）と規定し，身体活動量の単位としている。

1エクササイズの身体活動量に相当するエネルギー消費量は，個人の体重によって異なるため，簡易的な換算式として，

エネルギー消費量(kcal)＝

1.05×エクササイズ(メッツ・時)×体重(kg)

が示されている。体重が60kgで2エクササイズの運動を実施した場合のエネルギー消費量は126 kcal となる。一般に，エネルギー消費量として用いられる単位であるカロリー（kcal）を指標とする場合には，個人の体重によって差異が生じる。これを補正し，生活習慣病予防に必要な身体活動量を個人の体重の影響を受けない指標とするために，これらの運動指針ではメッツとエクササイズという単位を用いている。

健康づくりのための活動の目安として，週に23エクササイズ以上の身体活動を行い，そのうちの4エクササイズ以上については，活発な運動として実施することを目標に設定している。なお，この目標に含まれる活発な身体活動とは，運動であれば，表1に例示されるような3メッツ以上の活動と定義されている。さらに，2013年に改訂されたアクティブガイドでは，対象者の実態を考慮しながら，「プラス10」を掲げて，現状よりもさらに10分間の身体活動の増量を提唱している（表2）。

表1　3メッツ以上の運動例

メッツ	活動内容	1エクササイズに相当する時間
3.0	自転車エルゴメーター：50ワット，とても軽い活動，ウェイトトレーニング（軽・中等度），ボーリング，フリスビー，バレーボール	20分
3.5	体操（家で。軽・中等度），ゴルフ（カートを使って。待ち時間を除く。注2参照）	18分
3.8	やや速歩（平地，やや速めに＝94m/分）	16分
4.0	速歩（平地，95〜100m/分程度），水中運動，水中で柔軟体操，卓球，太極拳，アクアビクス，水中体操	15分
4.5	バドミントン，ゴルフ（クラブを自分で運ぶ。待ち時間を除く。）	13分
4.8	バレエ，モダン，ツイスト，ジャズ，タップ	13分
5.0	ソフトボールまたは野球，子どもの遊び（石蹴り，ドッジボール，遊戯具，ビー玉遊びなど），かなり速歩（平地，速く＝107m/分）	12分
5.5	自転車エルゴメーター：100ワット，軽い活動	11分
6.0	ウェイトトレーニング（高強度，パワーリフティング，ボディビル），美容体操，ジャズダンス，ジョギングと歩行の組み合わせ（ジョギングは10分以下），バスケットボール，スイミング：ゆっくりしたストローク	10分
6.5	エアロビクス	9分
7.0	ジョギング，サッカー，テニス，水泳：背泳，スケート，スキー	9分
7.5	山を登る：約1〜2kgの荷物を背負って	8分
8.0	サイクリング（約20km/時），ランニング：134m/分，水泳：クロール，ゆっくり（約45m/分），軽度〜中強度	8分
10.0	ランニング：161m/分，柔道，柔術，空手，キックボクシング，テコンドー，ラグビー，水泳：平泳ぎ	6分
11.0	水泳：バタフライ，水泳：クロール，速い（約70m/分），活発な活動	5分
15.0	ランニング：階段を上がる	4分

（厚生労働省，健康づくりのための運動指針2006，2006より引用）

表2　アクティブガイド

血糖・血圧・脂質に関する状況		身体活動（＝生活活動＋運動）		運動	
健診結果が基準範囲内	65歳以上	強度を問わず，身体活動を毎日40分（＝10メッツ・時/週）	今より少しでも増やす（例えば10分多く歩く）	世代共通の方向性　−　世代共通の方向性	運動習慣をもつようにする（30分以上の運動を週2回以上）
	18〜64歳	3メッツ以上の強度の身体活動*を毎日60分（＝23メッツ・時/週）＊歩行またはそれと同等以上		3メッツ以上の強度の運動*を毎週60分（＝4メッツ・時/週）＊息が弾み汗をかく程度	
血糖・血圧・脂質のいずれかが保健指導レベルの者		医療機関にかかっておらず，「身体活動のリスクに関するスクリーニングシート」でリスクがないことを確認できれば，対象者が運動開始前・実施中に自ら体調確認ができるよう支援した上で，保健指導の一環としての運動指導を積極的に行う。			
リスク重複者または受診勧奨者		生活習慣病患者が積極的に運動をする際には，安全面での配慮が特に重要になるので，かかりつけの医師に相談する。			

（厚生労働省，健康づくりのための身体活動基準2013概要，2013より引用）

第8章 循環と心臓のはたらき

　循環系は心臓と血管により形成されており，体循環系と肺循環系に分けられる。心臓ポンプ作用により心臓から駆出された血液は，全身の組織に酸素と栄養を与え，静脈を通って心臓に帰り，肺循環系に駆出され，肺で酸素を得て動脈血となり，心臓に帰って再び全身に駆出される。

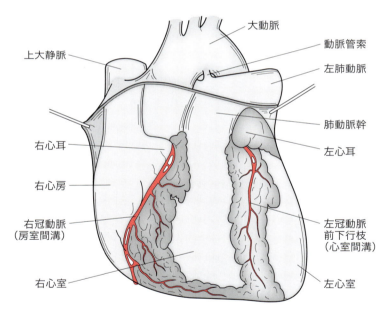

図1　心臓の外形

(Sokolow, M. & McIlroy, M. B.: Clinical cardiology, Lange Medical Publications, Los Altos, 1986 より改変引用)

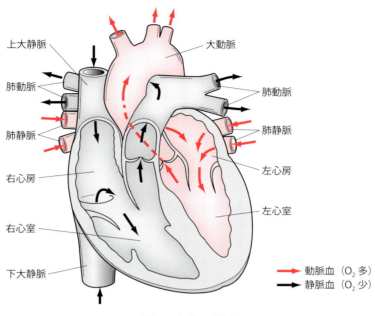

図2　心臓の構造

1　心　臓

1）心臓の位置と構造

a．心臓の位置と形態

　心臓は胸腔内で左方に偏って位置し，大きさはほぼ手拳大で，円錐形を示す（図1）。重さは成人では250～300gである。

b．心臓の構造

　心臓は図2に示すように血液を受け入れる左・右の心房と，血液を駆出する左・右の**心室**の4つの部屋からなる。静脈血を満たす右心（**右房** right atrium，**右室** right ventricle）と動脈血を満たす左心（**左房** left atrium，**左室** left ventricle）とは中隔（**心房中隔，心室中隔**）により截然と分けられている。右心房には上・下大静脈が開き，右室からは肺動脈が出る。左心房には4本の肺静脈が開き，左室からは大動脈が出る。心臓には血液の逆流を防ぐための4個の弁がある。この内，心房・心室間のものを**房室弁**といい，右房・右室間が**三尖弁**，左房・左室間が**僧帽弁**である。三尖弁は3個の弁尖，僧帽弁は2個の弁尖で形成されている。

　各心室とそれらから出る大血管との間には**動脈弁**（半月弁）がある。この内，左室・大動脈間にあるものを**大動脈**

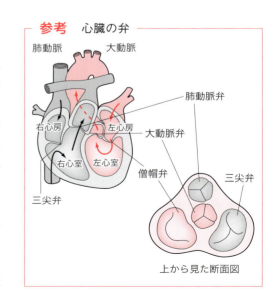

参考　心臓の弁

上から見た断面図

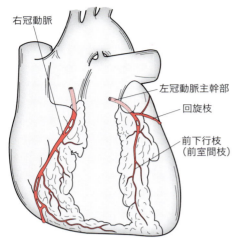

図3 冠動脈

右冠状動脈
　枝：後室間枝（左心室，右心室に枝を与えながら心尖部に至る）

左冠状動脈
　前枝：前室間枝（左心室，右心室および心室中核に分布）
　後枝：回旋枝（左心房，左心室後部に分布）

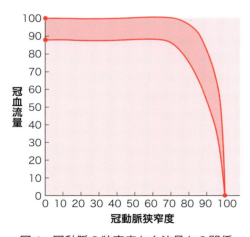

図4　冠動脈の狭窄度と血流量との関係
冠動脈狭窄度が75％以上に達してはじめて冠血流量が有意に減少する。

弁，右室・肺動脈間にあるものを**肺動脈弁**といい，共に3個の弁尖で形成されている。

心室収縮期には動脈弁が開いて房室弁が閉じ，心室拡張期には動脈弁が閉じて房室弁が開き，血液の逆流を防いで心臓から有効に血液を駆出する。心臓弁膜症は，これらの弁が炎症（急性リウマチ熱など），動脈硬化，先天異常などで障害されることによりおこる。心臓弁膜症のうち，弁の閉鎖が不完全となり逆流を生じる病態を弁閉鎖不全，弁口が狭く弁の開放が不十分な病態を弁狭窄と呼ぶ。

僧帽弁，三尖弁には数本の腱索 chorda が付着し，腱索の他端は心室内に突出した乳頭筋に接続している。心室筋が収縮すると乳頭筋も収縮し，腱索を引っ張って弁を開放する。

2）心臓の血管（図3）

心臓に酸素や栄養を与える血管は，心房と心室の境界（冠状溝）の心臓表面を冠のように取り巻くように走行しているため**冠動脈**と呼ぶ。大動脈が心臓から起始してすぐに左・右の冠動脈を分枝する（左冠動脈，右冠動脈）。左冠動脈主幹部はすぐに前下行枝と回旋枝に分かれる。

冠動脈は左右の冠動脈の2本で構成されているが，臨床的には左冠動脈前下行枝，回旋枝および右冠動脈の3枝を主要な冠動脈枝とみなし，これらの3枝のうち，何本が障害されているかにより3枝病変，2枝病変，1枝病変と呼ぶ。3枝病変は最も重篤な虚血性心疾患の病型である。

冠動脈の支配領域としては，右冠動脈は右室と心室中隔の後方1/3，左冠動脈は左室と心室中隔の前方2/3に血流を供給している。冠動脈は心筋に酸素や栄養を供給した後，静脈となり（冠静脈），右房内の下方にある冠静脈洞 coronary sinus に還流している。

冠動脈の内腔が狭くなると（冠狭窄），心筋への酸素供給が不十分となるが（冠不全），冠循環には予備力があり，内腔狭窄度が75％以上に達してはじめて冠血流量が減少する（図4）。冠不全は冠動脈硬化，冠動脈内血栓，冠動脈攣縮などによりおこる。冠不全がある程度以上になると，前胸部の疼痛（狭心痛）を感じるようになる（狭心症）。また冠動脈が閉塞すると，支配領域心筋は壊死に陥り心筋梗塞になる。狭心症，心筋梗塞は，冠動脈病変の結果，心筋虚血を生じることにより発症するため，虚血性心臓病 ischemic heart disease と総称される。

3）心臓壁

心臓壁は，**心内膜**，**心筋層**および**心外膜**の3層からなる。心室筋層は心房筋層に比べて厚く，左室壁は約10 mm，右室壁は約3 mmである。心外膜は伸びて心臓を袋状に取り囲み（心膜 pericardium），心外膜（臓側心膜）との間に心膜腔を形成し，その中にわずかの心膜液が存在する。これは心臓の収縮運動をなめらかにするのに役立っている。

4）心臓刺激伝導系

心臓の収縮には自動性があり，有効な血液駆出を行い得るように一定の順序で規則正しく律動的収縮を繰り返している。このような秩序ある収縮を行えるように，興奮の形成・伝導を主たる機能として分化した心筋（特殊心筋）が1つの系を形成している。特殊心筋は，収縮を主たる機能とする通常の心筋（一般心筋，作業心筋）とは異なった形態学的および生理学的特徴がある。

特殊心筋は一般心筋に比べて筋形質に富み，多量のグリコーゲンを含み，ミトコンドリアや筋原線維に乏しい。図5に**心臓刺激伝導系**を示す。

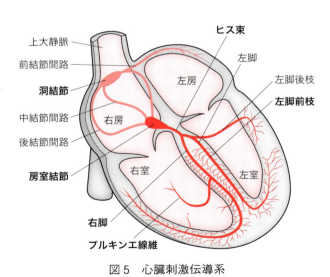

図5　心臓刺激伝導系

洞結節⇒房室結節⇒ヒス束⇒脚⇒プルキンエ線維

（Katz, LN. and Pick, A: Clinical electrocardiography. The arrhythmias, Lea & Febiger, Philadelphia, 1956 より改変引用）

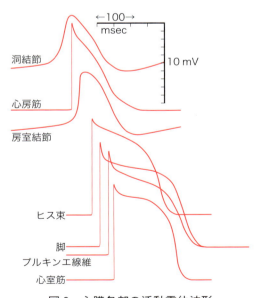

図6　心臓各部の活動電位波形

（Hoffman, B, F. & Cranefield, P. F.: Electro-physiology of the heart, Futura, NewYork, 1976 より改変引用）

心臓内で最初に興奮が作られる部位は**洞結節** sinus node である。洞結節は右心房と上大静脈が接する部位（静脈洞）にある長さ約 25 mm，幅 4 mm の特殊心筋の集合体である。

通常，心臓の興奮は洞結節で作られ，これが刺激伝導系を通って心臓各部に伝達されるため，洞結節のことを**心臓の歩調取り**（ペースメーカー）と呼ぶことがある。洞結節で作られた興奮は左右の心房に伝わり，心房筋の興奮をおこす。同時に興奮は**結節間路** internodaltracts を伝わって房室結節に伝えられる。

房室結節（atrioventricular node，A-Vnode）は田原結節とも呼ばれ，右心房内の心房中隔下端から冠静脈洞開口部にかけて位置する 2×5 mm 大の特殊心筋の集団で，網目状構造を示す。この部を興奮が通過するのに若干の時間を要するが（房室伝導時間，0.12～0.20 秒），これは心房収縮による血液を十分に心室に送り込んだ後に心室が収縮するように時間のずれを作っているためで，心臓からの駆出血流量を増大するうえで役立っている。

房室結節下方には**ヒス束**が続き，心室中隔の上方で**右脚**および**左脚**に分枝し，それぞれ右心室および左心室に分布する。右脚および左脚はさらに**プルキンエ線維**（Purkinje網）となって網目状に心室に分布し，固有心筋（作業心筋）に接続している。

5）心筋の特性

a. 心筋の興奮性

心筋細胞内に極めて細い電極を刺入すると，細胞内は負電位を示し（膜静止電位），刺激を加えると興奮して活動電位を生じる。心筋の活動電位波形は心臓の各部位により異なる（図6）。

表1は心筋細胞膜内外の各イオンの濃度，図7は心筋線維における活動電位波形と細胞膜を介するイオンの出入りとの関係を示す。心室筋の静止時の膜電位は-80～-90 mV の負電位を示すが，刺激により興奮すると電位は急速に正の方向に動き，$+20$～$+40$ mV の正電位となる（第0相；overshoot）。ついで膜電位は下降に転じ（第1相，急速な**再分極**），水平な**プラトー相**（第2相）が続く。その後，再び下降に転じ（第3相，後期の再分極），静止電位（第4相）に復する。

心筋細胞膜には，Na^+，Cl^-，Ca^{2+}，K^+ などのイオンの通路（**イオンチャネル**）があり，活動電位波形は細胞膜を

表1 心筋細胞内外のイオン濃度

	細胞内（mM）	細胞外（mM）
Na^+	20	140
K^+	140	4
Ca^{2+}	10^{-4}	2
Cl^-	30	140
有機陰イオン	90	0

（有田真：心筋の細胞内電位. 山田和生編：最新心電図・ベクトル心電図学, メディカル出版, 東京, 1978 より改変引用）

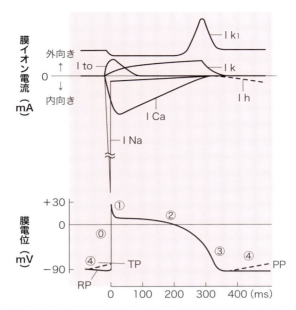

図7 心室筋の主な膜イオン電流（上）と活動電位波形（下）との関係
RP：膜静止電位，TP：Naチャネルの閾膜電位，PP：歩調取り電位（----で示すPPがある場合はRPは存在せず，拡張期緩徐脱分極を示す）。
⓪〜④：膜電位の第0相〜第4相，INa：Na^+電流，ICa：Ca^{2+}電流，Ih：過分極誘発内向き電流（大部分はNa^+により運ばれるが，K^+やCl^-も関与する）。Ito：一過性外向き電流，Ik：遅延整流K^+電流，Ik₁：内向き整流K^+電流。
（今西，有田真：心筋イオン電流の種類と生理作用，杉本恒明編：不整脈学，p25，南江堂，東京，1992より改変引用）

介するこれらのイオンの出入り（イオン電流）により形成される。すなわち，第0相はNa^+の急速な細胞内流入，第1相はNa^+チャネルの閉鎖とCl^-イオンの流入による。第2相はCa^{2+}チャネルを介する持続的で緩徐なCa^{2+}流入による。第3相はCa^{2+}チャネルの閉鎖とK^+チャネルの持続的開放による。

洞結節などのような**自動能**を持つ細胞では，第4相は緩徐に上昇し（緩徐脱分極），細胞膜電位の陰性度がある程度浅くなると，活動電位は急速に立ち上がり（発火，firing），興奮する（ペースメーカー電位）。

b. 心筋の収縮性

心筋は横紋筋であるが，不随意筋に属する。心筋細胞は多数の**筋原線維**からなり，これらは更に多数の**筋フィラメント**により構成されている。筋フィラメントは**アクチン**，**ミオシン**などの収縮タンパクを含み，筋収縮に関与している。心筋を刺激すると活動電位を生じるが，これが機械的収縮に変換される過程を興奮-収縮連関 excitation-contraction coupling, E-C coupling という。

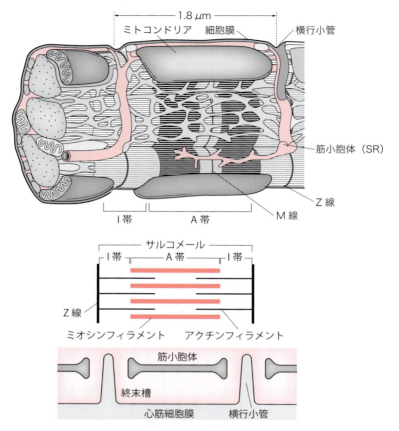

図8　心筋線維の微細構造と興奮収縮連関
筋小胞体の終末槽と横行小管は三連構造 triad を形成している。心筋細胞膜の興奮は横行小管に伝わり，それに近接して存在する終末槽の膜の性質を変え，その内部に蓄えられている Ca^{2+} を細胞質内に放出し，これがミオシンの所に移動し，アクチンはミオシンにより滑るように引き寄せられ，筋線維は短縮する（収縮）。

　筋細胞内には，筋原線維を囲んで筋小胞体がよく発達し，筋原線維の **Z線** の近くで膨大して **終末槽** を形成し，**横行小管系**（T管）に接している（図8）。横行小管系というのは，Z膜内部にある直径約 400 Å の小管である。細胞膜に興奮が広がると，興奮は横行小管系を通じて筋線維の中心部に達する。筋原線維のZ線に一致して，中央の横行小管を挟んで，その両側に筋小胞体の終末槽が接し，**三連構造** triad を作っている。

　横行小管の膜が **脱分極** すると，その電位変化は筋小胞体の膜電位を変化させ，**筋小胞体** の終末槽から Ca^{2+} が原形質内に放出されてミオシンの所に移動し，アクチンはミオシンにより滑るように引き寄せられ，筋細胞は短縮して収縮が起こる。

　収縮が終わると，筋細胞の原形質内の Ca^{2+} は再び筋小

胞体内に入り，筋弛緩が起こる。

心筋線維は隣接する心筋線維と境界膜で境されている。境界膜には多数の**ギャップ結合** gap junction があり，電気的興奮は容易に隣接細胞に伝達され，心筋全体が**機能的合胞体**を形成して1個の心筋線維のように収縮する。そのため，心房および心室は多数の心筋細胞で構成されているにもかかわらず，一体となって収縮する。

⇨ギャップ結合 21 頁参照

c. 心筋の自動性

心筋細胞には自動的に収縮・弛緩を繰り返す性質があり，これを**自動能**という。最も自動能が著しいのは洞結節で，通常，洞結節の興奮が心臓の拍動をリードする。

洞結節などの自動能を有する細胞の活動電位の第4相は自然に緩徐に立ち上がり（**緩徐脱分極**），約 −40 mV に達すると自然に脱分極する（**発火**，firing）。洞結節は，通常，70〜80/分の頻度で発火を繰り返す。

房室結節，ヒス束，心室筋（プルキンエ細胞）などにも自動能があるが，洞結節の興奮頻度が最も多く，通常は下位中枢（房室結節，心室筋）の自動能は抑制されている。しかし，なんらかの理由で洞結節の機能が低下するか，または洞興奮が伝達されなくなると下位中枢の自動能が出現する。通常，房室接合部中枢（房室結節，ヒス束）の発火頻度は 40/分，心室中枢のそれは 20/分前後である。

6）心臓内興奮伝導と心電図

洞結節に始発した興奮は，刺激伝導系を通って心臓内に伝播し，心房筋および心室筋を一定の順序で興奮させて**脱分極** depolarization を起こす。これを心臓内興奮伝播過程という。

体表面上の2箇所に電極を置き，これら2点間の電位差を増幅，記録すると図9に示すような波形を記録できる。これが**心電図**（electrocardiogram，ECG）である。心電図では，通常，3〜4個の波が一群となって反復出現している。最初の低い小さい波を**P波**，それに続く高く急峻な波を**QRS波**，その後のなだらかな波を**T波**と呼ぶ。T波の後に低い**U波**がみられる。この P-QRS-T-U 波が1回の心収縮に対応し，心拍動に応じて反復出現する（図10）。

a. 心電図の記録法

心電図の記録には標準 12 誘導法が広く用いられている。標準 12 誘導法は各6個の肢誘導と胸部誘導からなる。肢誘導とは電極を四肢に置いて心電図を記録する誘導

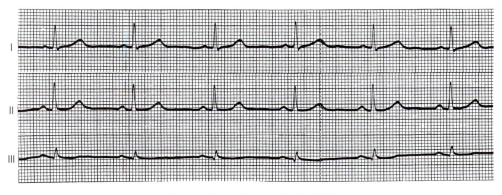

図9 正常心電図（標準肢誘導）

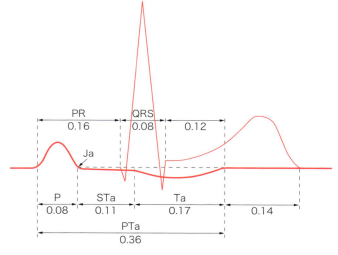

図10 心電図の各波形とその時間的関係

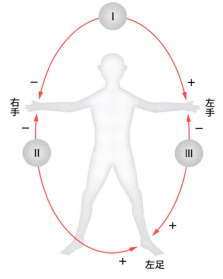

図11 標準肢誘導法

で，**標準肢誘導**（図11）と**単極肢誘導**（図12）とがある。胸部誘導は前胸部の6カ所から記録する（単極胸部誘導 図13）。

b. 興奮伝導と心電図

図14は心臓内興奮伝播過程と心電図との関係を示す。洞結節の興奮が心房に伝わると心房筋の興奮（脱分極）が起こりP波が画かれる。洞結節の興奮は，通常の心電図には記録されず，心房興奮（P波）により間接的に表現される。

房室結節は網目状の構造を示し，興奮伝導に時間がかかるため，P波の開始後0.12～0.20秒かかって心房興奮は心室に伝わる。これを**房室伝導時間**（PR間隔）と呼び，

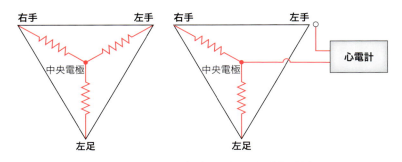

図12　中央電極（左）と単極肢誘導（右）
aV誘導としては，左手の単極肢誘導（aV_L）を例示した。

⟨aV_R, aV_L, aV_F⟩
　a：augmented（増幅された）のa
　V：voltage lead（計測した電圧）のV
　R：right hand（右手）のR
　L：left hand（左手）のL
　F：foot（足）のF

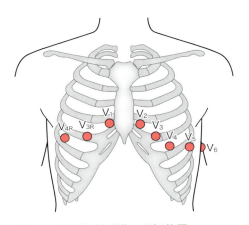

⟨胸部誘導⟩
　V_1誘導：主に右室側から心臓を見る
　V_2誘導：右室と左室前壁側から心臓を見る
　V_3誘導：心室中隔と左室前壁から心臓を見る
　V_4誘導：心室中隔と左室前壁方向を見る
　V_5誘導：左室前壁と側壁を見る
　V_6誘導：左室側壁を見る

図13　単極胸部誘導の電極位置

心房収縮により心房内血液を有効に心室に流入させ，心室からの駆出血量を増大するのに役立っている。この部位も心電図上には現れない。

心室筋の興奮（脱分極）はQRS波，興奮消褪（再分極）はT波として表現される。QRS波とT波の間には平坦な部分（ST部）があり，心筋細胞膜電位のプラトー相に相当し，心室筋興奮の極期を反映する。

T波の後に低い波があり，**U波**と呼ぶ。U波の成因については未だ定説がなく，①心室筋の陰性後電位によるとする説，②心室筋の一部（心室中隔，乳頭筋）の再分極遅延によるとする説，③プルキンエ線維の再分極によるとする説，などがある。

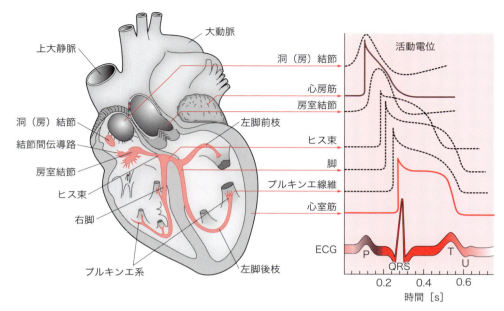

図14 心臓内興奮伝播過程と心電図との関係
心電図の波形は心房筋（P波）と心室筋（QRS–T波）から成りたつ。洞結節，房室結節，ヒス - プルキンエ系は細胞数が量的に少ないため，その興奮は心電図上には現れない。QRS波は心室筋の興奮，T波は心室筋の再分極から生じる。P波は心房筋の興奮から生じる。心房の再分極はQRS波の中にみられ，通常はっきりしないことが多い。

（Netter 解剖学アトラスより改変引用）

心電図各波形には上述のような生理学的意義があるため，心房負荷，心房内伝導障害があればP波の異常がみられ，心室負荷，心筋梗塞，心室内伝導障害（脚ブロック）などの際にはQRS波の異常がみられる。冠不全（心筋障害），心筋虚血などの際にはSTおよびT波の異常が出現する。また，心電図は心臓内興奮形成および伝導過程を反映するため，リズム異常としての不整脈の診断に優れた価値を有する。

7）循環

a. 血液の循環

(1) 体循環と肺循環

循環系は血液循環系とリンパ循環系に分けられる。血液循環系は心臓 heart と血管 blood vessel から成り，さらに血管は動脈 artery，静脈 vein，毛細血管 capillary に分けられる。心臓から出る血管が動脈，心臓に帰る血管が静脈である。

図15に示すように，左室から駆出された血液は大動脈に入る。大動脈は分枝して各臓器，組織に達した後，**細動**

MEMO

〈体内の血液の分布〉
静脈系　65%　　肺循環系　10%
動脈系　10%　　心臓　　　10%
毛細血管　5%

〈細動脈〉
直径100〜200 μm 程度の細い動脈で，動脈から毛細血管に至る直前に存在する血管。全身の血圧の維持と関係がある。

〈循環血液量：mL/kg〉

	新生児	乳児	幼児以降	高齢者
循環血液量(mL/kg)	90	80	70	60
体重に対する血液量(%)	9	8	7	6

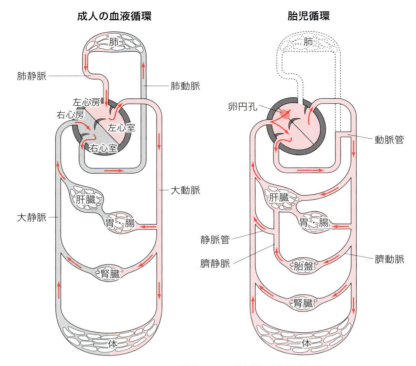

図15 成人および胎児の血液循環

脈 arteriole, さらに毛細血管となって各臓器, 組織に酸素や栄養を供給する。静脈側毛細血管はこれらの各臓器, 組織からの炭酸ガスや老廃物を受け入れ, 細静脈, さらに静脈となって, 身体下方からの静脈血は下大静脈, 上方からの静脈血は上大静脈に集まり, これらは共に右心房に還流し, 三尖弁を通って右心室に入る。

右心室に入った血液は, 右心室の収縮により肺動脈弁を通って肺動脈に駆出される。肺動脈に駆出された血液は, 呼吸により炭酸ガスを放出して酸素を得, 肺静脈を通って左心房に還流する。左心房に入った血液は, 僧帽弁を通って左心室に流入する。

以上が1回の心拍動に対応した血液の循環で, このような血液の循環が70～80/分の頻度で規則的に繰り返されている。循環経路のうち, 左心室から駆出されて全身の臓器・組織に酸素と栄養を与える循環系を**体循環（大循環）**, 右心室から駆出されて肺に達し, ガス交換に関与する循環系を**肺循環（小循環）**という。

肺および肝は, 異なる血管系から二重支配を受ける特異な循環系を構成している。すなわち, 肺の血管系には肺組織に酸素と栄養を与える栄養血管としての気管支動・静脈

> **MEMO**
> 〈体循環〉
> 　左心室→大動脈→体の各部→大静脈→右心房
> 〈肺循環〉
> 　右心室→肺動脈→肺→肺静脈→左心房

MEMO

肺から肺静脈を通って左心房に入る血液
→**動脈血**
心臓から肺へ行く肺動脈の血液→**静脈血**

! 酸素は肺で供給されるため，肺から心臓へ戻る肺静脈には動脈血が流れていて，逆に肺へ向かう肺動脈には静脈血が流れている。

MEMO

〈卵円孔〉

卵円孔は出生後，肺呼吸を開始して左心房内圧が上昇すると，卵円孔に付着した弁状膜で閉鎖され，2〜3日すると解剖学的にも閉鎖される。

系と，肺でのガス交換に関与する肺・静動脈系の2種がある。

肝の循環系については，肝組織に酸素と栄養を与える肝動・静脈系と，消化器からの血液を集めて肝に運ぶ**門脈系** portal vein がある。後者は食物として摂取した栄養物を人体の化学工場としての肝に運び，脂質，グリコーゲン，タンパク質などの合成のための素材を提供している。

動脈，静脈という言葉と動脈血，静脈血という言葉は異なるため，両者を混同してはならない。動脈血，静脈血という言葉は，血液中にどの程度の酸素が含まれているかにより定まる。通常，動脈血は血液100 mL 当たり 18.1 mLの酸素を含み（18.1 vol%），静脈血は 14.0 mL の酸素を含む（14.0 vol%）。体組織を灌流して心臓に帰ってくる血液は静脈血であり，これが肺を通過することにより動脈血となる。そのため，肺動脈内の血液は静脈血であり，肺静脈内の血液は動脈血である。

(2) 胎児循環

母体の子宮内の胎児は肺呼吸を営まず，酸素および栄養物の供給は胎盤を通じて母体から受けている。そのため胎児の循環系には次のような特徴がある。

① 卵円孔：左右の心房間にある小孔で，右心房に還流した血液の大部分は卵円孔を通って左心房に流入する。

② 動脈管（ボタロ管）：肺動脈が左右両肺動脈に分岐する部分と大動脈弓部の末端を結ぶ血管で，右心室から肺動脈に駆出された血液の大部分は動脈管を通って大動脈に流入し，肺に行く血液は極めて少量にすぎない。

③ 臍動脈，臍静脈，静脈管：胎児の大動脈の分枝の1つである内腸骨動脈から分かれた**臍動脈**は，臍帯を通って胎盤に達し，ここで酸素と栄養を得て動脈血となり，臍帯の中を臍動脈と並んで走る臍静脈となって胎児内に入る。臍静脈は2枝に分かれ，1枝は**静脈管**となって下大静脈に注ぎ，他の1枝は門脈と合流して肝臓内に入り，肝実質を灌流して肝静脈となって下大静脈に注ぐ。

出生により呼吸が始まると，卵円孔は閉鎖し，動脈管，臍動脈，臍静脈，静脈管は管腔を失い，結合織で置換された索状物として痕跡のみを残す。生後数ヵ月で完全に成人型の循環に移行する。

出生後に卵円孔や動脈管が開存し続けると，血行動態的に心臓に負荷が加わり，種々の症状が出現する（心房中隔欠損症，動脈管開存症）。

b. リンパ循環

　動脈により全身に配られた血液の液体成分の一部は毛細血管から出て組織内に入る（組織液）。その大部分は再び毛細血管に入り，静脈血として心臓に帰る。しかし一部は組織間腔を満たし，結合組織内の毛細リンパ管から始まる**リンパ管系**により大静脈に導かれる。毛細リンパ管は次第に太いリンパ管に集まり，遂にはリンパ本管となって静脈系に注ぐ。リンパ管には皮膚から起こる浅リンパ管と，身体深部から起こる深リンパ管がある。リンパ管の経路には多数のリンパ節がある。リンパ本管は左右各1本あるが，左リンパ本幹は太く，胸管と呼ばれ，下肢，骨盤，消化管，肺，左頸・頭部，左上肢などからのリンパ管を集めて，左内頸静脈と左鎖骨下静脈の合流部（静脈角）付近で静脈に注ぐ。

　右リンパ本管は，右上肢，右頸・頭部，右胸部のリンパを集め，**右内頸静脈**と**右鎖骨下静脈**の合流点で静脈に注ぐ。リンパ管の中を流れる液体をリンパ lymph と呼び，多数の**リンパ球**を含み，免疫に関与している。

8）心臓のはたらき
a. 心臓のポンプ作用

　心室筋が一体となって収縮することにより心室内腔の血液は動脈内に駆出され，血液を全身に送る。このような機能を心臓のポンプ機能という。心臓のポンプ機能の円滑な遂行には，心筋の**収縮力**，弁の機能，**末梢血管抵抗**，心臓への**静脈還流**，**心拍数**，自律神経機能，心房の有効な収縮，血液粘性などの諸種の要因が関与する。

　心房および心室の収縮・弛緩は，心臓および大血管内に圧変動を生じ，弁の開閉，心音，心尖拍動，血圧などの機械的現象を起こす。

　心臓は自動能により収縮と拡張を繰り返す。**収縮期** systole と**拡張期（弛緩期）** diastole を合わせて1**心周期**と呼ぶ。図16は，各心周期と心臓収縮に伴う機械的現象との相互関係を示す。心拍数75/分の場合の心臓の1周期は約0.8秒で，そのうち収縮期は約0.3秒，拡張期は0.5秒である。

(1) 収縮期
① 等容収縮期：心筋の収縮が開始すると房室弁（僧帽弁，三尖弁）が閉じ，ついで半月弁（大動脈弁，肺動脈弁）が開く。房室弁閉鎖から半月弁開放までの間は心室容積は不変であるが，心室内圧は急激に著しく上昇するた

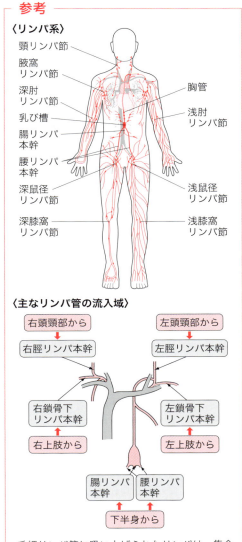

参考

〈リンパ系〉

〈主なリンパ管の流入域〉

毛細リンパ管に吸い上げられたリンパは，集合リンパ管を経て胸管と右リンパ本管に集められ，左右の静脈角から静脈に注ぐ。リンパ節はリンパ管に付属する米粒～豆粒大の器官で，リンパとともに流れてきた病原体や異物に対して免疫反応をおこす。

MEMO

　心臓のポンプ作用に関わっているのは心室と弁の動きである。心房は戻ってくる血液を受け取るがポンプ作用は大きくない。正常な心臓では心室の拡張により血液が急速に流入し，心房の収縮による流入は少ないが，心機能が低下した場合には，心房の収縮による流入が増えてくる。

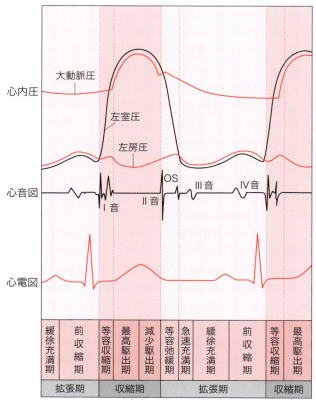

図16 心周期と心内圧，心音図，心電図との関係
Ⅰ～Ⅳ：第1～第4心音，OS：房室弁開放音

表2 心臓，大血管内圧の正常値（mmHg）

右 房	平 均 圧	1～5
右 室	収縮期圧 拡張末期圧	15～35 0～5
肺動脈	収 縮 期 圧 拡 張 期 圧 平 均 圧	15～35 5～10 10～20
左 房	平 均 圧	2～12
左 室	収縮期圧 拡張末期圧	90～140 5～12
大動脈	収 縮 期 圧 拡 張 期 圧 平 均 圧	90～140 60～90 70～105

め，この時期を等容収縮期と呼ぶ。
②最高駆出期：心室内圧が大血管内圧（大動脈圧または肺動脈圧）を超え，半月弁が開放し，心室内血液が大血管内に駆出される時期である。
③減少駆出期：最高駆出期に続く収縮期で，半月弁が閉鎖するまでの時期をいう。

(2) 拡張期
①等容弛緩期：心室内圧が低下し，大血管内圧が心室内圧を上回って半月弁が閉鎖するまでの時期をいう。
②急速充満期：房室弁が開放し，血液が心房から心室に流入する時期をいう。
③緩徐充満期：急速充満期に続いて，心房から心室への緩徐な血液流入が続く時期をいう。
④前駆出期（心房収縮期）：心房収縮開始から心室収縮開始までの時期をいう。

b．心内圧
　心臓の収縮・弛緩により，心臓および大血管内圧は著し

く変動する。表2にその正常値を示す。

c. 心拍出量

心室の1回の収縮により駆出される血液量を**1回心拍出量**，1分間に駆出される血液量を**分時拍出量** minute volume という。

心拍出量の測定には Fick 法，Stewart-Hamilton 法などを用いる。

(1) **Fick 法**：組織がある物質を取り込むと，その組織に流入する血液と流出する血液との間にその物質の濃度差を生じる。この濃度差で，その組織が一定時間内に取り込んだ物質量を除すると，その組織の血流量を求めることができる。したがって，下式によって心拍出量を求めることができる。

$$心拍出量＝\frac{O_2 消費量（mL/分）}{動・静脈血酸素較差（vol\%）}$$

O_2 消費量の測定は，Douglasss バッグに 2～3 分間の呼気を集め，その中の O_2 量と吸気（室内空気）の O_2 量を測定することにより求められる。**動・静脈酸素較差**としては，動脈血と混合静脈血（右心室内の血液）各 1 mL 中の O_2 含量の差を求める。

分時拍出量の正常値は，安静時には 3.6～5.8（平均 4.2）L/分で，運動時には 10 L/分以上に達する場合もある。1回拍出量の正常値は，安静時には 50～70 mL，運動時には 100 mL 以上になる。

心拍出量は身体の大きさで異なるため，体表面積で補正する。これを**心係数**（cardiac index, CI）と呼ぶ。心係数の正常値は 2.8～4.2 L/分/m^2 である。

$$心係数＝\frac{分時拍出量（L）}{体表面積（m^2）}$$

(2) **Stewart-Hamilton 法**（指示薬希釈法, indicator dilution method）：なんらかの指示薬 indicator を一定速度で血流内に注入し，一定距離はなれた下流で指示薬の濃度曲線を画き，濃度曲線下の面積を測定して心拍出量を求める方法である。

指示薬としては色素（エバンスブルー，カルジオグリーン），放射性同位元素，アスコルビン酸（H^+ イオン濃度の変化を見る），温度差（サーミスターカテーテルを用いる），電気伝導度の変化（食塩水注入）などを用いる。

臨床的には既知量の低温液を右心房内に注入し，先端に

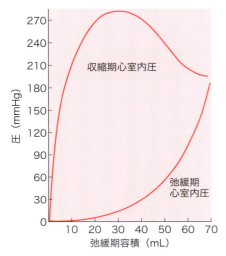

図17 Starlingの心臓法則
（心筋の長さ−張力曲線）

筋をあらかじめ引き伸ばしておくと，収縮により生じる張力は強い。しかし，心筋を過度に伸展すると発生張力はかえって減少する。

〔松田幸次郎ら共訳：医科生理学展望，原書15版（Ganong, W. F.: ReviewofMedicalPhysiology, Appleton & Lange, East Norwalk, 1989），丸善，東京，1992より引用〕

サーミスターを付けたカテーテルを肺動脈内に置き，温度変化を記録することにより心拍出量を求める熱希釈法が広く用いられている。

d. 心機能

ポンプとしての心臓の機能は諸種の要因により影響されるが，主要なものは下記の5項目である。

① 心筋の収縮力
② 前負荷 preload
③ 後負荷 afterload
④ 心拍数
⑤ 冠血流量

心臓には予備力があるため，これらの因子に障害が起こってもある程度は代償される。しかし，負荷が限度を越えると代償不全に陥る（**心不全**，heart failure）。

心筋の収縮性は，心機能の維持に最も重要である。

前負荷とは静脈系から心臓に還流する血液量で，**左室拡張期容積**，**左室充満圧**または**左房圧**などで表現される。

後負荷とは，心臓が血液を駆出する際に心臓に負荷される末梢血管抵抗であり，収縮期血圧により表現される。

心拍数が少ないと分時拍出量が減少し，心機能が低下する。心拍数が多すぎても，拡張期が短縮して心臓への還流血液量が減少し，左室拡張終期容積が減少して心拍出量は低下する。

収縮開始前の心筋の長さ（初期長）と収縮により発生す

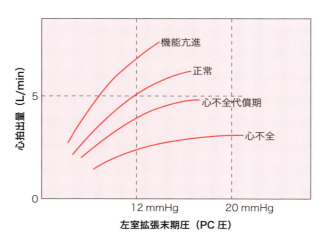

図18 心室機能曲線（Frank-Starling曲線）

PC圧：肺動脈楔入圧（左房圧，左室拡張末期圧を反映する）。
Starlingの心臓法則により，左室拡張末期圧が高くなると心拍出量は増加する。
心不全例では同程度の左室拡張末期圧でも心拍出量は少ない。

る張力との間には一定の関係がある。これを心筋の**長さ-張力関係**という（図17）。筋をあらかじめ引き伸ばしておくと、収縮により生じる張力は強い。したがって、「心筋の収縮エネルギーは心筋線維の初期長に比例する」と表現される。これを **Starling の心臓法則**と呼ぶ。しかし、心筋を過度に伸長すると発生張力はかえって減少する。

この法則は、「心拍出量は拡張終期容積に比例する」と言い換えることもできる。**心室拡張終期容積**（または圧）と心拍出量との関係を示す曲線を**心機能曲線**または **Frank-Starling 曲線**と呼ぶ。図18にその一例を示す。正常では、左室拡張終期圧が増加すると心拍出量も増加するが、心不全例では同程度の左室拡張終期圧でも心拍出量が少なく、左室拡張終期圧が増加しても心拍出量は正常域に達しない。

9) 心音

胸壁上に聴診器を当てると、心臓の拍動に伴い**心音** heart sound を聴取できる。心臓弁膜に異常があると、心音の異常や**心雑音**を生じる。心臓の各弁膜の異常の際、胸壁上に心音ないし心雑音を聴取しやすい部位がある（図19）。このような各弁口の聴診部位は、実際の弁の胸壁上への投影部位とは異なる。これは心音、心雑音が血流により伝達されるためである。

聴診上は、通常2つの心音を聞くが（Ⅰ、Ⅱ音）、増幅

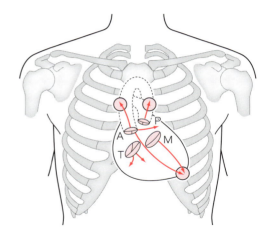

図19 心臓弁膜の解剖学的位置と対応した聴診部位
A：大動脈弁，P：肺動脈弁，
M：僧帽弁，T：三尖弁

MEMO

聴診器を使って心音を聴くと、2つのはっきりした音を確認することができる。先に聴こえるのは房室弁の閉じるⅠ音、次に聴こえるのは半月弁の閉じるⅡ音で、Ⅰ音は強くて長く、Ⅱ音は短くて鋭いのが特徴である。

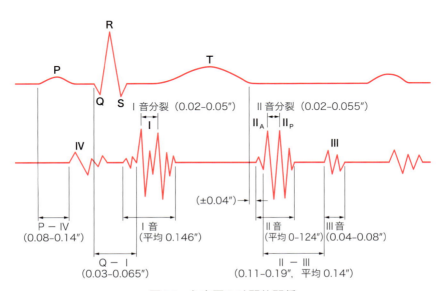

図20 心音図の時間的関係
Ⅰ〜Ⅳ：第1〜第4心音，Ⅱ_A：Ⅱ音大動脈弁成分，Ⅱ_p：Ⅱ音肺動脈弁成分

器とフィルターを用いて心音図（phonocardiogram,
PCG）を記録すると4つの心音を記録できる（I〜IV
音）。心音図の記録の際には心音の各成分を鑑別するため
に，心電図と同時記録しなければならない。図20に正常
例における心音図と心電図との時間的相互関係および各心
音の時間的関係を示す。

　各心音の成因と臨床的意義は次のとおりである。

▶I音：心電図のQRS波の開始から0.03〜0.05秒後に出
現するやや鈍い音で（40〜80 Hz），心室収縮の開始を示
す。その成因としては房室弁の閉鎖と半月弁の開放が関与
するが，房室弁，ことに僧帽弁の閉鎖が最も強く関与して
いる。

▶II音：半月弁閉鎖により生じ，高調な音で（60〜120 Hz），
心電図のT波終末から±0.04秒の時点に出現する。通常
2成分からなり，前成分（IIa）は大動脈弁，後成分（II
p）は肺動脈弁閉鎖により生じる。II音は心室収縮の終
了，すなわち拡張期の開始を示す。

▶III音：拡張早期に心房から心室に血液が急速に流入する
ことにより生じる。II音主成分開始から0.11〜0.19秒
（平均0.14秒）前後で出現する。胸壁が薄い若年者では正
常例でもIII音を高率に聴取するが，40歳以後は聴取し難
い。心室，ことに左心室の拡張期負荷の際にしばしば強盛
となり，I，II音と共に三部調律を形成する（拡張早期奔
馬調律）。

▶IV音（心房音）：心房収縮により，血液が心房から心室
に流入することにより生じる。心電図のP波の開始から
0.08〜0.14秒後に出現する。IV音は，心室への収縮期性
負荷が増強する際に強盛となり，I，II音と共に三部調律
を形成する（心房性奔馬調律）。

　心音と心時相との関係については，I音は収縮期の開
始，II音は拡張期の開始を示し，I音とII音の間が収縮
期，II音から次のI音開始までが拡張期である。したがっ
てIII，IV音は拡張期に出現する心音である。

　心臓弁膜症，先天性心臓・大血管奇形などがあると，乱
流のために比較的持続が長い振動を生じ，心音とは異なる
心雑音 heart murmur を聴取する。

　各種の心臓弁膜症，先天性心・血管奇形などでは，血行
動態に応じた特有の心音異常や心雑音を生じ，基礎疾患の
診断に有用である。

10）心尖拍動

心室の長軸は後上方から左前下方に傾斜しており，収縮期に心尖部は前胸壁に衝突し，その部に相当する前胸壁を持ち上げる。そのため，この部の胸壁上に手をあてると拍動を触知でき，これを心尖拍動という。心尖拍動の位置は，正常例では第4～5肋間，左鎖骨中線付近にあるが，心拡大例では左下方に偏位する。正常例での触診率は，横臥位では約50％であるが，左側臥位では約90％に触知可能である。

11）循環機能の調節

a．心臓神経

心臓は自動能を有するが，その機能は自律神経系により調節されている。**自律神経系には交感神経と副交感神経（迷走神経）**とがある。心臓を支配する交感神経は心機能に対し促進的，迷走神経は抑制的にはたらき，心臓はこれらにより拮抗的に支配されている。心臓へのこれらの神経を**心臓神経**と呼ぶ。

交感神経の第一次中枢は**延髄**にあり，第二次中枢は**胸髄**（T_1～T_4）の側角にある。胸髄側角から出た節前線維は脊髄前根を出て**星状神経節**に入り，ニューロンを変えて**節後線維**となって心筋に分布する。

迷走神経の**心臓抑制中枢**は延髄の**迷走神経背側核**にあり，ここから出た節前線維は心臓周辺および心房壁内で**心臓神経叢**を形成し，線維を変えて節後線維となって静脈洞および心房に分布する。

心臓神経の作用は次の4項目に要約される。

① **変周期作用** chronotropic action：心拍数を変える作用
② **変力作用** inotropic action：心筋の収縮力を変える作用
③ **変閾作用** bathmotropic action：刺激閾値を変えて，心筋の興奮性を変える作用
④ **変導作用** dromotropic action：興奮伝導性（とくに房室間伝導）を変える作用

交感神経の興奮は，心拍数増加，心収縮力増強，刺激伝導系（ことに房室結節）の伝導速度の促進をおこす。他方，迷走神経興奮は，心拍数減少，心収縮力低下，刺激伝導系の伝導速度遅延を起こす。

b．心臓反射

心臓神経は，心臓ないし大血管系にある受容体からの求心性インパルスまたは高位中枢からのインパルスを受けて，反射性に作用をあらわす。このような反射を**心臓反射**

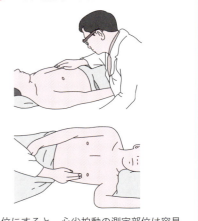

参考 心尖拍動の測定

側臥位にすると，心尖拍動の測定部位は容易に決定できる。

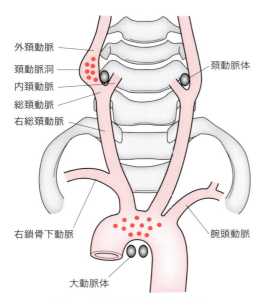

図21 圧受容器と化学受容器
● 印は圧受容器の部位を示す。化学受容器は頸動脈体と大動脈体内に存在する。
〔松田幸次郎ら共訳：医科生理学展望, 原書15版 (Ganong, W. F.; ReviewofMedical Physiology, 14th Ed. Appleton & Lange, East Norwalk, 1989), 丸善, 東京, 1992 より改変引用〕

と呼び, 次のようなものがある。

(1) **Bainbridge 反射**：心房壁の進展を感知する受容体が右心房壁にあり, 右心房内の血液量が増加して心房壁を伸展すると, 反射的に心拍数が増加し, 右心房内の血液を駆出して心房内圧を下げる。

(2) **大動脈神経反射, 頸動脈洞反射**：大動脈弓や頸動脈洞には血圧変化を感知する**圧受容器** baroreceptor があり, 迷走神経知覚枝, 舌咽神経が分布している。血圧が上昇すると血管が伸展されてこれらの神経を刺激し, 求心性インパルスを延髄の循環中枢に送り, 反射性に心拍数を減少させる。頸動脈洞とは, 内頸動脈起始部の内径がやや膨隆した部分をいう（図21）。

(3) **頸動脈体反射, 大動脈体反射**：頸動脈洞の近くにある頸動脈体および大動脈にある大動脈体には（図21）, 血液中の CO_2 過剰, O_2 不足, H^+ 過剰（pHの変化）に反応する受容器（化学受容器）があり, これらの変化を感知して延髄の心臓中枢に伝え, 反射的に心拍数を増加させる。しかし, 化学受容体を介する反射は**呼吸中枢**に対する影響の方が強い。

(4) **感覚受容器からの反射**：眼球を強く圧迫すると三叉神経刺激→延髄→迷走神経興奮の経路を介して**徐脈**を起こす（**Ashner 試験**, 眼球心臓反射）。頸動脈洞を圧迫すると, 舌咽神経→延髄→迷走神経興奮の経路を介して徐脈, 血圧低下がおこる（Czermak 試験, 頸動脈洞反射）。

また, 一般に痛覚や冷覚は心臓に対し抑制的にはたらく。

(5) **呼吸からの反射**：心拍数は吸気時に増加し, 呼気時に減少する。これは呼吸性不整脈と呼ばれ, 呼吸→呼吸中枢→心臓中枢→心臓神経を介する反射である。糖尿病性神経症などでは消失する。

(6) **上位中枢からの反射**：怒りなどの精神興奮で心拍数が増加し, 恐怖などで減少する。これらは大脳皮質, 辺縁系などを介する反射である。

c. 内分泌性調節

循環系の機能は種々のホルモンにより影響を受ける。

(1) **副腎髄質ホルモン**：副腎髄質ホルモンである**アドレナリン, ノルアドレナリン**は, 交感神経刺激時と同様の作用を示す。ノルアドレナリンは交感神経の**神経伝達物質**でもある。副腎髄質腫瘍である褐色細胞腫では, 血中のノルアドレナリン, アドレナリン濃度が著しく上昇し, 頻脈, 高血圧などの症状を示す。

(2) **副腎皮質ホルモン**：副腎皮質ホルモンの一種であるア

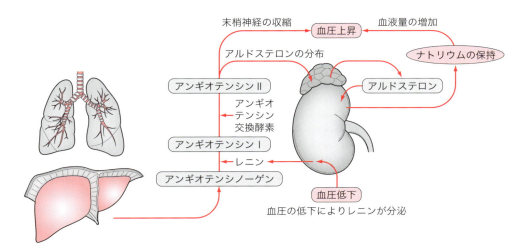

図22　レニン・アンギオテンシン・アルドステロン系（RAA系）

ルドステロンは，強力な電解質代謝ホルモンで，Na⁺を体内に蓄積し，K⁺を体外に排出する作用がある（図22）。

(3) **甲状腺ホルモン**：甲状腺ホルモンである**サイロキシン**（T_4）は交感神経興奮を起こして頻脈を起こす。

(4) **ナトリウム利尿ペプチド・ファミリー**：**心房性ナトリウム利尿ペプチド**（atrial natriuretic peptide, ANP）および**B型**（**BNP**），**C型ナトリウム利尿ペプチド（CNP）**がある。心房性Na利尿ペプチドは心房壁の細胞から分泌され，心房の拡大により分泌が起こり，強力な利尿，Na利尿，血管拡張，血圧低下作用を示す。その他，心室筋からはB型ナトリウム利尿ペプチド（BNP）が分泌される。これらのペプチドは心不全の治療薬として用いられている。CNPは末梢血管に主に存在し，血管の拡張作用を示す。レニン・アンギオテンシン・アルドステロン系と拮抗し，体液の容量調節に関与する。

(5) **バソプレッシン**（vasopressin, VP）：下垂体後葉ホルモンの一種で，抗利尿ホルモン（antidiuretic hormone, ADH）とも呼ばれる。血漿浸透圧上昇，血圧低下などの刺激に応じて血中に分泌され，腎の集合管に作用して水の再吸収を促進し，**抗利尿作用**と血圧上昇作用を示す。

(6) **vasoact-iveintesteinal polypeptide（VIP）**：消化管ホルモンの一種で，小腸粘膜，脳，自律神経などにも存在する。平滑筋の弛緩により血圧低下作用を示す。

(7) **ニューロテンシン**（neurotension）：視床下部，基底核に多く存在するペプチドホルモンで，血管拡張，血圧低下作用を示す。

(8) **P物質**（substance P）：消化管，神経組織から抽出される活性ペプチドで，血圧低下作用がある。

d. その他の昇圧物質，降圧物質

上記以外の昇圧物質としては**セロトニン**，降圧物質としては**ヒスタミン，ブラジキニン，カリジン，プロスタグランジン**などがある。

2 血 管

1）血管の種類と吻合

血管には太い動脈，細動脈，毛細血管，細静脈，太い静脈があり，心臓から出た血液はこの順序に血管内を流れ，再び心臓に還流し，血液循環の1周期を形成する。

血管相互に連結がある場合を**吻合** anastomosis といい，動脈間，動静脈間，静脈間にみる。動脈が血栓・塞栓などで閉塞すると，支配領域心筋に血流障害が出現する。この際に動脈間吻合があると血流が補われ，支配領域心筋の障害を予防，軽減できる。このような場合の動脈吻合を**副血行路** collaterals といい，副血行路を通る血液循環を**副行（側副）循環** collateral circulation という。

動静脈吻合は細い動脈と細い静脈間にみられ，毛細血管に流入する血流量の調節に役立っている。脳，肺，腎，網膜などの動脈は吻合を持たず，**終末動脈** end artery と呼ばれ，血行障害を起こしやすい。

2）血管壁の構造

a. 動脈

動脈壁は，内膜 intima，中膜 media，外膜 adventitia の3層から成る。内膜表面には単層の血管内皮細胞が並び，内弾性板がそれを取り囲んでいる。中膜は平滑筋層で，太い血管では平滑筋細胞の間に弾性線維を多く含む。細動脈では弾性線維が少なく，平滑筋の占める割合が多い。外膜は疎な結合組織からなる。

b. 毛細血管

毛細血管は，単層の内皮細胞から成り，血液の液体成分（血漿）はその間隙を通って容易に組織に移行する。細動脈と毛細血管の移行部には**周皮細胞** pericyte という収縮性の細胞があり，その収縮により毛細血管床に流入する血流量を調節している。毛細血管は複雑に分岐して網目状構造を示し，総断面積を大きくすることにより血流量を増大している。

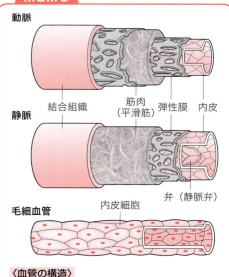

〈血管の構造〉
血管は，内膜，中膜，外膜の3層からなっている。動脈の壁は拍動性の血流と血圧に耐えられるよう厚く弾力があり，内部の圧が減っても丸い形が保てるようになっている。静脈の壁はうすくやわらかく，逆流を防ぐ弁がある。

c. 静脈

静脈も内膜，中膜および外膜からなるが，中膜の発達が悪く壁も薄い。静脈圧は低く，心臓への血液還流は筋肉収縮（**筋肉ポンプ**），呼吸による胸腔内陰圧（**呼吸ポンプ**），心臓収縮に伴い房室弁が下方に牽引されることにより生じる心房への血液吸引などによる。この際，静脈壁にある弁（**静脈弁**）は血液の逆流防止に役立つ。

3）血圧　blood pressure
a. 血圧の意義

血管内を流れる血液が血管壁に及ぼす圧力（側圧）を**血圧**という。血圧は大動脈基部で最も高く，末梢に行くほど低下する。小動脈では30～70 mmHg，毛細血管では15～30 mmHg，大静脈では0ないし負の値を示す。

b. 血圧の種類

血圧には動脈血圧（**動脈圧**），静脈血圧（**静脈圧**），毛細血管血圧（**毛細管圧**）などがあるが，通常，血圧と言えば動脈圧をさす。

心臓の収縮期の血圧を**収縮期血圧**（**最高血圧**，**最大血圧**），拡張期の血圧を**拡張期血圧**（**最低血圧**，**最小血圧**）と呼び，両者の差を**脈圧** pulse pressure という。1心周期の間の血圧の平均値を**平均血圧** mean blood pressure と呼び，下式により求める。

$$平均血圧＝拡張期血圧＋1/3 脈圧$$

平均血圧の正常値は，成人男性では90～110 mmHg，女性では80～110 mmHgである。血圧測定時の条件により基礎血圧と随時血圧に分ける。基礎血圧 basal blood pressure とは，早朝空腹時に安静仰臥位で測定した血圧である。随時血圧 casual blood pressure とは，特別の条件を考慮することなく，随時に測定した血圧である。随時血圧は，精神緊張，肉体労作などにより著しく影響されるため，臨床的には安静時血圧 resting blood pressure が用いられている。安静時血圧とは，約30分程安静を保たせた後の血圧で，時に数回深呼吸を行わせた後の血圧を用いることもある。

c. 血圧の測定

血圧測定には**直接法**と**間接法**とがある。

(1) 直接法：直接法とは血管に針を刺し，直接血管内圧を測定する方法で，心臓カテーテル検査時や心不全例の治療の際に心機能をモニターするために，中心静脈圧（鎖骨下

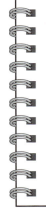

> **ミニコラム　白衣高血圧**
>
> 　白衣高血圧とは，普段は正常な血圧か少し高い程度の血圧であるにも関わらず，診察時など医療機関で測定したり検診などで測定した場合に，異常に高い血圧になってしまうことをいいます。
> 　この白衣高血圧は，緊張感やストレスによっておこる一時的な血圧上昇であると考えられるので，それらの原因から解放されれば血圧は正常近くに戻ることがほとんどです。

静脈，頚静脈などの心臓に近い太い静脈）を測定する際などに用いる。

(2) **間接法**：血圧計を用いて非観血的に測定する方法で，日常臨床的に用いられている。

(3) **血圧計**：**水銀血圧計**（Riva Rocci 型），**アネロイド型血圧計**（Aneroid 型），**電子血圧計**などがある。医療機関では主として水銀血圧計，一般家庭では電子血圧計が用いられている。

(4) **血圧測定法**：水銀血圧計による測定法には聴診法と触診法とがある。前者は聴診器を上腕動脈上にあて，**血管音（コロトコフ音）**の変化を指標として血圧を測定する方法で，標準的な血圧測定法である。**触診法**は橈骨動脈触知の有無を指標として血圧を測定する方法で，本法では拡張期血圧は測れない。**聴診法**による血圧測定の際には，ゴムの袋を布で覆ったカフ cuff を上腕に巻き，これに手動ポンプで空気を注入し，触診法で見当付けをした血圧値よりも 20〜30 mmHg ほどカフ内圧を上げておき，緩徐に空気を抜いて圧を下げて行く。

この際，上腕動脈上にあてた聴診器で血管音が聞こえ始める際の水銀柱の高さが**収縮期血圧**である。さらにカフ内圧を下げて行くと，血管音が聞こえなくなる。この時の値が**拡張期血圧**である。血管壁の緊張が低い例などでは，著しく低い拡張期圧を示す場合があるが，このような例では血管音が急に弱くなる点を拡張期血圧として用いる。

(5) **血圧測定時の注意**：血圧測定時には次のような諸注意が必要である。

① 上腕で血圧を測定する際に用いるカフは，成人では幅 14 cm，長さ 25 cm（肥満者では 28 cm），下肢で血圧を測定する際には長さ 50 cm のものを用いる。細いカフを用いると血圧値は高めにでる（9 cm 幅では約 6％高く，18 cm 幅では約 10％低くでる）。

② 血圧計の水銀柱の 0 mmHg の高さを心臓の中心に置く。

③ カフ内の減圧速度は 1 心拍動につき 2〜3 mmHg 程度が適当である。

④ カフ内の圧を下げて行くと，最初に聞こえていた血管音が消失し，さらに下げると再び聞こえ始めることがある。このような現象を聴診間隙といい，後者を収縮期血圧と誤ってはならない。

⑤ 血圧は心理的要因により変動するため，3 回測定し，最後の測定値を採用する。

表3　高血圧の分類

	分類	収縮期血圧		拡張期血圧
正常域血圧	至適血圧	<120	かつ	<80
	正常血圧	120–129	かつ／または	80–84
	正常高値血圧	130–139	かつ／または	85–89
高血圧	Ⅰ度高血圧	140–159	かつ／または	90–99
	Ⅱ度高血圧	160–179	かつ／または	100–109
	Ⅲ度高血圧	≧180	かつ／または	≧110
	（孤立性）収縮期高血圧	≧140	かつ	<90

高血圧治療ガイドライン 2014（日本高血圧学会）より

d. 正常血圧

世界保健機構（WHO）は，正常域血圧を収縮期血圧では 140 mmHg 以下，拡張期血圧では 90 mmHg 以下と定義している（表3）。収縮期血圧が 100 mmHg 以下の場合を低血圧というが，めまい，失神などの自覚症状がなければ特に病的として取り扱わない。収縮期血圧が 140 mmHg 以上，または拡張期血圧が 90 mmHg 以上あれば高血圧と診断する。糖尿病や腎臓病では厳格な降圧が求められるため，正常血圧は 130/85 mmHg 未満としている。

高血圧には遺伝的素因の上に環境要因（食塩の過剰摂取，精神的ストレスなど）が加わっておこる**本態性高血圧症**と，腎，内分泌系，神経系などの基礎疾患の症状の1つとして高血圧が出現する場合とがあり，後者を**二次性高血圧**という。両者の比はほぼ9：1で，本態性高血圧症が大部分を占める。

高血圧があると，脳卒中，心肥大，心不全，心筋梗塞，腎不全などの重篤な合併症を起こしやすいため，低 Na 食，降圧薬などによる適切な治療が必要である。

e. 血圧の加齢変化

収縮期血圧は加齢と共に上昇し，拡張期血圧は 60 歳以上になると低下し，脈圧は増大する。これは大動脈の硬化による弾性低下のためである。

f. 血圧に関与する因子

血圧は**心拍出量**と**末梢血管抵抗**により規定される。

血圧＝心拍出量×末梢血管抵抗

これらに関与する因子としては，交感神経緊張，動脈壁の弾性（動脈硬化など），血管の狭小化（細動脈硬化な

ど），循環血液量，血液粘度などがある。

g. 血圧の調節

　血圧は全身の臓器，組織に酸素と栄養を与えたり，ホルモンなどを運ぶ重要な原動力であるため，生体機能の維持に極めて重要である。そのため種々の神経性および内分泌性調節を受けている。一般に**神経性調節**は対応が速やかであるが，**内分泌性調節**は緩やかなため，前者，ことに自律神経系による反射性血圧調節が重要な役割を担っている。

　循環器機能の調節は，心拍動（心拍数，心拍出量）の調節と血管運動（血管の収縮と拡張）により行われているが，両者は相互に密接な関連がある。

　血管運動（収縮と拡張）に関与する神経を**血管運動神経**と呼び，**血管収縮神経**と**血管拡張神経**に分ける。血管収縮神経は**交感神経**で，常に興奮性インパルスを血管に送り，血管の緊張（トーヌス，tonus）を保っている。血管拡張神経は主に**副交感神経**で，血管を拡張して血圧を低下させる。血管拡張神経の作用は弱く，通常，血管収縮神経を血管運動神経と呼ぶ。血管運動中枢は延髄にある。

　血圧調節機構には次のようなものがある。

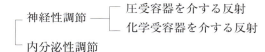

　これらについては循環機能の調節の項（167頁）で述べた。

4）脈拍 pulse

　心臓の収縮により大動脈内に駆出された血液により大動脈は急激に拡張するが，血管壁の弾性のために再び元に戻る。この際血管壁が振動し，振動波が動脈壁に沿って伝播される。この振動波を体表面に近い動脈で拍動として触れたものが**脈拍** arterial pulse, pulse である。

　脈拍を増幅器を用いて記録したものを**脈波** pulse wave という。**脈波の伝播速度**は4～9m/秒で，血管内を流れる**血流速度**（10～50cm/秒）よりも10～15倍ほど速い。動脈硬化のために血管の弾性が低下すると，脈波伝播速度は増大する。したがって，脈波伝播速度を指標として大動脈などの動脈硬化の程度を評価できる。

　脈拍を触知できるかどうかはvital signの1つとして重要で，通常，橈骨動脈で触れるが，頚動脈，股動脈，腹部大動脈，腋窩動脈，浅側頭動脈，上腕動脈，後脛骨動脈，

> **MEMO**
> 〈脈拍数と心拍数〉
> 脈拍数：全身の動脈に生じる脈動（脈拍）を測定した数値。
> 心拍数：心臓が全身に血液を送り出す際の拍動の回数。定義は異なるが，一般には同意として使用されている。しかし現実的に，脈拍数と心拍数が異なるケースも多くみられる（期外収縮，不整脈，脈拍欠損など）。

足背動脈などでも触れることができる。

脈拍を触診する際には，①脈拍数（頻度），②リズム（調律），③大きさ（脈圧），④緊張度（血圧），⑤遅速 celerity，⑥血管壁の特性（硬化度）などについて検討する。

脈拍数は成人では 65～85/ 分で，100/ 分以上あれば頻脈，60/ 分以下であれば徐脈とする。乳幼児では 120/ 分くらい，3 歳以下では 100/ 分以上が多い。

脈拍が不規則な場合を不整脈 arrhythmia という。**不整脈**の正確な診断は心電図の分析によらねばならないが，脈拍の触診によってもある程度診断可能である。

脈拍の遅速とは，拍動の振幅が変化する速度を表現する言葉である。脈拍が急に大きくなり，ピークに達した後に急速に小さくなる場合を**速脈** pulsue celer，ゆっくり大きくなり，ゆっくり小さくなる場合を**遅脈** pulsus tardus という。遅脈は大動脈弁狭窄症，速脈は大動脈弁閉鎖不全症，貧血，甲状腺機能亢進症，発熱時などにみる。

5）毛細血管における物質の交換

細動脈側毛細血管では，血管内から組織に血液の液体成分と共に必要な栄養物が供給される。一方，細静脈側毛細血管では組織でできた不要な代謝産物（老廃物）が組織液と共に血管内に汲み上げられる。このようにして血管と組織との物質の交換が行われ，組織はその機能を営むことができる。

毛細血管壁は一層の**血管内皮細胞**からなるため，その間隙を通って血液中の液体成分は血管内から組織に移動する。この際，無機物，糖質，アミノ酸などは水分と共に容易に組織に移行するが，アルブミンなどのタンパク質は分子量が大きいために血管内に留まる。そのため，毛細血管壁はタンパク質に対しては半透膜としてはたらき，血管内に浸透圧を形成する（**膠質浸透圧**）。無機物は毛細血管壁を自由に出入りできるために浸透圧を形成しない。血液中にあるタンパク質による膠質浸透圧は 20 mmHg である。

動脈側毛細血管における血圧は 38 mmHg で，これが血管内の液体成分を組織に押し出す力である。他方，血管内血液の膠質浸透圧は 20 mmHg であるから，動脈側毛細血管では 38 − 20 = 18 mmHg の圧力で血管内から組織に液体成分が押し出され，水分と共に無機物，糖質，アミノ酸なども血液から組織液に移行する。

一方，静脈側毛細血管の血圧は 12 mmHg であるから，

> **MEMO**
> 〈不整脈〉
> 不整脈は心臓に流れる電気の異常や刺激が伝導路をうまく伝わらないことで起こる電気系統の故障である。
> 心臓の血管の病気とは異なるが，すでに心臓の病気がある場合は二次的に電気系統の異常が生じて不整脈が出やすくなる。また心疾患のない健常人にもみられる。
> 不整脈は大きく，期外収縮，除脈，頻脈の 3 種類に分類される。

> **MEMO**
> 毛細血管の血液の流れは秒速 0.5～1.0 mm。大動脈を流れる血液の速さ（秒速 50 cm）のおよそ 1,000 分の 1。

毛細血管を増やして健康に

毛細血管は年齢とともに衰え，減少していきます。運動をすることで血流量は増加しますが，血流量が一時的に増加した場合，新たな毛細血管が再生され，平常時の血流量も増加します。ウォーキングや水泳などの有酸素運動は，毛細血管を増やしたり発達させるのに適しています。

毛細血管内血液の膠質浸透圧との差，すなわち 20 − 12 = 8 mmHg の圧力で組織から血管内に水分が移行する。その際，組織における代謝の結果生じた老廃物も毛細血管内に運び込まれる。

細胞外液，ことに細胞間液が皮下組織に異常に貯留した状態を浮腫 edema という。浮腫は静脈圧上昇（うっ血性心不全），血液浸透圧低下（低アルブミン血症，栄養障害）などの際に出現する。

コラム 脚気心（かっけしん）

ビタミン B₁ の欠乏症（脚気）では心不全と神経障害がおこる。脚気の死亡原因は心不全が多く，脚気心と呼ばれる。普通の心不全は心臓の収縮が低下して起こるが，脚気心では心臓の心拍出量は良好，あるいは良すぎるぐらいであるにもかかわらず，心不全となる（高心拍出性心不全；high-output heart failure）。これは末梢組織でグルコースの代謝が行われないためエネルギー不足となり，多くの血液の供給が必要なために心拍出量が増すことになるためである。同じような心不全には，貧血，甲状腺機能亢進症があり，貧血では酸素が不足するために，また甲状腺機能亢進症では末梢での代謝が盛んなために拍出量が増えるが，追いつかずに心不全に陥る。

ビタミン B₁ は解糖系で生じたピルビン酸をアセチル CoA に変換するピルビン酸デヒドロゲナーゼの補酵素としてはたらく。これは，TCA サイクルの入り口にある重要な反応で，ビタミン B₁ 欠乏症では糖の代謝が途中で止まり，TCA サイクルに入ることができなくなる。

脚気は，白米をとるわが国では多く発症し，第 2 次世界大戦前までは結核と並ぶ二大国民病であった。江戸時代には精米された白米を食べる習慣が広まり，裕福な階級に脚気患者が多く，将軍の徳川家定，および家持は脚気が原因で死亡し，明治以降も軍隊で脚気が蔓延していた。

脚気の病因についての論争では，日本の陸軍と海軍の話が有名である。森鷗外は文学者としても知られているが，優秀な成績で東大を卒業し，ドイツに留学もして細菌学を学んだ彼は医師としても陸軍で最も偉い軍医として活躍していた。そのためか，病気には必ず病原菌があると信じており，まさか栄養不足が病気を起こすとは夢にも考えなかった。他方，海軍では高木兼寛が脚気は日本の食事が原因であると考え，そのことを実証し，食事を変えたために脚気の患者は激減した。

しかしながらこのような事実が出たにも関わらず，森鷗外が死ぬまで兵士に白米を出すことを主張し続けた陸軍では戦争で亡くなるよりも多くの人が脚気で亡くなった。頭のいい人は他人の意見を受け入れないという傾向があるようである。

コラム 狭心症の痛み

日本の医学の教科書は形式ばって堅苦しいが，英語の教科書は物語風に描かれているものが多いので，楽しく縦読みができる。昔の Guyton の生理学の教科書にあった記事を思い出して紹介する。

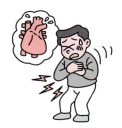

「冠動脈が狭窄し血液が流れなくなると，強い痛みが生じる。これは細胞が傷害されると大変なことになるので，強いアラームを出しているためである。心臓だけでなく，足の血管が詰まった時や腸間膜動脈が詰まった時なども非常に強い痛みが生じる。

褥瘡は組織が圧迫されて虚血に陥った結果生じる。普通の人でも，椅子に腰かけて座っているときには臀部の局所に圧がかかって血液が流れなくなり，その部位の虚血が起こる。しかし，それでも褥瘡はできない。というのは無意識のうちに軽い痛みを感じ，体重を移動させて一カ所に長時間の虚血を起こさないようにしているからである。しかし，脳卒中などで痛みを感じなくなると，自分では体重の移動が起こらず褥瘡をつくってしまう。」

第9章 食物の消化・吸収

　消化とは，摂取した食物を細かくし，食物中の種々の栄養素を体内に吸収できるような物質まで分解することである。消化には，消化運動（機械的消化），消化液の酵素作用（化学的消化）および細菌による消化（生物学的消化）がある。低分子になった栄養素は消化管壁細胞から吸収され，門脈を経て肝臓へ送られ利用される。図1に消化，吸収の模式図を示す。

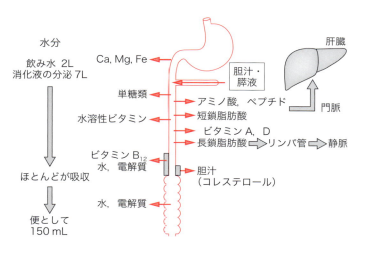

図1　消化，吸収

消化管には1日に合計約9Lの水が入り，その大部分が吸収され，便として排泄されるのはごくわずかである。大部分の栄養素は小腸の上部で吸収されるが，ビタミンB_{12}と胆汁酸は回腸末端部で吸収される。

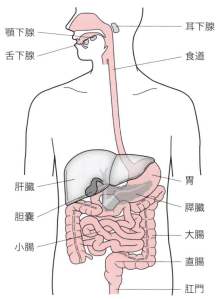

図2　消化器系の構成

1　消化器系の構成

消化器系は図2に示すように，①口腔，食道，胃，小腸（十二指腸，空腸，回腸），大腸（盲腸，虫垂，上行結腸，横行結腸，下行結腸，S字状結腸），直腸などのいわゆる消化管と，②消化液を分泌する唾液腺，胃小腸腺，膵臓，肝臓，胆嚢などがある。

表1に，三大栄養素の消化酵素による消化過程を示す。

2　口腔内の消化

食物は口腔内で咀嚼されて機械的消化をうけ，さらに唾液により化学的に消化される。

表1　三大栄養素の消化酵素による消化

所　在	消化酵素	基　質	分解産物
唾液	プチアリン	デンプン	デキストリン，麦芽糖
胃液	ペプシン	タンパク質	ポリペプチド
	レンニン	乳汁	乳汁凝固
膵液	トリプシン	タンパク質 ポリペプチド キモトリプシノーゲン	ポリペプチド 小ポリペプチド キモトリプシン
	キモトリプシン	タンパク質 ポリペプチド	小ポリペプチド
	カルボキシペプチダーゼ	ポリペプチド	C端から分解，アミノ酸
	膵アミラーゼ	デンプン	二糖類
	膵リパーゼ	脂肪	脂肪酸，モノグリセリド
	ヌクレアーゼ	核酸	ヌクレオチド
小腸粘膜微絨毛	リボヌクレアーゼ デオキシリボヌクレアーゼ	核酸	ポリヌクレオチド
	エンテロペプチダーゼ （エンテロキナーゼ）	トリプシノーゲン	トリプシン
	アミノペプチダーゼ	ポリペプチド	N端から分解，アミノ酸
	ジペプチダーゼ	ジペプチド	アミノ酸
	マルターゼ	麦芽糖	ブドウ糖
	ラクターゼ	乳糖	ブドウ糖，ガラクトース
	スクラーゼ	ショ糖	ブドウ糖，果糖

1）咀嚼
咀嚼は歯によって食物を細かく砕き，同時に食物塊に唾液をまぜる。咀嚼運動には舌，唇，頬の運動も関与する。

2）唾液　saliva
唾液は，主に大唾液腺（耳下腺，顎下腺，舌下腺）から分泌される。そのほか，口腔粘膜の小唾液腺からもわずかに分泌される。唾液の分泌量は1日1.0〜1.5Lにも達する。

a. 唾液の生理作用：唾液に含まれるデンプン分解酵素であるプチアリン（αアミラーゼ）により，デンプンがマルトースまでに分解される。プチアリンは弱酸性（pH 6.8）のときに最も活性が高く，口腔内（ほとんど中性）ではほとんど作用しない。食物が胃に入り，胃液によって酸性に傾くとプチアリンが作用する。その他粘稠性の糖タンパク質であるムチンが分泌され，食塊，口腔などをなめらかにし，食物を飲みこみやすくする。

唾液には免疫グロブリン（lgA）が含まれ，ウイルス，細菌の増殖を抑制している。またリゾチームもあり，細菌の膜を融解する作用がある。唾液はその他，体内の不要物質の唾液中への排泄，体温調節作用，水分代謝の調節などの作用を持っている。

b. 唾液の分泌機序：唾液の分泌は神経性に調節され，その中枢は延髄および橋にある。

(1) 無条件反射による分泌：口腔内に食物が入る機械的刺激により反射的に唾液分泌がおこる。

(2) 条件反射による分泌：食物を連想する，見る，あるいは調理の音を聞くなどの刺激によって分泌が起こるもので，過去の経験によって条件づけされている場合にみられる。

3）嚥下
口腔内で細かくくだかれた飲食物を，食道を経て胃まで送り込むことを嚥下運動という（表2）。これらが障害されると，嚥下障害，誤嚥が起こる。

第1期（口腔期）：食物を口腔より咽頭まで送り込む運動で，舌の運動により行われる。

第2期（咽頭期）：飲食物が咽頭に触れると，反射的に不随意運動が連続的におこり，食物は食道に入る。この時舌根が上がり，食物は気管に入らない。

第3期（食道期）：食道に飲食物が入ると蠕動運動がおこり，食物は胃の方に送られる。食道には上部と下部に括約

参考　唾液腺

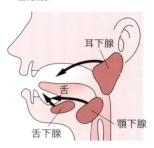

唾液腺は交感神経，副交感神経の二重支配を受けている。

副交感神経	ストレスが無い時または食事	粘性の低いサラサラとした唾液が多く分泌される。（主に耳下腺・顎下腺から）
交感神経	ストレスがある時または緊張時	粘稠性の高いネバっとした唾液が分泌される。（主に舌下腺から）

唾液の分泌は安静時と刺激時によっても異なる。

安静時（口を閉じて静かにしている状態）	1分間に平均約0.3 mL
刺激時（味覚や咀嚼のような外的刺激）	1分間に1.5〜2.0 mL

※1分間に0.7 mL以下だと唾液量減少と判断される。

参考　嚥下動態の模式図

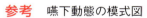

①準備期　②口腔期　③咽頭期　④食道期

表2　摂食・嚥下の過程

		先行期（認知期） ↓	
随意運動	口腔相	準備期−捕食，移送，加工処理，食塊形成 ↓ 口腔期（第1相） 食塊を咽頭に送り込む ↓	嚥下の3相
不随意運動	咽頭相	咽頭期（第2相） 鼻咽頭の閉鎖舌骨と喉頭の上昇，喉頭蓋の下方反転，一時的呼吸停止咽頭内圧の上昇，食道入口部が開く ↓	
	食道相	食道期（第3相） 咽頭後部の蠕動波	

筋があり，安静時には収縮しており食物の逆流を防いでいる。

3　胃における消化

消化における胃の役割は，
① 食べた物を一時的に収納する
② 食物塊を攪拌し砕き，小さな粒子にして少しずつ腸へ送る
③ 胃酸による殺菌作用，消化酵素の活性化，鉄，カルシウムなどのイオン化
④ ペプシンによるタンパク質の消化
⑤ 粘液分泌による胃壁の保護
⑥ ガストリンなどによる胃液分泌調節
⑦ 内因子放出によるビタミン B_{12} の吸収促進
⑧ グレリンなどのペプチドの分泌，などである。
　胃がんなどで胃を摘出した場合，消化に関しては大きな問題は起こらないが，胃の貯留機能が損なわれ，食後にさまざまな症状（ダンピング症候群）が生じる。急激に食物が入ることにより，小腸内の浸透圧が上昇し拡張され，セロトニン，ブラジキニンなどが分泌され不快感を生じたり，急激に栄養素が吸収されインスリンが分泌されるが，すぐに食物が流れていってしまうため低血糖が生じる。そのために食事が十分に摂れなくなり，また食欲亢進作用のあるグレリンもなくなるため，著明な体重減少をきたす。

また，術後しばらくたってから鉄やビタミンB_{12}の吸収障害がおこり，欠乏による貧血，神経症状が出現することがある（胃切除後症候群）。

1）胃の運動

胃に食物が入ると，噴門部が拡張し多くの食物を受け入れることができるようになる。入った食物は，胃の運動（蠕動運動）により撹拌される。この動きは噴門側から幽門の方に向かって進み，食物を下方に押し出す方向にはたらく。幽門は閉じているので，胃の内容物は蠕動運動によって撹拌される。蠕動運動により胃の内容物は酸性の胃液と混和し，半流動性の粥状になる。蠕動運動が強くなりpHが低下すると幽門が開き，小さく砕かれた胃の内容物は少しずつ十二指腸に送り出される（gastric emptying）。胃の大きな役割は，消化よりも食物を貯留する作用が重要である。急激に大量の食物が小腸へ流れ込むと，ダンピング症候群が起こる。

胃の運動は自律神経の支配を受け，副交感神経により促進され，交感神経により抑制される。またこれ以外にも，神経の作用がなくとも自動的に運動しうる性質をもっている。

2）胃液

胃体部には胃液の分泌を行う多数の胃底腺がある。胃底腺を構成する細胞には，主細胞，壁細胞，副細胞がある。

壁細胞は塩酸（HCl）を分泌する。塩酸は胃内容を酸性（pH1程度まで）にして，食物内の細菌に対して殺菌作用を示すと共に，タンパク分解酵素のペプシノーゲンを活性化する。その他，鉄などのイオン化を行い，吸収しやすい形にする。また，塩酸の過剰分泌は胃潰瘍の大きな原因となる。

主細胞からはタンパク分解酵素のペプシンの前駆体であるペプシノーゲンが分泌される。ペプシノーゲンは胃液の塩酸によって活性型のペプシンになる。ペプシンはタンパク質を加水分解してプロテオーゼ，ペプトン，一部ポリペプチドまでに分解する。

胃リパーゼも主細胞から分泌される作用の弱い脂肪分解酵素である。中性脂肪を分解して，脂肪酸とモノグリセリドにする。

副細胞は弱アルカリ性の粘液を分泌する。この粘液は胃の表面を覆い，塩酸やペプシンから上皮が障害されること

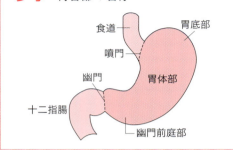

参考　胃各部の名称

MEMO

〈消化管の蠕動運動〉

消化管は平滑筋という自分の意志では動かすことのできない筋肉でできている。輪状筋と縦走筋の2つの筋層から成り，胃では胃壁の中輪走筋（平滑筋）が肥厚して括約筋となり幽門弁を作る。

消化管の動きは自律神経とホルモンによって調節され，食物が入ってくると，収縮する箇所が口から肛門へと向かって移動する。

MEMO

強力な胃酸と消化酵素は，胃壁そのものも消化して溶かしてしまうおそれがあるため，胃壁は胃の粘膜を保護する粘液も分泌している。

多量なアルコールの摂取やストレスなどによって過度に胃酸が分泌されたり，粘膜を保護する粘液が少なくなると胃潰瘍になる。

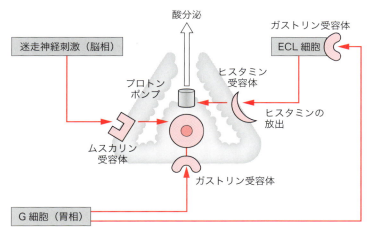

図3　胃壁細胞における塩酸の分泌機構

から守っている．ヘリコバクター・ピロリ菌は，アンモニアを産生し，胃粘膜に炎症を起こし，潰瘍の原因となる．

3）胃液の分泌の調節

　胃液の分泌は，神経を介する反射によるもの（脳相）と，胃および腸からの消化管ホルモンによる体液性調節がある．

　図3に壁細胞における塩酸の分泌機構を示す．他の細胞の分泌機構もよく似た経路により行われている．食事を摂ると反射的に延髄にある中枢が刺激され，迷走神経を介してアセチルコリンが分泌され，塩酸をはじめとする胃液の分泌が促進される．また，食物を見るなどの条件反射によっても胃液が分泌される．このうち塩酸は，壁細胞からプロトンポンプを介して分泌される．食物が胃に入ると，幽門部粘膜から消化管ホルモン（ガストリン）が血液中に分泌され，血流を介して胃底腺に運ばれて胃底腺からの塩酸の分泌を促す．また，ヒスタミンも塩酸の分泌を促進する．

4　小腸における消化

　胃で消化された食塊は十二指腸に入り消化吸収される．十二指腸では，膵臓から膵液，肝臓から胆汁が分泌され，また腸全般において腸腺から腸液が分泌される．三大栄養素を分解する主要な酵素が存在しており，食物を吸収できるような小分子の物質までに分解する．

1）膵液

膵液は，三大栄養素を分解する主要な消化酵素を含んでいる。1日に約700～1,000 mL分泌される。膵液にはHCO_3^-が多く含まれていて，弱アルカリ性（pH8.5）である。小腸の消化酵素はいずれも弱アルカリが至適状況であるため，膵液により胃から送られてきた酸性内容物は中和され，消化酵素が作用しやすくなる。

a．タンパク分解酵素

トリプシン，キモトリプシンは，タンパク質を小分子のペプチドからさらにアミノ酸までに分解する。不活性型のトリプシノーゲン，キモトリプシノーゲンの型で分泌されるが，腸液中で活性型に変換される。

b．脂肪分解酵素

脂肪は胃の中ではほとんど消化されず，小腸ではじめて膵リパーゼによって消化を受け，脂肪から脂肪酸とモノグリセリドに分解される。

c．糖質分解酵素

膵アミラーゼはデンプンを分解して二糖類（デキストリン，麦芽糖）までに分解する。マルターゼは麦芽糖をグルコースに，ラクターゼは乳糖をグルコースとガラクトースに分解する。

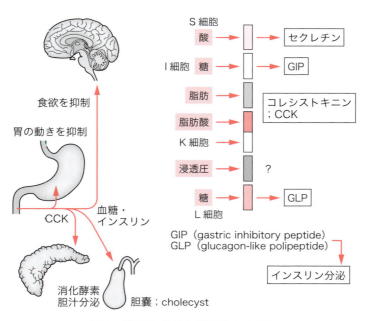

図4　膵液の分泌と消化管ホルモン

２）膵液の分泌と消化管ホルモン（図4）

　十二指腸に脂肪が到達すると，十二指腸に存在する細胞が感知し，コレシストキニン（CCK：コレシスト＝胆囊，キニン＝刺激する）が分泌される。CCKが血流により胆囊に運ばれ，胆囊を収縮させて胆汁の分泌を促進し，また膵臓に運ばれて消化酵素を分泌する。このようにして脂肪の消化，吸収が行われやすくしている。さらにCCKは胃に作用し，胃の動きを抑制し，胃から排泄を遅くし，摂取した脂肪が十分に消化吸収できるようにしている。またCCKは脳にも作用し，満腹感を生じさせる。このため脂肪の多い食物を摂ると満腹感が長く続くようになる。

　胃からは酸性の食物が十二指腸に送られてくる。十二指腸での消化酵素はアルカリ側で作用するため，胃からの食物を酸性からアルカリ性に変える必要がある。十二指腸の粘膜細胞が酸性により刺激されると，セクレチンが血液中に分泌され，膵臓からHCO_3^-の多い膵液を分泌し，十二指腸内を中和する。

　このほか糖を感知する細胞もあり，インクレチン（glucose-induced peptide GIPおよびglucagon-like peptide-1 GLP-1）を分泌する。これらのペプチドはインスリンの分泌を促進し，食後の血糖を低下させる作用がある。セクレチンやインクレチンもCCKと同じように胃の動きを抑制し，満腹中枢に作用して満腹感を与える作用も有している。また，機械的な刺激や浸透圧を感知して，小腸に食物塊が入ると胃の動きを抑制する機構も存在する。

３）胆汁

　胆汁は肝臓から1日500〜1,000 mL分泌される。胆汁は一時胆囊に蓄えられ濃縮された後，食事をすると脂肪を感知してコレシストキニンが分泌され，胆囊が収縮し小腸に分泌される。胆汁には胆汁酸と胆汁色素が含まれている。胆汁酸はコレステロールより作られ，タウリン，グリシンなどのアミノ酸と結合して分泌される。胆汁酸は脂肪と結合してミセルを形成し，酵素作用を受けやすくして吸収を促進する作用を持つ。

　胆汁色素はビリルビンが中心で，脾臓で壊された赤血球のヘモグロビンの分解産物からなる。ビリルビンは肝に運ばれ胆汁の成分として十二指腸に分泌される。腸内のビリルビン腸内細菌により還元され，ウロビリン，ウロビリノーゲンとなり糞便の色を形成する。

MEMO

〈胆汁の成分〉
水分　約97%
胆汁酸　約0.7%
ビリルビン（胆汁色素）　約0.2%
コレステロール　約0.06%

!　胆汁は肝臓で作られる。胆囊は肝臓で作られた胆汁を蓄え，放出する器官にすぎない。胆囊は送られてきた胆汁から水分や塩分を吸収して5〜10倍に濃縮し，粘液とともに十二指腸に放出する。

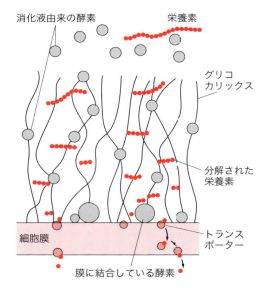

図5 小腸粘膜細胞の微絨毛の表面と膜消化

〈刷子縁〉
　小腸の吸収上皮細胞および腎臓の近位尿細管細胞の上部に存在する，長さや太さがふぞろいの微絨毛が密に形成されている領域。小腸における刷子縁の存在は表面積の拡大に役立っている。

4）小腸液

　小腸液は1日1.5〜3L分泌される。小腸液の中には多量の粘液と三大栄養素の最終段階に作用する種々の酵素が含まれている。このうち酵素は腸上皮細胞が剥離したものの中に含まれている。したがって腸内における消化は，膵液などによる消化と腸上皮により行われる膜消化の2つがある。

5）膜消化

　小腸粘膜細胞の微絨毛の表面には，図5に示すようにグリコカリックスがフィラメント状の層を形成している。そこには，膵アミラーゼなどの消化酵素が管腔内から浸透してきているが，それ以外に上皮細胞固有の消化酵素が微絨毛の表面に存在する。多糖類などの基質は，グリコカリックス内の酵素により逐次消化され，最終段階の単糖類まで分解される。

　以下に，小腸に存在する膜消化酵素を示す。

a．タンパク分解酵素：アミノペプチダーゼおよびジペプチダーゼで，ともにペプチドをアミノ酸までに分解する。この機構により，網状構造内には細菌が入り込まず，大きな分子の栄養素は分解されてすぐに吸収され，細菌に食されるのを防いでいる。また，この刷子縁での分解吸収ができない場合（アルファグルコシダーゼ阻害薬，乳糖不耐症）には，栄養素が細菌によって分解され，ガスの産生や下痢を起こす。

b．脂肪分解酵素：リパーゼは脂肪を脂肪酸とモノグリセリドに分解する。

c．糖質分解酵素：マルターゼは麦芽糖をグルコースに，ラクターゼは乳糖をグルコースとガラクトースに，スクラーゼはショ糖をグルコースとフルクトースに分解する。成人ではラクターゼの活性が低下している例があり，前述の乳糖不耐症を示す。

6）小腸の運動

　小腸は，食物を消化液と混和して消化を良くし，これを大腸の方に送るために運動を行う。小腸の運動は次の3つの型に分けられる。

a．分節運動：輪状筋が収縮し，くびれ，いくつかの分節に分かれ食物を混和する。

b．蠕動運動：口側が強く収縮すると，肛門側の方は弛緩する。さらにこの収縮が口側から肛門側に伝わって食物が

大腸の方に送られていく。

c. 振子運動：腸管が長軸に沿って伸び縮みする運動で，縦走筋が収縮・弛緩することによっておこる。

　小腸の運動は腸内容物により，腸壁内の神経叢にある神経の影響を受ける。また，自律神経の影響も受け，副交感神経は運動を亢進に，交感神経は運動を抑制するようにはたらく。しかし，小腸の筋細胞は神経によらなくとも自動的に運動しうる性質をもっている。

5　大腸における消化

　大腸では，濃厚なアルカリ性（pH8.4 ぐらい）の種々の電解質を含む大腸液が分泌される。大腸液は粘性に富み，消化酵素はほとんど含まれておらず，主に大腸壁を保護するはたらきをしている。

　大腸の生理作用として重要なのは，腸内細菌による生物学的消化と水分の吸収である。大量に分泌されていた消化液中の水分，飲料水中に含まれる水分をほとんど再吸収して，糞便を形成する。また大腸には種々の細菌が存在し，三大栄養素の生物学的消化を行っている。糖質は発酵されて乳酸，酢酸，酪酸，プロピオン酸，アルコール，あるいは CO_2，H_2，メタンなどのガスを発生する。タンパク質は脱炭酸，脱アミノ基作用を受け，硫化水素，インドール，スカトールなどを発生し，糞便に特有なにおいを付けている。

MEMO

〈大腸の役割〉
・水と電解質（Na^+, Cl^-）の一部を吸収する。
・便の形成
〈大腸の運動〉
分節運動：水分の吸収を効率よく行うための運動
蠕動運動：肛門への移送を行い，便意を催す運動

6　排　便

　肛門には内肛門括約筋と外肛門括約筋とがあり，両者は通常一定の収縮状態にある。直腸に便がたまり内圧が上がると排便反射が引き起こされ，便意がもよおされる。この場合内肛門括約筋は不随意筋で反射的に弛緩するが，外肛門括約筋は随意筋であり，意志により収縮し続けて排便を調節する。意識的に腹圧を上げ，外肛門筋もゆるめると排便することができる。乳児ではこの中枢性の制御が完成しておらず，便が直腸に入ると直ちに排便する。脳の疾患などでこの制御がなくなると，大便失禁という状態になる。

MEMO

〈便の排泄〉
　食物の摂取から排泄までは 1～3 日くらいを要する（通常は 24 時間）。

摂取したものの通過時間

	小腸	大腸
液体	5分	4～5 時間
固体	4 時間	12～15 時間

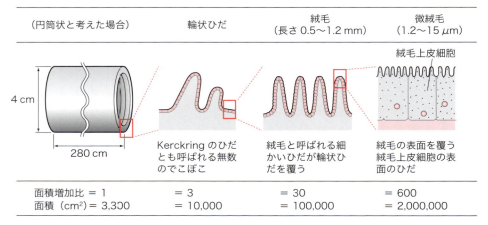

図6　小腸壁の構造

7　吸　収

1）小腸壁の構造と吸収

　小腸は直径約4〜6cm，全長5〜7mの柔軟な管である。図6に示すように，複雑な構造を持ち，その表面積を拡大している。粘膜側には無数の輪状のひだがあり，粘膜面には絨毛がビロード状に存在している。しかもこの絨毛を構成する粘膜細胞の表面には微小絨毛といわれる凹凸があり，物質吸収に対してその有効面積を増大している（単純な管に比べ約600倍）。

　摂取された食物は，消化酵素によって順次分子量の小さい溶解性の物質になる。分解された物質は消化管の壁を構成する粘膜細胞層を通して，血液またはリンパ液中に移行させる。栄養素の吸収は口腔，食道ではほとんど行われず，胃でもわずかに行われるのみである。栄養素のほとんどは小腸上部で吸収される。小腸の上皮細胞の自由表面は線条縁によって表面積が広くなっており，吸収には好適である。

　胃ではアルコールをのぞいてはほとんど吸収されず，また大腸では水分およびわずかの塩類が吸収されるにすぎない。

2）吸収の機序

　吸収は，粘膜細胞表面を構成する微絨毛膜から行われる。栄養素の膜の透過には，濃度勾配に従って取り込む受動輸送と，濃度勾配に逆らって取り込む能動輸送，および飲作用がある。例えばグルコースやNaClなどは，腸管内

> **MEMO**
> 　小腸の粘膜層からは消化酵素が分泌され，アミノ酸・ブドウ糖・グリセリド・脂肪酸などの最終的な分解物に消化する。そしてこの食物と消化液の混ざったものを収縮と弛緩をくりかえし，移動させながら吸収していく。この運動は消化液と食物を混合するのに役立つとともに，粘膜との接触を多くし，吸収をよくするのに役立っている。

> **MEMO**
> 〈門脈〉
> 　消化管を流れた血液が集まって肝臓に注ぐ部分の血管のことである。
> 　門脈は肝臓における機能血管で，肝臓内での解毒作用や糖質貯蔵作用などはこの血管を介して行われる。

の濃度が粘膜細胞の中の濃度よりも低くても吸収される。これらの吸収にはブドウ糖を細胞内に運ぶトランスポーター（輸送体）が考えられている。このトランスポーターを移動させるのに生物学的なエネルギーを使用している。受動輸送では濃度勾配の高い方から低い方へ移動するので，この場合は特別なエネルギーを必要としない。無機質，水溶性ビタミンなど多くのものがこれにより吸収される。吸収された栄養素は門脈を経て肝臓へ運ばれる。

3）糖質の吸収

糖質は単糖類まで分解された後，吸収される。吸収速度は同じ単糖類でも異なる。ガラクトースとグルコースは，エネルギーを消費して行われる能動輸送によって比較的速く吸収される。一方フルクトースや五単糖は拡散によって吸収されるため，吸収速度は遅い。現在のところブドウ糖はNa^+と共にトランスポーター（SGLT1）により細胞内に取り込まれ，Naが高くなると取り込みやすくなる（図7）。脱水症の治療のために用いる経口補水液にはNaとブドウ糖が含まれており，電解質，糖分，そして水が吸収しやすくなっている。

4）脂質の吸収

脂質は水溶液中では大きな油滴を作るため，そのままでは消化酵素が作用できない。このため脂質の消化には胆汁酸が必要である。脂質は，胆汁酸によりミセルと呼ばれる小さな粒子になり，消化酵素が作用することができるようになる。長鎖脂肪酸（トリグリセリド）は脂肪酸とモノグリセリドに分解した後，主に空腸と回腸の粘膜細胞で受動輸送により吸収される。吸収された後，再びトリグリセリドに合成され，カイロミクロンとして中心乳び管に入り，胸管を経て血液に入る。また，中鎖脂肪酸は胆汁酸が無くても分解され，他の栄養素と同様に直接門脈に入り肝臓に移送される。

5）タンパク質の吸収

タンパク質はアミノ酸まで分解され，小腸から吸収される。糖と同じようにトランスポーターにより細胞内に取り込まれると考えられている。ある種のポリペプチドはアミノ酸まで分解されることなく，そのままの形でペプチドトランスポーターにより吸収される。ポリペプチドトランスポーターは小腸の障害時にも比較的保たれており，腸炎な

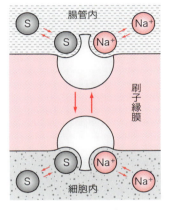

図7　ブドウ糖とNa^+の共輸送

どの際にもその機能が保たれるため，ポリペプチドの投与が有効な栄養補給法となる。

6）水分および電解質の吸収

腸管内の水分は食物中の水分および消化液中の水分で，1日約9Lに達する。そのうち大部分の水分が腸から吸収され，便として排泄されるのはわずか100～150 mLである。

食物中のNaイオンおよび唾液などの消化液と一緒に出されたNaはほとんど小腸で吸収され，残りの一部が大腸で吸収される。ClイオンもNaイオンの吸収に伴って吸収される。各種のビタミンを吸収するのも小腸からである。

8　肝臓のはたらき

肝臓は横隔膜の直下にあり，成人では重さ1,000～1,400 gであり，生体内の一番大きな臓器である。肝臓は以下に示すように多くの機能を備えている。

1）代謝，合成と貯蔵

a. 糖質：肝臓に送られてきた糖質をグリコーゲンに変換して蓄える。また，ホルモンの作用などにより，グリコーゲンをグルコースに変えて血液中に出し，血糖を一定に保つ作用がある。また，アミノ酸，脂肪からのグリコーゲンへの転換も行われている。

b. タンパク質：肝臓はアミノ酸を用いて種々のタンパク質を合成する。アルブミン，フィブリノーゲン，プロトロンビンの血漿タンパクなどは肝臓でつくられる。肝臓ではタンパク質をアミノ酸に分解すること，タンパク質から糖あるいは脂肪へ変換することも行われている。また，アミノ酸をさらに分解してアンモニアを産生し，さらに尿素として尿中へ排泄する。

c. 脂質：脂肪酸の分解，リン脂質，コレステロールなどの合成を行う。肝臓で作られた脂質はリポタンパク（超低比重リポタンパク：VLDL）として血中に放出される。

d. 無機質：各種ビタミン，鉄，銅，コバルトなどの無機質も肝臓内に蓄えられる。これらの物質は必要に応じて血液中に放出される。

2）解毒

ホルモン（ステロイドホルモン，甲状腺ホルモンな

MEMO

GOT，GPTは肝臓にある酵素。肝臓に障害があると，血液中に壊れた細胞から大量に酵素が流れ出てくるため，血中にある酵素の量を調べると肝機能の善し悪しがわかる。GPTはほかの臓器よりも肝臓に多く存在している酵素だが，GOTは肝臓のほか，心筋や腎臓，骨格筋にも含まれている。したがって心筋梗塞や筋ジストロフィーなどの場合にも，血液中のGOT値が上昇する。

ど），薬物などはグルクロン酸抱合，硫酸抱合などにより無毒の物質に変えられ，胆汁中に排泄される。

▶**胆汁の生成と分泌**：胆汁はヘモグロビンの代謝産物であるビリルビンと胆汁酸からなる。胆汁は肝臓で1日500～1,000 mLつくられ，分泌された胆汁は一時胆嚢に蓄えられ，食事の刺激により十二指腸へ排泄される。胆汁は脂質の乳化に重要で，脂質を小さなミセルにして消化可能な形にする。また大部分の胆汁は回腸末端部から再吸収され，再利用される（腸肝循環）。そのため回腸末端部が切除された例では胆汁酸の不足が生じ，脂質の吸収障害が起こる。

9　腸内細菌叢の生理機能

1）消化吸収

ヒトの腸内において形成される腸内細菌叢は，成人では細胞総数は10^{14}（100兆）個，湿重量は1～2 kgに相当する。腸内細菌叢は主に嫌気性菌で，従来の方法では培養が困難な細菌が含まれているが，近年メタゲノム解析により細菌叢全体の遺伝子組成と，それに基づいた機能特性の解明が可能となっている。腸内細菌は乳児においてはビフィドバクテリウム属が多数を占めるが，成長につれて減少し，成人においてはバクテロイデス属，クロストリジウム属などが増加する。

腸内細菌はショ糖分解性のものが多く，消化管上部において消化・吸収されなかった炭水化物，特にセルロースを発酵分解し，エネルギーを回収する作用を持つ。ヒト1日の要求エネルギーのおよそ1割は腸内細菌の発酵によりもたらされると推定されている。発酵産物は主に短鎖脂肪酸（short chain fatty acid：SCFA）であり，ほとんどが大腸上皮細胞で吸収される。SCFAは主に酢酸塩acetate，酪酸塩butyrate，プロピオン酸塩propionateである。このうち酪酸塩は大腸上皮細胞によって大部分が消費され，細胞分裂や粘膜再生などに使われる。

また腸内細菌叢は腸管の蠕動運動peristalsisを亢進させるはたらきもあり，病原性微生物の排出を促している。

2）免疫

消化管には多数の免疫細胞が存在し，腸内細菌は宿主の免疫と密接に関連している。例えば通常マウスと無菌マウスを比較すると，無菌マウスにおいては，① パイエル板などのリンパ組織が未発達，② 腸管における免疫グロブ

Word　〈ミセル〉

分子間力による多数の分子の集合体。

MEMO

〈胆汁酸の腸肝循環〉

十二指腸に分泌された胆汁酸は90～95%が小腸下部（回腸）で再吸収され，5～10%が便や尿に混じって排泄される。吸収された胆汁酸は門脈を通って肝臓に入り，再び胆汁として分泌される。

第9章 食物の消化・吸収

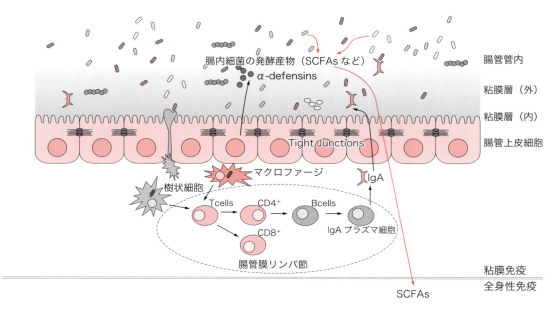

図8　腸内細菌と免疫系の相関図
(Regulation of lung immunity and host defense by the intestinal microbiota
Front Microbiol. 2015 Oct；6：1085 より改変引用)

リン A（IgA）産生細胞の減少，③ 消化管上皮が外的ストレスに脆弱である，などの異常が見られる。この無菌マウスに腸内細菌を投与し数週間飼育すると，これらの異常が改善することから，腸内細菌が免疫系に及ぼす影響が示される。

　腸管内において抗原が免疫系に侵入するのを最初に制御しているのは腸管粘膜に配列している腸管上皮細胞 intestinal epithelial cell であり，細胞同士は密着結合 tight junction しており物理的障壁としてバリア機能を発揮している。小腸において特異的なパネート細胞 paneth cell 顆粒はリゾチームを含んでおり，腸内細菌叢の制御を行っていると考えられている。また，種々の刺激に対する反応として抗菌作用を有するペプチド（α/β defensin，5 defensin など）の合成と分泌を行うことで，病原体から宿主を保護する。腸管膜リンパ節においては，体液性免疫により IgA が産生され腸管内における免疫機構を保っている。すなわちマクロファージや樹状細胞 dendritic cells が取り込んだ抗原を認識した T 細胞を通じて B 細胞が活性化し，IgA プラズマ細胞へと転換されることによって IgA が産生され，免疫機構の発達に寄与している。

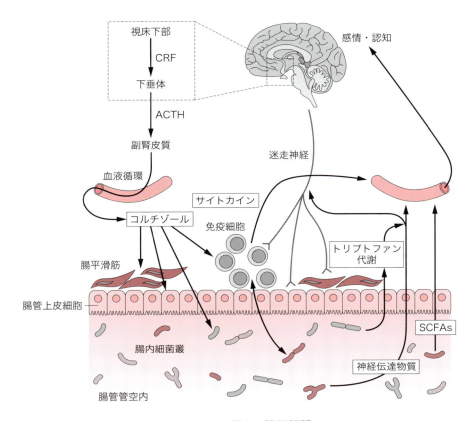

図9 腸脳相関
(Probiotics, prebiotics, and the host microbiome. the science of translation. Ann N Y Acad Sci. 2013 Dec；1306：1-17 より改変引用)

3）腸脳相関　gut-brain axis（GBA）（図9）

　脳と腸は双方向的に関連しており，腸脳相関という。これは神経系，下垂体，ホルモン，腸炎症機能など，神経機能やシグナル伝達経路，ひいては人の行動にまで影響を及ぼすような相互作用からなる高度複合体である。

　中枢神経系において特に視床下部－下垂体－副腎系（hypothalamic-pituitary-adrenal axis）によって分泌されるコルチゾールは，免疫細胞に影響を及ぼし，腸蠕動運動のはたらきを抑制，また腸の透過性やバリア機能，また腸内細菌叢の構成を変化させる。一方，腸内で生じた様々なシグナルは神経系や内分泌系，免疫系を通じて脳へ伝えられる。腸内細菌はサイトカインの血中濃度変化やセロトニンの前駆物質であるトリプトファン代謝の調節，また迷走神経の調節に関与していると考えられる。また，SCFAはGLP1やPYYなどの消化管ホルモン放出を刺激し，食欲調節に関与していると考えられる。

コラム　食餌と腸内細菌叢

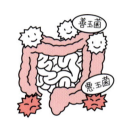

　腸内には数兆もの微生物が存在し，免疫や代謝などの機能を担っています．伝統的な生活様式の集団の腸内細菌叢と，西洋型の生活様式の集団の腸内細菌叢を比較すると，西洋型においては多様性の減少がみられます．では腸内細菌叢の変化を引き起こす要因は何でしょうか？その答えの1つは食物繊維です．食物繊維に含まれるMAC（microbiota-accessible carbohydrate）は，腸内細菌叢の形成に関連が深く，伝統的な食餌に比べて西洋型の食餌（脂肪や単純炭水化物が多く，低繊維）で顕著に少なくなっています．

　近年の研究報告で，ヒト腸内細菌叢を持つマウスに低MAC食を摂取させたところ腸内細菌叢の変化は単一世代内ではほぼ可逆的であることが示されました．しかし，数世代にわたって低MAC食を摂取させると多様性が徐々に減少し，食餌にMACを再導入しても回復しないということが明らかとなりました．腸内細菌叢を当初の状態に戻すためには，食餌によるMAC摂取と，消失した細菌群を投与する必要があると考えられます．西洋型の生活様式の腸内細菌叢と関与がある疾患が増え，微生物叢が治療標的とされることがあります．この腸内細菌叢の再プログラム化には，食餌からのMAC摂取に加えて過去に消失してしまった細菌群を投与する必要があるかもしれません．

出典　Nature 2016, vol.529, p.212-215, doi:10.1038/nature16504.

第10章 尿の生成と排泄

腎臓のはたらき

体液の浸透圧，電解質の組成は，水や電解質の出納が変化しても常に一定に保たれている。腎臓は水分・電解質の排泄を調節することにより，体液組成の恒常性を保つ。また，窒素代謝産物や解毒物質，体内の過剰物などは腎臓を介して排出される。その他，腎臓は血液造成，血圧調節，カルシウム代謝にも関与している。

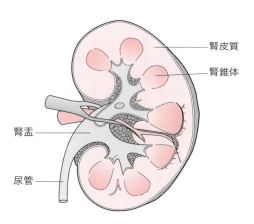

図1 腎の解剖

腎臓は後腹壁に付着しているため，後腹膜臓器と呼ばれている。

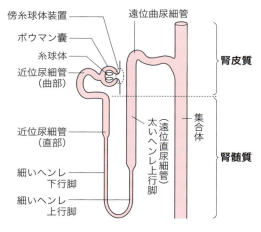

図2 ネフロン

〈尿細管〉
糸球体と腎盂をつなぐ無数の管（ホースのようなもの）。うねりまがった形状で，たくさんの毛細血管がとりまいている。そのうち糸球体に近い場所にある管を近位尿細管，ヘンレ係蹄の後に続く管を遠位尿細管という。

MEMO

〈腎臓の機能〉
濾過：血液の浄化，老廃物や毒素の排泄
体液の調節：血液浸透圧やpHの調節
分泌：ホルモンの分泌とその調節

1 機能からみた腎臓の解剖と生理機能

腎臓は脊椎の両側に，後腹膜外に左右に1個ずつ存在している。腎臓の割面では，外側に赤褐色の皮質と，内側に

淡紅色の髄質がみられる（図1）。腎臓の構造単位はネフロンと呼ばれ，腎小体，近位尿細管，ヘンレ係蹄（ヘンレループ），遠位尿細管と集合管がある（図2）。腎小体は糸球体とボーマン嚢とから成る。糸球体は小動脈の毛細管束から成り，この部分で血液の濾過が行われる。この部位での濾過量は多く，そのため腎臓は全体重の0.5％しかないが，全血流の20％が流れている。糸球体で濾過された尿は近位尿細管，ヘンレ係蹄，遠位尿細管，集合管を経て尿管から膀胱へ送られる。

2　尿の生成と排泄

1）糸球体における濾過

図3に尿の生成過程を模式的に示す。

糸球体の毛細血管には高い圧の血流が流れ，20％が濾過される。糸球体における濾過は限外濾過といい，高い圧をかけて，小さな穴からサイズの小さな分子をふるいにかけて排泄するしくみになっている。水分および糖質，無機イオン，尿素，尿酸など，小分子の物質は糸球体毛細血管からボーマン嚢へ濾過されるが，血球および分子量が50,000以上のタンパク質などの大きい分子は濾過されない。このことは，濾過された尿（原尿）の成分がタンパク質を除くと血漿の成分とほとんど同じであり，腎小体では血漿中の小分子成分を無差別に濾過していることからもわかる。

糸球体細動脈の調節は輸入細動脈と輸出細動脈で調節される。糸球体内の毛細血管の収縮期血圧は60～90 mmHgで，他の毛細血管よりもはるかに高い血圧を示す。この毛細血管圧とボーマン嚢の内圧の差により血液が濾過されて，ボーマン嚢内へ移行する。水分が濾過されると血漿中に取り残される大分子の濃度が高くなり，膠質（コロイド）浸透圧が上昇する。この膠質浸透圧はボーマン嚢に濾過された水分を再び毛細血管に引き戻す力になる。

糸球体濾過量は糸球体血圧が上昇すれば増える。糸球体血圧は輸入細動脈の収縮・拡張によって調節されている。腎の血流量は，体血圧が変動してもある程度までは一定に保たれる。しかしながら，血圧が著明に低下すれば（例えばショック時）糸球体血圧も低下し，濾過量も減少する。

2）近位尿細管の機能

尿細管ではボーマン嚢へと濾過された原尿から必要な成分を再吸収し，また不要なものを排泄する。近位尿細管で

> **MEMO**
>
> 〈ネフロン〉
> ネフロンは片方の腎臓だけで約100万個あるとされ，ネフロンの一部である糸球体は腎動脈から枝分かれした毛細血管のかたまりで，ボーマン嚢が取り囲んでいる。
>
> 〈有効濾過圧〉
> ＝糸球体血圧−（血漿浸透圧＋ボーマン嚢内圧）
> ＝60−（25＋15）
> ＝20 mmHg

参考　腎臓の毛細血管の特徴

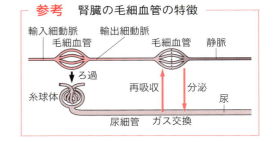

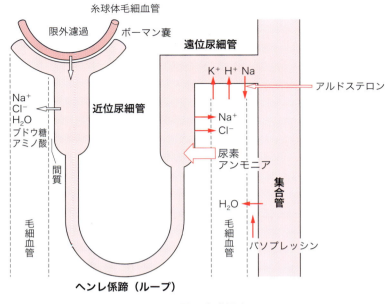

図3 尿の生成過程

> **〈尿細管と尿管〉**
> 尿管は腎盂と膀胱をつなぐ管のこと。名前が似ているので混同注意！

は，電解質，ブドウ糖，アミノ酸，および大部分の水分が再吸収される。尿細管では再吸収と分泌により尿量，電解質排泄が調節される。水の再吸収の調節にはバソプレッシン（抗利尿ホルモンともいう）が関与している。

a．ブドウ糖，アミノ酸の再吸収

ブドウ糖の再吸収はナトリウム／グルコース輸送担体（SGLT）1および2（近位尿細管にはSGLT2，遠位尿細管にはSGLT1）により，ナトリウム濃度勾配を利用して尿細管に吸収される（図3）。このNaの濃度勾配は尿細管細胞の間質側（側底膜）に存在するナトリウムポンプ（Na^+/K^+ ATPase）によって形成される。これはATPのエネルギーを用い，細胞内のNaを排泄し，細胞外からKを取り込むポンプである。

ブドウ糖は血糖値が正常な場合，ほぼ完全に再吸収されるため，正常人の尿中にはほとんど認められない。しかし，血糖値が高値になると（血糖が160～180 mg/dL以上）再吸収能を超過するため，糖が尿中に排泄される。なお，SGLT2の阻害薬は現在糖尿病の治療薬として用いられている。

糸球体はアミノ酸を自由に通過する。アミノ酸も生体にとって重要な栄養素であるため，尿細管ではほぼ100％のアミノ酸が種々の輸送体により吸収される。中性アミノ酸はNa依存性の共輸送体により行われ，基本的にはグル

コースと同じメカニズムである。酸性アミノ酸もほぼ同じようなメカニズムで輸送されるが，H^+やK^+の関与もある。塩基性アミノ酸は電荷をもったまま，そのまま単独で再吸収される。オリゴペプチドもペプチド輸送体により再吸収される。

b. 電解質の再吸収（図4）

尿細管は各種イオンの輸送を行う。イオンチャネルおよびイオンのトランスポーター（輸送担体）が存在している。尿細管壁細胞の細胞内Na^+濃度は，Na^+/K^+ATPaseの作用により低く保たれており，Na^+は尿細管内から尿細管壁細胞内へ濃度勾配に従い受動的に移動する。さらに，壁細胞は尿細管腔に対して電気的に負（－40 mVくらい）になっているので，陽イオンであるNa^+は壁細胞内へ移動しやすくなっている。

壁細胞の間質側にはNa^+/K^+ATPaseがあり，細胞内のNa^+を濃度勾配に逆らい（能動輸送）間質側へ汲み出す。尿細管腔内の浸透圧が低下すると，その浸透圧勾配により水も尿細管腔内から間質側へ移動する。陽イオンのNa^+が尿細管内に入ると，陰イオンであるCl^-も受動的に再吸収される。

ループ利尿薬はヘンレ係蹄でのNa^+再吸収を阻害することにより，尿中のNaを増やし，浸透圧を上昇することにより，尿量を増加させる。サイアザイド系の利尿薬は遠位尿細管において，Naの再吸収を阻害する。

3）遠位尿細管と集合管

ヘンレ係蹄を上行する間に，低張液となった尿細管液は遠位尿細管，集合管においてさらにNa^+ポンプによるNa^+の再吸収を受ける。アルドステロンは遠位尿細管および集合管で，Na^+/K^+ATPaseを活性化し，細胞内のNaを排泄し，Kを取り込む。そのため細胞内はNa濃度が低く保たれ，尿細管からNaが流入しやすくなっている。Kは逆に細胞内が高濃度になり，尿細管へ排泄しやすくなる。またアルドステロンはNaチャネル及びKチャネルの膜への移動を促進させ，Na^+の再吸収及びK^+の分泌を促進する（図5）。排泄されたKの一部はH^+と交換に再吸収される。このため，原発性アルドステロン症ではNaの再吸収が増加して体液量が増え，高血圧を呈する。その他Kの排泄により低K血症，さらにHの排泄によりアルカローシスを呈する。

アルドステロンの拮抗薬はKを保持する作用がある利

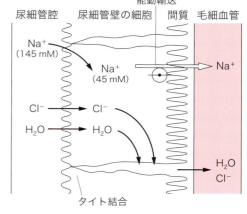

図4　尿細管におけるNa^+の再吸収

> **MEMO**
>
> 〈尿細管での再吸収〉
> 糸球体濾液に溶け込んでいる物質の再吸収は受動輸送と能動輸送で行われる。
> ・近位尿細管での再吸収：エネルギーを必要とする能動輸送で行われる。体にとって重要な物質のほとんどを再吸収し，体にとって不要な物質は尿細管の中へと分泌される。
> ・遠位尿細管での再吸収：エネルギーを必要としない受動輸送で行われる
>
> 〈原発性アルドステロン症〉
> 副腎皮質ステロイドホルモンのひとつであるアルドステロンの分泌が過剰になることが原因でおこる。

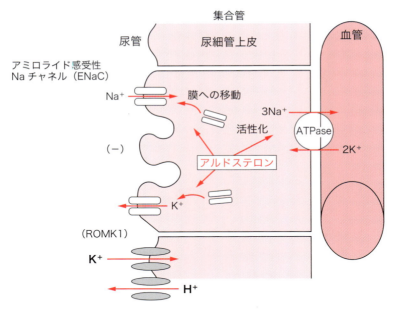

図5 遠位尿細管および集合管におけるアルドステロンの作用

尿薬として用いられている。心房利尿ペプチドは体液量が増えると心臓から分泌され，Naを排泄することにより利尿作用を発揮する。

その他，遠位尿細管では，H^+，K^+，NH_3などが尿中に排泄される。

4）水の再吸収の調節

糸球体で濾過された水の大部分（70～80%）は，近位尿細管でNaの再吸収に伴い同時に再吸収される。残りがヘンレ係蹄の下行脚および遠位尿細管，集合管で再吸収される（図3）。したがって尿として排泄される水分量は，糸球体濾過量の1%以下である。

水の再吸収の調節は，下垂体から分泌されるバソプレッシン（抗利尿ホルモン）により行われる。バソプレッシンは，血液の浸透圧が上昇すると分泌され，集合管における水チャネル（アクアポリン）を制御することにより，再吸収を調節している。

尿崩症では，バソプレッシンの分泌がないため，尿は大量低張のまま排出される。

5）尿細管における分泌

生体に不要な代謝産物，異物は糸球体で濾過されるだけでなく，尿細管で分泌され尿中に排泄される。

MEMO

〈尿崩症〉
1日に排泄される尿量は8～12Lにもおよび，皮膚の乾燥や口渇，多飲，多尿を特徴とする。

投与されたフェノールレッド，パラアミノ馬尿酸，ペニシリンなどの有機酸などは近位尿細管で分泌される。また，遠位尿細管では水素イオン H^+ を分泌し，体液の pH を維持するはたらきを行っている。また K^+，NH_3 などの無機物も遠位尿細管で分泌される。

糖質や脂質は代謝により H_2O と CO_2 まで分解される。他方，タンパク質代謝の最終産物は NH_3，尿素，クレアチニンである。尿中に最も多く排泄されるのは尿素であり，尿素の N をとくに尿素窒素という。クレアチニンは再吸収されないが，尿素窒素は再吸収され，再度排泄されるという複雑な過程を示す。尿への窒素含有物の排泄は，タンパク質の摂取量やタンパク質の代謝状況によって著しく変動する。また，脱水では尿素窒素の再吸収が増加するため，尿素窒素の上昇は脱水の診断にも用いられる。

6）排尿

腎杯に出た尿は尿管，膀胱にたまり，尿道を経て体外に排出される。膀胱に尿が一定量たまると，神経反射により尿意をもよおす。通常は尿意を感じても尿道括約筋を収縮させ，排尿を抑制している。意志による排尿の際には膀胱壁の筋が収縮し，膀胱内圧は急に上がり，尿道括約筋が弛緩して尿を尿道から排出する。排尿の反射経路の中枢は脊髄の下部にあり，上位の中枢は脳にある。これらの中枢が損傷を受けると，膀胱に尿がたまっていてもそれを排尿することができない状態（尿閉），あるいは蓄尿できずに尿をもらす状態（尿失禁）がおこる。

コラム　ナトリウムと利尿薬

糸球体では，一日に食塩（NaCl）に換算して1,500 g を濾過している。このうち，大部分は再吸収され，実際に尿中に排泄されるのは，一日に摂取した分の 10 g 程度である。よく使われている利尿薬は，Na の再吸収を抑制し，尿中に Na を多くすることで尿の浸透圧を上昇させ，水を尿中に留めて（あるいは引き込み）尿量を増している（浸透圧利尿）。

ループ利尿薬はヘンレ係蹄の上行脚での Na の再吸収を抑制する。サイアザイド系の利尿薬は遠位の尿細管で，またアルドステロン拮抗薬は集合管で作用する。Na の再吸収は近位ほど大きいのでループ利尿薬が強力である。ループ利尿薬，サイアザイド利尿薬は一度尿中に排泄されてから尿の側から尿細管に作用するという特徴がある。したがって，腎機能が低下し，糸球体濾過が低下すると効果が弱まってくる。また，これらの利尿薬はいずれも Na を排泄するため，低 Na 血症が起こる。そのため血液の浸透圧が低くなり，浮腫や胸水などを血管内に引き込むことができなくなる。

最近では，抗利尿ホルモン（ADH）の作用を抑制する利尿薬（トルバプタン）が開発され，水の利尿を行いつつ低 Na 血症を起こさないため，心不全や肝硬変などに威力を発揮している。

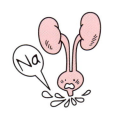

MEMO

〈クレアチニン〉
　筋肉運動のエネルギーとして代謝されるクレアチンというアミノ酸が分解されたあとに発生する老廃物。

MEMO

〈糸球体濾過量（GFR：glomerular filtrate rate）〉
　1分間に糸球体で濾過される血液量。正常な場合で100〜110 mL。これを1日あたりに換算すると，100 mL×60分×24時間で144 Lになる。健康な人が1日に排泄する尿量は約1.5 Lなので，144 L−1.5 L＝142.5 Lが再吸収される。

〈推算糸球体濾過量（eGFR）〉
　腎臓が尿に老廃物を排泄する能力がどのくらいあるかを示し，この値が低いほど腎臓のはたらきが悪い。

表1　CKD のステージ分類

GFR 区分（糸球体濾過量に基づく区分）	重症度の説明	進行度による分類 GFR（mL/分/1.73 m²）
G1	正常または高値	90 以上
G2	正常または軽度低下	60〜89
G3a	軽度〜中程度低下	45〜59
G3b	中程度〜高度低下	30〜44
G4	高度低下	15〜29
G5	末期腎不全	15 未満

日本腎臓学会編「CKD 診療ガイド 2012」より一部改編

3　腎機能検査

1）血清クレアチニンと血清尿素窒素（BUN）

　BUN はタンパク質が分解されて有害なアンモニアが水に溶ける無害な尿素窒素として腎臓から排泄される。クレアチニンは筋肉から一定量分解され血中に出て，腎臓から排泄される。このため両者は腎臓からの排泄能が低下すると上昇するため，糸球体の最も簡便な指標である。正常値は BUN10〜17 mg/dL であり，クレアチニンは年齢や筋肉量により大きく影響される。このため最近では，クレアチニン値を基に推定 GFR（eGFR）が用いられている。

　通常 BUN はクレアチニンの10倍の値を示す。いずれも，糸球体濾過値（GFR）が50％以下に障害されてはじめて異常値を示す。それ以後は GFR の低下に伴い，BUN，クレアチニンが上昇する。クレアチニンは BUN よりタンパク摂取量や体液量の影響を受けにくく，安定した値をとる。

2）糸球体濾過量 glomerular filtration rate（GFR）の測定

　糸球体では濾過されるが，尿細管では分泌も再吸収もされないような物質を投与し，その物質の一定時間内の尿中への排泄量と血漿中の濃度を測定してその物質のクリアランス値を求めることにより，GFR が得られる。正常値は100〜120 mL/分である。イヌリンは糸球体で自由に濾過され，尿細管では分泌も再吸収もされないうえに，腎臓で代謝されずに毒性も示さず，尿中および血漿中の濃度も容易に測定できるので，GFR を求めるために使用される。その他，人ではクレアチニンを用いて内因性のクレアチニンクリアランスとして GFR を推定（eGFR）することが臨床的に広く用いられている（表1）。

$$eGFR＝194×クレアチニン［mg/dL］^{-1.094}×年齢［才］^{-0.287}$$
$$（女性は×0.739）$$

　eGFR は慢性腎臓病 Chronic Kdiney Disease（CKD）の病期（ステージ）分類に用いられている。

3）腎血漿流量 renal plasma flow（RPF）の測定

　糸球体で濾過され，しかも尿細管からも分泌されるよう

な物質を投与し，その血漿濃度と尿中排泄量を測定することによって，腎臓へ流れた血漿量である RPF を求めることができる。この時のヘマトクリット値（Hct）がわかれば，腎血流量は腎血漿流量を Hct で割ることにより求められる。正常値は 800～1,200mL/ 分である。

　例えば，パラアミノ馬尿酸（PAH）は，糸球体で濾過され，残りはほとんど近位尿細管で分泌され，再吸収を受けない。したがって腎動脈へ流れてきた PAH は，ほとんど尿中に排泄される。

4）クリアランス試験

　クリアランスは，血漿中に存在するある物質を尿中に排泄するのに必要な時間あたりの血漿量として表される。

$$C = \frac{U \times V}{P}$$

$$\left(\begin{array}{l} \text{（C：クリアランス，U：尿中濃度(mg/dL)，} \\ \text{P：血漿中濃度(mg/dL)，V：尿量）} \end{array} \right.$$

　血清クレアチニンは日常の生活では安定した値が得られ，また試薬の点滴静注の必要がないので，内因性クレアチニンクリアランスとしてよく用いられる。

4　腎臓のその他の機能

　腎臓は尿の排泄，体液の恒常性の維持の他にも，重要な機能を持っている。

a. 血圧調節

　腎動脈圧低下，カテコールアミンなどに反応し，腎臓の傍糸球体装置からレニンが血中に分泌される。レニンはアンギオテンシンⅠをアンギオテンシンⅡに変換する。アンギオテンシンⅡは強力な昇圧作用を示す物質であるとともに，アルドステロンの分泌を促進し体液量を増加させる。その結果血圧が上昇する。

b. エリスロポエチン産生

　組織中の低酸素を感知し，エリスロポエチンが産生される。エリスロポエチンは骨髄に作用し，赤血球の増殖を刺激する。腎不全の際には分泌が減少して貧血を生じる（腎性貧血）。

c. ビタミン D_3 の活性化

　腎臓では不活性型のビタミン D_2，ビタミン D_3 は 1 位と 25 位が水酸化され活性型に変換される。活性型のビタミン D は Ca の再吸収，および骨吸収，骨石灰化，腸管での

Ca 吸収を調節する。ビタミン D_3 の低下により，尿細管における Ca の再吸収が抑制される。

> **コラム　CKD（慢性腎臓病）と薬剤**
>
> 　腎臓の病気の原因は多くあり複雑であるが，これを簡単にしたのが慢性腎臓病の概念である。英語では chronic kidney disease である。医学では腎臓に対して普通は renal を使うが（例えば腎不全は renal failure），あえて一般人もわかりやすい kidney を使っている。どのような疾患がもとにあっても，腎臓の濾過機能が低下すると同じような症状が起こってくるので，全部をまとめて簡単にしている。
>
> 　腎機能が低下すると，種々の薬の排泄が遅延して薬の血中濃度が高くなり，副作用が起こりやすくなる。また逆に，多くの薬剤が腎機能低下の原因となりうる。造影剤や，鎮痛解熱薬としてよく用いられる非ステロイド鎮痛薬は腎障害を起こしやすく，その他，抗生剤などにも腎障害を起こすものがある。
>
> 　このように，腎機能が低下した人は薬の使い方に注意が必要である。

第11章
体温調節のしくみ

体温 body temperature とは

　ヒトは恒温動物であるが，全身が均一の体熱を持っているわけではない。一般に，皮膚表面温は約3cm深い部位の深部温より低い。すなわち，高温の中心部 core を低温の外殻部 shell が取り囲んでいるといえる。

　外気温が低いときと高いときの中心部温に対する外殻部温の関係を図1に示した。低いときに中心部温は一定でも，外殻温は大きく変動する。体温と呼ぶ以上，身体深部の諸臓器（とくに，脳，胸腔・腹腔内臓器）の機能や代謝に直接関係する部位の平均温度でなければ意味はない。安静時では，この温度に最も近いのは大動脈の血液温と考えられる。しかし，実際上この部位の温度を知ることは難しい。人の体温を簡単に知るためには，深部体温を最も反映している部位の温度を測る必要がある。この部位として採用されているものには，直腸温，口腔温，腋窩温がある。身体の深部の高温層の温度は，ほぼ37℃の一定値に保たれている。この温度は，生体を構成している細胞が生命現象を営むための環境温として，最もふさわしい温度であるといえる。これに最も近いのは直腸温で，口腔温はこれより約0.5℃低く，腋窩温は口腔温よりさらに約0.2℃低い。人の正常体温は，普通の生活状態で，午前6時に最低値を示し，午後6時に最高値に達するような1℃以内の日内変動が認められ，また新生児や乳幼児は若干高いことが知られているが，性別や人種間での有意差は認められていない。

1　体熱のバランス　heat balance

　人の体温がほぼ一定に保たれているのは，糖質，脂質，タンパク質などの栄養素の化学的分解に伴う**産熱機構**と，**伝導** conduction，**対流**（皮膚からの熱放散により空気が暖められ，その熱が運び去られる）convection，**放射**（輻射とも言い，電磁波の形で放出される）radiation，**水分蒸発** evaporation などの物理学的な放熱機構との間でバランスが維持されているからである。温度が28〜30℃の温熱

MEMO

　生命活動に必要な代謝は，体内にある数千種類もの酵素が触媒となって行われる。体温の維持の目的は，これらの酵素のはたらきを活性化させるためであり，体温調節で重要なのは核心温（脳内温度を含む）を一定に保つことである。

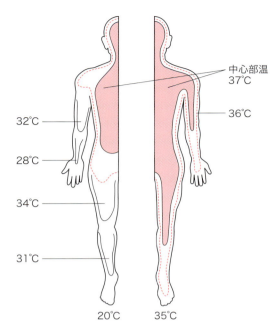

図1　20℃と35℃の環境下での体温の等温線

暑いときは皮膚温も36℃くらいまで上がり、皮下はからだの深部と同じ37℃くらいである。一方、寒いときは足の先で30℃ほどで腕の上部でも32℃くらいだが、いずれの場合も脳の温度は37℃に保たれている。

(Aschoff J. & Weaver R. Naturwissenschaften, 45, 477, 1958 より改変引用)

中間帯では、皮膚の血流を微妙に調節することによって熱放散を加減して、体熱の平衡を維持することができる。しかし限度を超えて産熱が亢進したり、放熱が減少すれば体温は上昇傾向となり、また逆に、産熱が減少したり放熱が増大すれば体温は下降する。

1）産熱　heat production

安静時でも、心臓、腎臓や肝臓は活動しているので、絶えず熱が発生している。このことは安静時の体温を一定に保つのに貢献している。このような基礎代謝時の熱発生を**基礎産熱**と呼んでいる。また、環境温が低下すればするほど放熱が亢進し、体温との差に比例して産熱は亢進する。しかし、限界温度以下になると、基礎代謝の亢進だけでは体温を一定に維持することはできなくなる。そこで、筋緊張やふるえ shivering、および筋運動によって熱産生を増加させる。筋運動は、基礎産熱量の約10倍の最大産熱量を発生させることができるが、同時に血液循環の増加を伴うため、放熱も増加する。一方、ふるえによる産熱は、かなりの程度まで熱の損失を引き起こさないので、効率のよ

> **MEMO**
> 〈熱産生の種類〉
> **ふるえ熱（筋収縮による熱産生）**：骨格筋が不随意的に起こす周期的な収縮で、拮抗筋が同時に収縮して外部に仕事をしないため、収縮エネルギーはすべて熱となる。
> **非ふるえ熱（筋収縮以外による熱産生）**：基礎代謝と食事誘発性熱代謝を除く。主に褐色脂肪組織による熱産生で、細胞内の脱共役タンパク質を活性化し、熱産生をおこす。交感神経を介して促進される。

い産熱手段であると言える。

2）放熱　heat loss

　高い温度の体表面（主として皮膚）から，低温の環境中に熱が移動する。これは，物質（固体，液体，気体）の介在する**伝導**（体表面から身体に接している物体に熱が放散）および**対流**（皮膚からの熱放散により空気が暖められ，その熱が運び去られる）と，たとえ真空中でも電磁波の形で伝わる放射（**輻射**）と，呼吸気道や体表面からの水分蒸発（水の気化熱：1気圧で539 kcal/kg）などの物理学的な放熱機構で行われている。安静時では，これを基礎放熱量と呼び，基礎産熱量とほとんど等しい。したがって，体温は一定に維持されている。寒冷環境では，放熱は促進されるが筋緊張やふるえによって産熱の亢進をはかり，ある限度までは体温を維持できる。また，激しい筋運動時では，産熱量は最高値に達するので，放熱も最大にならなければならない。このような時は，体表面近くの血液循環が亢進し，結果として皮膚の断熱効果が減弱し，物理学的放熱が増大する。またこのことに加えて，**不感蒸泄** insensible perspiration や**発汗** sweating のような，生物学的な放熱機構が発現してくる。最大放熱時において，汗腺を持つ動物は発汗が最も優位な放熱手段であるが，汗腺を十分に持っていないか，または汗腺の欠如した動物では，不感蒸泄の亢進で対応する。例えば，イヌなどにみられる**浅速呼吸** panting やラットなどでは，唾液の分泌量を増やし，その唾液を体表面へ塗布することなどである（**気化熱**）。

2　体温の調節　temperature regulation

　体内温度は自律性体温調節反応と行動性体温調節反応により維持されている。通常，行動性調節が行われ，ついで皮膚血管の収縮・拡張等，最後に発汗等の自律性調節機構がはたらく。

▶自律性体温調節

　これには血管運動調節，発汗および代謝性熱産生の調節がある。比較的快適な室温域では，自律神経を介する血管運動調節，これより高い温度域では発汗，低い温度域では代謝性熱産生により体温調節が行われる。この体温調節性の体温調節は**非ふるえ熱産生**といわれ，主に褐色脂肪組織

Word

〈**不感蒸泄**〉　無自覚のまま，皮膚や粘膜，気道から蒸発する水分（発汗は含まない）。成人で安静時の場合，1日あたり約900 mL。

〈**浅速呼吸**〉　少ない換気量をともなう速くて浅い呼吸のこと。

MEMO

〈自律性体温調節〉
　主に自律神経支配臓器・器官を効果器として行われる生理反応で，意識的にコントロールできない不随意反応。
　体内での熱の産生を行う反応と環境中への体熱の放散を調節する反応がある。

〈体温調整のしくみ〉

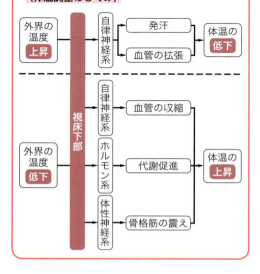

で行われる。一方，**ふるえ熱産生**は，骨格筋が付随的に起こす周期的な収縮で，すべて熱になる。

▶行動性体温調節

　ヒトや動物の行動における寒冷暑熱防御反応である。魚類，両性類および爬虫類などの変温動物においては，体温は環境温によって左右される。したがって，自分に適した環境温を求めて行動する。魚は至適水温を求めて回遊するし，陸上動物では直射日光と日陰の間を往復運動し，適当な体温を保持する。しかし，これらの動物でも視床下部の温度感受能力は備えていて，その刺激によって調節性行動が引き起こされる。われわれも，多くの行動性調節を残している。例えば日陰に入るとか，日光浴，また衣服の脱着，薄着，厚着などである。

1）体温調節中枢

　われわれの身体は，寒冷刺激があると熱産生反応を駆動し，暑熱刺激には熱放散反応で対処し，適正な体温を保持するための調節を行っている。この調節反応を統御している中枢は，**間脳の視床下部領域**にある。寒冷には代謝亢進，暑熱には発汗が駆動されるが，この領域には，温度のわずかな変化に鋭敏に反応して放電頻度を増す，**温感受性ニューロン**と**冷感受性ニューロン**の2種のニューロンが存在する（中山1961）。さらに，ここには食欲や水分代謝に関した中枢もあり，自律神経系とも密接に関連している。自律神経系は，温度刺激や筋運動に反応して，臓器や血管系の血流量の調節も行っている。

2）温度の受容　thermoreception

　体温を調節するためには，体温を検知しなければならない。体内の温度の検出器は皮膚，口腔および咽頭にあり，感覚として意識される。ここには**温受容器**と**冷受容器**の2種の温度受容器 thermoreceptors がある（**末梢温度受容器**）。また，食道，胃や十二指腸や腹部静脈などにも深部温度受容器があると考えられている。中枢性の温度受容器は，動物種によって，視床下部，脳幹網様体，延髄，脊髄など色々な場所にあることが証明されている。しかし，ヒトでは先に述べたように**視床下部領域**が最も重要である。この場所にも脳温を監視する2種の温度受容器がある（**中枢温度受容器**）が，必要に応じて中心部温を上げたり下げたりする温度調節器 thermostat の役割も担っている。

　皮膚などの受容器は温受容器よりも冷受容器の数が多

MEMO

　体温調節中枢は，視床下部の視索前野／前視床下部と呼ばれる領域にある。
　周囲の環境の温度や皮膚温などの情報をもとにこの体温調節中枢が体温を設定し，発汗や血流を変化させて設定された体温に整える。

く，逆に視床下部領域では温神経のほうが多い。このことは，皮膚などの末梢部では寒冷刺激に対して敏感に反応して，容易に熱産生反応を生じさせ，また中枢部では，高温（42℃で不可逆的機能停止）では容易に機能が低下する中枢神経細胞を護るために，わずかの脳温の上昇を鋭敏に感知して，対暑反応を駆動させていることからわかる。

3）体温のセットポイント調節

体温調節中枢のセットポイントとは，エアコン（空調機）で部屋の温度を何度に調節するかという設定温度と同じことである。正常なヒトの体温では37℃に設定されている。

a. 高体温 hyperthermia

高体温を示す症状には，**発熱** fever と**うつ熱** storage of heat とがある。この2つを比較すると，成因が全く異なっていることがわかる。

発熱はどのような環境温度でも起こりうるし，発熱によって**高体温**が持続しているときでも体温調節はほぼ正常に行われている。

発熱は内的要因によっておこるが，うつ熱による高体温は外的要因が原因でおこり，長時間にわたる厳しい筋作業や高温多湿な環境下，脱水症などで熱が体内に蓄積し（日射病，熱射病など），熱平衡が維持できなくなった状態である。

発熱はアスピリンなどの解熱剤によって体温が下降するが，うつ熱にはアスピリンは無効で，全身の冷却が唯一の体温下降手段である。

このような違いから，発熱は体温の調節レベル，すなわちセットポイント set point が正常より高温側に移動した結果であると考えられるようになった。この移動が生じる原因としては，物理学的（組織圧，血圧の変動など），化学的（体内での異常な代謝産物など）および生物学的（**細菌性発熱物質** pyrogen など）な外的要因が数多く存在する。図2に示したように，最終的には，**発熱物質**が**プロスタグランジン**などの生体内活性物質に影響を及ぼし，その結果，視床下部の体温調節中枢の温神経を抑制し，冷神経を促進させるためと考えられている。

b. 体温の変動

体温の日内変動についても，この変動は調節が不十分なための動揺ではなく，セットポイントが移動するためと理解されている。なぜなら8時と20時とでは，同じ気温で

MEMO

〈発熱〉

特定の原因によって，体温調節中枢の設定温度（セットポイント）が高めに設定され，熱の産生と放散が本来の設定温度以上になるよう調節される状態。

発熱の度合いは3つの段階に分類される。

・微熱：37.0～37.9℃
・中等度発熱：38.0～38.9℃
・高熱：39.0℃以上

MEMO

〈体温の変動〉

・日周変動：夕方（15：00～18：00）が高く，早朝（4：00～6：00）が最も低くなる。
・月周変動：女性は排卵直後に基礎体温が0.5℃上昇し，この高温期が2週間続く。
・年周運動：一般的に冬期は低く，夏期に高くなる。
・食後変動：食後30～60分間上昇する。

〈高熱なのに震えるのは？〉

体温調節中枢が発熱物質などによって錯誤的に高い水準にセットされ，低湿環境下に置かれた場合と同様の体温調節機構を営むため。

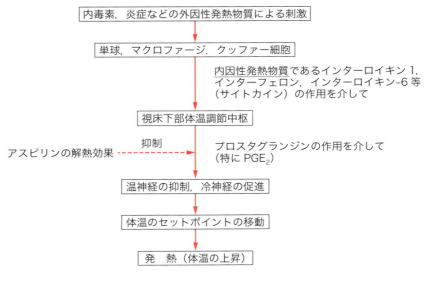

図2 発熱の成因

発熱によって、微生物の増殖を妨げ、抗体産生を増大させる。

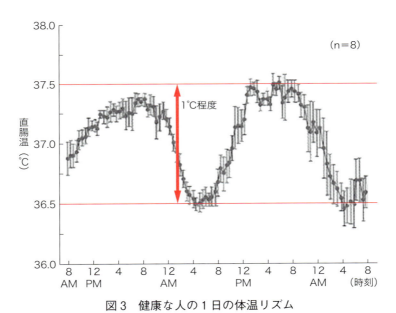

図3 健康な人の1日の体温リズム
(Scales EW Vander A J et al. J Appl Physiol 65, 1988 より改変引用)

も感じ方に違いがあるからである。移動の原因には生物時計が考えられる（図3）。女性の基礎体温の月内変動も、セットポイントの移動とみなされている。この原因にはホルモンの分泌が関与している。

　発熱物質によってセットポイントが高温側に移動し、解

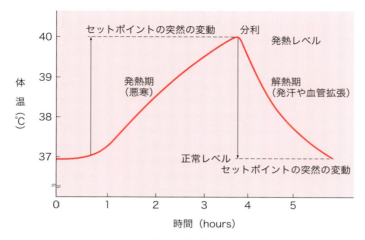

図4 発熱，解熱時の体温の変動
(Guyton and Hall, Textbook of Medical Physiology 13 edition より改変引用)

熱剤によって正常温度に復する時の体温の時間的経過（熱型）とその時に生じる生体の温度調節反応について，図4に示した。セットポイントの突然の高温部移動によって発熱反応が開始される。これは一種の耐寒反応であり，皮膚血管の収縮，立毛筋収縮，アドレナリンの分泌やふるえなどが起こるが，悪寒を伴う点で異なる。アスピリンなどの解熱剤の投与が有効なときには，突然にセットポイントが正常に戻るが，このときを**分利**と呼んでいる。分利によって解熱反応が開始されると，血管拡張や発汗などの耐熱反応が生じる。

c. 低体温

正常より低い体温を示す場合を，**低体温** hypothermia という。低温環境では熱産生よりも熱放散が活発になるために低体温が生じるが，セットポイントが低温側に移動しているわけではないので，この場合は一方的な産熱の激しい亢進が生じている。熱供給が追いつかない状態が続くと，著しく体温が下がる。細胞内の化学反応は温度に依存しているので，代謝機能も低下する。ヒトでは直腸温が28℃になると自律的に正常体温に復する能力が失われるが，外部から加温することによって正常に戻ることができる。厳密な条件下では21℃の体温にも耐えることができるが，脳などの中枢神経細胞は，他の細胞と比べて代謝の低下の影響を受けやすいため，温度の低下にも敏感である。

低体温が長く続くと脳細胞は不可逆的障害を受け，意識の喪失から死に到る（**凍死** cold death）。しかし，その他の組織細胞は，低温にかなりの抵抗性を持っているため，

低体温下での外科手術などに応用され，移植のための組織細胞などが冷却保存（0〜4℃）され，利用されている。

4）運動時の体温調節
thermoregulation during exercise

運動時は行動性調節は限られるので，筋で発生した熱をいかに速やかに体表面に運搬するかという循環の調節と発汗による蒸発冷却が問題となる。したがって，筋収縮のためのエネルギーの供給，代謝産物の処理，そのための筋，肝，腎などへの血液配分，心拍出量の増大，発汗による水分の喪失とそれらに対する対応など，循環機能の全てに関して考察を加えなければならない。

運動強度が一定であれば，深部体温は環境温にはあまり影響されない。体温の上昇に比例して発汗は増加する。発汗の開始は皮膚温によって影響をうける。高温環境で中程度の運動（最大酸素摂取速度の70%）を負荷すると，エネルギー供給と発汗のため筋も皮膚も多くの血流を必要とする。20分間の運動で血漿の17%，500 mLの水分を血管外に失うが，心拍出量は寒冷時での運動中と同じ程度に保たれる。水分喪失時では，心拍出量を心拍数の増加と皮膚血管の収縮によって補償しようとするため，結果として熱放散は減少し，深部体温は上昇する。このような状態では，生命維持に関わる重要度から体温調節よりも循環調節が優先されるからである。

3　発汗　sweating

発汗は，皮膚に存在する汗腺の分泌による現象であり，汗は触覚や視覚によって感知されるので，呼吸器や皮膚からの水分蒸発とは区別される。生体では，体温調節に用い

 コラム　老化と体温調節

ヒトの体には体温を一定に保つための厳格な自律神経システムがある。気温が低下すれば，末梢血管は収縮，立毛筋の収縮さらに骨格筋が小刻みにふるえ（ふるえ熱産生），熱を産生する。逆に気温が上がれば，末梢血管が拡張し，熱を放散するとともに発汗による汗の気化熱が皮膚温を低下させる。

しかし高齢者になると熱中症にかかって死亡する危険性が高くなる。これは熱を放散する自律神経機能の低下によるとみられる。実際，老化に伴って早期から低下するのは末梢血管の拡張機能であり，汗腺からの汗分泌量および機能が低下，さらに発汗機構を持つ汗腺数そのものが少なくなっている。これらの変化には加齢による神経，血管及び皮膚等の質的・構造的変化が関与すると考えられる。

る装置として唯一特有なものは汗腺である。

1）汗腺　sweat glands（図5）

汗腺には，**エクリン腺** eccrine gland と**アポクリン腺** apocrine gland の2種類があるが，体温調節のための発汗を行っているのは前者である。2種の汗腺は哺乳動物にのみ存在する。人体皮膚表面の汗腺の分布密度には大きな個人差がある。エクリン腺の中で実際に汗を分泌しているものを能動汗腺といい，分泌能力のないものを不能汗腺という。

エクリン腺の総数は200～500万個で個人差があるが，能動汗腺は日本人は平均200万個である。能動汗腺は生後まもなくから増加し始め，2歳6カ月で成人の数に達する。熱帯に住む民族は寒いところに住む民族より能動汗腺の数が多い。

エクリン腺とアポクリン腺から汗を分泌させる神経は，すべて自律神経系に属する**交感神経**であるが，伝達物質は，前者がアセチルコリンで，後者はアドレナリンと互いに異なっている。**発汗の中枢**は，その主たるものが，**視床下部に左右対称的**にある。延髄や脊髄にもその存在が認められているが，これは特殊な場合にはたらくと考えられている。

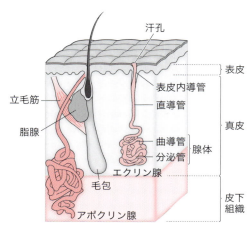

図5　汗腺の構造

エクリン腺：体温調節，老廃物の除去
アポクリン腺：精神的ストレス，性的興奮により刺激

2）発汗の種類　sweating types

発汗は，高温，運動，精神感動，精神作業，疼痛および窒息など，いろいろな動機によって引き起こされる。これら動機の違いから3種に大別される。

a. 温熱性発汗　thermal sweating

高温環境中で生じる発汗で，主として，体表面に広く分布する**エクリン腺**から，尿より薄い電解質と水を含んだ成分でより積極的に分泌される。ただし，手掌と足底部ではこの発汗を起こさない。発汗は室温を26℃から39℃に急激に上げたとき，高温になってから約20分の潜伏期の後に生じ，時間経過とともに増進する。この発汗は，最大で1時間に1,000 mL以上を出すことがあるため，多量に発汗したときは水分の補給だけでなく，失われた電解質の補給も必要である。

コリン作動性のエクリン腺発汗を抑制する薬物（アトロピン atropine）の投与は体温を上昇させる。

b. 精神性発汗　mental sweating

温熱性発汗が生じなかった手掌と足底部では，精神的ま

> **MEMO**
> 〈運動時の水分摂取〉
> 　運動時など多量の汗をかいた時は，静脈還流量の低下を防ぐとともに，体温調節・循環機能を維持するために水のみでなくミネラル分（Na^+，Ca^{2+}，およびK^+），場合によっては糖分を含む経口補水液の摂取が適当である。水のみの摂取は血中ナトリウム濃度の低下による希釈性の飲水停止を招き，尿量が増加するのみで体液量の回復には寄与しない。

表1　生体内重要成分の汗，尿，血漿中における濃度

物　質	汗 (pH 5〜7)	尿 (pH 5.4 〜6.8)	血　漿 (pH 7.4)
ブドウ糖　　　（mg/dL）	18（ピルビン酸）	0	65〜110
尿素　　　　　（mg/dL）	20	900	8〜25
クレアチニン　（mg/dL）	5	150	0.5〜1.7
Na^+　　　　　（mEq/L）	75	90	135〜145
乳酸　　　　　（mM）	15	0	0.3〜1.3

血漿値は，Manual of Medical Therapeutics 27th ed. 1992 より引用

たは感覚的刺激で容易に発汗を起こす。これを精神性発汗と言う。このアポクリン腺による発汗は温熱性発汗と比べて，動機が与えられてから発現までの間に潜伏期がなく突如として現れ，発汗経過には増進がみられず，はじめから最高水準に達している。

　この種の発汗の意義は，体熱の放散ではなく，手掌，足底部に適当な湿りを与えて，接触する物体との摩擦を増加させ，作業効率を上げるためと理解される。

c.　味覚性発汗

　この発汗は，ある種の香辛料や調味料による感覚刺激に対して，頭部，とくに顔面の前額，頬部を主体として温熱性の発汗がエクリン腺により生じる。動機に個体差が大きく，部位や程度にも差がみられる。この発汗の生理学的意味はよくわかっていない。

　アポクリン腺の汗は，エクリン腺の汗と比べて有機成分の含有量が多く，複雑な性質を持っている。腋窩，乳房などに分布し，体臭の原因の1つである。腋窩部は，温熱性と精神性の両動機によって発汗する特殊部位である（腋臭症）。汗の生理学的に重要な成分について，尿及び血漿のそれとを比較し，表に示した（表1）。

216 ──── 第12章　ホルモンの作用

第12章
ホルモンの作用

ホルモン hormone とは

　われわれの身体は，それを構成している細胞や諸器官が互いに協調，または統合してはたらくように絶えず調節されている。生体が全体として正常に機能するためには，内分泌系調節と神経系調節の2つの調節系が協同してはたらいていなければならない。この2つの系は，多くの内分泌腺の分泌を制御している視床下部で互いに密接につながっているため，感情や情動のような脳の高位の中枢からの情報を視床下部を通じて，内分泌系に影響を与えることができる。また，内分泌系の調節は神経系の調節と比べて，始まりはゆっくりとして，はたらきは穏やかで長く続き，全身的である。

　内分泌腺 endocrine glands の内分泌細胞から分泌され，導管を経ずに血流を介して遠方の組織（標的器官）に作用する生理活性物質をホルモンという。ホルモンは循環系を通じて全身の標的細胞の受容体と結合し，細胞内化学伝達物質の助けを借りて，①内部環境の恒常性の維持（**ホメオスタシス** homeostasis），②生体エネルギー物質の貯蔵とその利用の制御，③成長，発達および生殖の調整，④外部環境の変化に対応した生体の反応などの作用を発揮する。

　内分泌腺の各器官の機能は，生体からそれら器官を除去したときにみられる特殊な効果や，それを再び生体に移植したり，その抽出物を注射したりした時に現れる効果を通じて知ることができる。哺乳動物の主な内分泌腺は，視床下部，下垂体，甲状腺，副甲状腺，副腎，膵島，生殖腺および胎盤である。

　また，ホルモンを分泌する内分泌腺は，唾液腺，汗腺および消化腺などのように，導管を通って体外または内腔に分泌される外分泌腺とは区別されている。

MEMO

〈神経系と内分泌系〉
① 神経系による調節：神経線維の電気信号によるすばやい伝導とシナプスでの伝達
② 内分泌系による調節：化学伝達物質によるゆっくりした伝達

■ 1　ホルモン作用の特色

　ホルモンは，血中を低濃度で遠方の標的器官まで運ばれ，そこで標的細胞の特殊な応答を引き出すために特異的な受容体と結合する。水溶性ホルモンであるペプチドホルモンやカテコールアミンは細胞膜受容体に結合する。ホルモンと結合した受容体は，セカンドメッセンジャーを介し

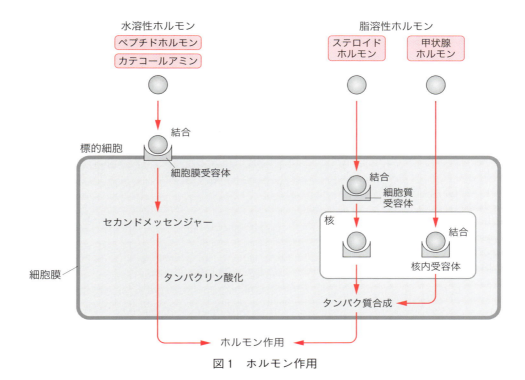

図1　ホルモン作用

てタンパク質をリン酸化し，ホルモン作用が発現される。一方，脂溶性ホルモンであるステロイドホルモンや甲状腺ホルモンは，細胞膜を通過し，細胞質受容体あるいは核内受容体に結合する。ホルモンと結合した受容体は，標的遺伝子の特異的な応答配列に結合し，転写調節を介してタンパク質の合成を調節する（図1）。

近年まで，内分泌細胞から分泌された生理活性物質は全て血流を介して標的細胞に作用すると考えられてきたが，研究が進むにつれ，血流を介さずに近傍の細胞に作用する傍分泌（paracrine）や分泌細胞自体に作用する自己分泌（autocrine）が報告されるようになった。

MEMO

〈水溶性ホルモンと脂溶性ホルモン〉

溶解性	水溶性ホルモン	脂溶性ホルモン
輸送タンパク質	無	有
受容体	細胞膜	細胞内
半減期	短い	長い
情報伝達速度	速い	遅い

1）ホルモンの構造的分類
structural classification of hormone

ホルモンは化学構造にしたがい，次の3種類に分類される。

a. ペプチドホルモン

アミノ酸がペプチド結合により長く連なったポリペプチドからなる水溶性のホルモンで，多くのホルモンがこのタイプである。

例：視床下部ホルモン，下垂体ホルモン，インスリン

b. ステロイドホルモン

コレステロールから合成される脂溶性のホルモンである。人工的に作ることができ，医薬品に広く用いられている。

例：性ホルモン，副腎皮質ホルモン

c. アミノ酸誘導体ホルモン

チロシンやトリプトファンなどの前駆体アミノ酸から合成されるホルモンで，水溶性と脂溶性のホルモンがある。

例：カテコールアミン（水溶性ホルモン），甲状腺ホルモン（脂溶性ホルモン）

現在，組替え DNA 技術によって，ヒトのホルモンのいくつかは，ホルモン欠乏症の治療の目的で，大量に合成することも可能となっている。

ホルモンの血中濃度は極めて低濃度である。例えば，ペプチドホルモンで 1 nM-1 pM，ステロイドホルモンで 1 μM-1 nM の範囲である。このような微量な血中濃度の測定には，従来の化学的分析方法では検出することが不可能であるため，放射性同位体で標識した物質を用いた方法（radioimmunoassay：RIA）や酵素免疫測定法（エリサ ELISA）が考案されている。このような方法の採用により，内分泌学が飛躍的に発展した。

2）ホルモンの合成と分泌
hormone synthesis and secretion

ペプチドホルモンのアミノ酸配列は，他のペプチドと同様に，その遺伝情報が DNA から mRNA に転写 transcription され，リボソーム上で mRNA の情報に対応したアミノ酸が順次選び出されてペプチド鎖を形成していく（翻訳 translation）ことで決定される。水溶性であるペプチドホルモンは，小胞（分泌顆粒）の中に貯蔵され，適切な刺激によって細胞外に放出される。（エキソサイトーシス exocytosis）

ステロイドホルモンや甲状腺ホルモンは，疎水性であるため分泌顆粒の中に入り込むことはできない。したがって，これらの放出の速度は合成の速度によって決まる。これらはミトコンドリア，滑面小胞体および細胞質内で段階的にコレステロールから合成され，細胞膜を通過して間質液中に拡散した後，血中に入る。

3）ホルモンの運搬と不活性化
hormone transport and inactivation

　脂溶性ホルモンである甲状腺ホルモンやステロイドホルモンが血中に放出されると、親和性の高い種々の血漿タンパクと結合し可溶性となる。結合していないホルモン（遊離型ホルモン）は極わずかであり、結合型ホルモンとの間に動的平衡が存在する。標的細胞に作用するのは遊離型ホルモンであり、血中の濃度は分泌や不活性化の速度、および血漿タンパクの親和性の程度などとの間の動的な関係により決定される。

　体内でのホルモンの半減期は数分から数日である。ホルモンの不活性化は主に血中、肝臓、腎臓で行われているが、標的器官内で行われる場合もある。この不活性化の機序は、崩壊、酸化、還元、メチル化およびグルクロン酸への結合などであり、尿または胆汁中に排泄される。ペプチドホルモンはペプチド開裂で素早く崩壊するので、その半減期は一般に短く、数分である。

4）ホルモン作用の特色　hormone actions

　ホルモンは成長、発育、代謝活性および組織の機能に影響を及ぼす。これらの反応は、いくつかのホルモンが協同してはたらいた結果であることが多い。これらのはたらきには、促進的または抑制的、および付加的または相乗的なものがある。そのホルモン自体には効果がないが、他のホルモンの効果発現に必要であるホルモンは、**ホルモンの許容作用**を持つと言われている。

　ホルモンの基本的なはたらきは、
　① 細胞膜の透過性
　② 反応系における速度制限酵素の活性
　③ タンパク質の合成
　④ 新しいメッセンジャー RNA の転写を誘導する遺伝子の活性などを変化させる、ことである。

　これらのはたらきは互いに排他的ではなく、ホルモンは1つまたはそれ以上にまたがってはたらいている。

5）ホルモン分泌の調節
control of hormone secretion
a. フィードバック調節

　ホルモン分泌は階層的なシステムにより、各ホルモンの血中濃度が常に一定に保たれるよう調整されている。下位ホルモンにより、上位ホルモンの合成や分泌が制御される

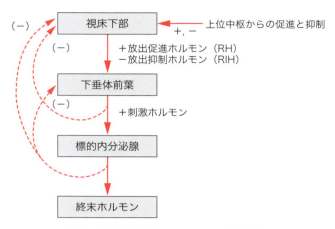

図2 下垂体前葉ホルモンの分泌調節
(−) 破線がネガティブフィードバック機構である

ことを**フィードバック機構**といい，フィードバック機構には，ネガティブフィードバック機構とポジティブフィードバック機構がある。

ネガティブフィードバック機構が一般的な制御システムであり，副腎皮質ホルモンなどの下位ホルモンの血中濃度が増加すると，その分泌を刺激している下垂体前葉や視床下部などの上位器官に作用してホルモンの分泌や合成を抑制する（図2）。一方，ポジティブフィードバック機構は，生物作用の発揮にホルモンの血中濃度の急激な上昇が必要な場合にみられる機序で，女性の性周期における排卵のホルモン調節以外はあまりみられない。

b. 分泌異常

ホルモン分泌の異常としては，機能低下（分泌不全 hyposecretion）と機能亢進（分泌過多 hypersecretion）がある。前者では該当する内分泌器官の移植や，器官の抽出物または合成したホルモンの投与により，後者では過剰に機能している腺の一部の除去や，拮抗的にはたらく物質の投与などによりホルモン作用を調節し，正常なホルモンレベルになるように治療することができる。

2 臓器ホルモン organic hormone

ヒトの主な内分泌腺には，視床下部，下垂体後葉，松果体，副腎髄質のように神経系の一部をなすもの，下垂体前葉，甲状腺，副甲状腺，胸腺，膵臓のように消化器と結合しているもの，生殖腺（卵巣，精巣，胎盤）および副腎皮質のように腹膜に由来するものなどがあり，これらの臓器にホルモンを分泌する細胞がある。その他に消化管の粘膜上皮などからもホルモンが分泌されている。また局所性にはたらく組織ホルモンもいくつか知られている。

1）視床下部 hypothalamus
a. 生成と分泌

間脳の一部であり，自律神経の最高中枢である視床下部は，その下にある下垂体とともにホメオスタシスに中心的な役割を果たすほか，**視床下部ホルモン，下垂体後葉ホルモン**を産生している。

視床下部ホルモンは視床下部神経細胞（弓状核・隆起核）で産生され，下垂体門脈を通って下垂体前葉細胞に到達し，**下垂体前葉ホルモン**の分泌・合成を調節する。

下垂体後葉ホルモン（バソプレッシン vasopressin とオキシトシン oxytocin）は，視床下部神経細胞（視索上核・室傍核）で産生され，軸索輸送によって下垂体後葉に到達し，後葉に分布する神経終末から分泌される（図3）。

視床下部ホルモンによる下垂体前葉ホルモンの内分泌支配には，1種類の視床下部ホルモンが複数の前葉ホルモンに作用するものと，複数の視床下部ホルモンが1種類の前葉ホルモンに影響を及ぼすものとがある。さらに，下垂体ホルモンの分泌を促進する放出促進ホルモン releasing hormone と，分泌を抑制する放出抑制ホルモン release-in-

> **MEMO**
>
> 〈視床下部ホルモン〉
> 　下垂体前葉ホルモンの分泌を調節する。
>
> 〈下垂体後葉ホルモン〉
> 　視床下部の神経細胞で生成され，下垂体後葉から分泌される。

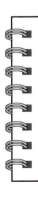

コラム　内分泌と外分泌

内分泌とは，内分泌腺のホルモン分泌細胞で産生されたホルモンが，血流を介して標的器官に運搬され，作用を発揮するしくみをいいます。血液を介して体の内側に作用するため「内」分泌と呼ばれます。一方，外分泌とは，外分泌腺で産生された汗，母乳，消化液などを，それぞれの導管を通して外界に分泌するしくみをいいます。汗や母乳が体の外側に分泌されるのはイメージしやすいですよね。では，なぜ消化液も外分泌されるものに含まれるのでしょうか。実は，消化管は「ちくわ」のようなものなのです。口から肛門までが一本の管としてちくわの内側の空洞のようになっていて，体の外側と繋がっています。つまり，消化液も体の外側（消化管）に作用するため，「外」分泌されるものと分類されるのです。

hibiting hormone に大別される。

b. 視床下部ホルモンの種類

視床下部ホルモンには，
① 成長ホルモン放出ホルモン growth hormone-releasing hormone（GHRH）
② ソマトスタチン somatostatin
③ 甲状腺刺激ホルモン放出ホルモン thyrotropin-releasing hormone（TRH）
④ 副腎皮質刺激ホルモン放出ホルモン corticotropin-releasing hormone（CRH）
⑤ ゴナドトロピン放出ホルモン gonadotropin-releasing hormone（GnRH）
⑥ プロラクチン抑制ホルモン prolactin-inhibiting hormone（PIH）がある。

また，プロラクチン分泌は，生理条件下では常時抑制されており，プロラクチン抑制ホルモンとして最も重要なものはドーパミンである。

c. 視床下部ホルモンによる分泌調節

視床下部ホルモンは，視床下部－下垂体系を介して，成長ホルモン，甲状腺刺激ホルモン，副腎皮質刺激ホルモン，黄体形成ホルモン，卵胞刺激ホルモン，およびプロラクチンなどの分泌に対して，促進的または抑制的に作用している。これらの作用によって，終末ホルモンの分泌減少

> **MEMO**
>
> 〈ネガティブフィードバック機構〉
> 下位ホルモンがある一定の血中濃度に達すると，その分泌を刺激している上位ホルモンの分泌を**抑制**すること。
>
> 〈ポジティブフィードバック機構〉
> 下位ホルモンがある一定の血中濃度に達すると，その分泌を刺激している上位ホルモンの分泌を**促進**すること。このことにより，下位ホルモンの血中濃度がさらに上昇する。

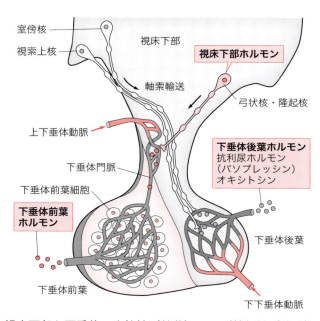

図3　視床下部と下垂体の血管性（前葉）および神経性（後葉）の連絡

時は促進的に，分泌亢進時は抑制的にフィードバック調節
され，結果として，終末ホルモンは正常な状態に維持され
ている。例えば，視床下部ホルモンである甲状腺刺激ホル
モン放出ホルモンは，下垂体前葉の甲状腺刺激ホルモンの
放出を促進し，ついで終末ホルモンである甲状腺ホルモン
の分泌が促進される。この結果，終末ホルモンが増えすぎ
ると，これが逆行的に下垂体前葉と視床下部に対して
フィードバック抑制をするのである（図2参照）。

2）下垂体　pituitary gland

　下垂体は，前葉（腺下垂体）と後葉（神経下垂体）から
形成され，両者は発生学的にも組織学的にも異なる。視床
下部と下垂体前葉は，下垂体門脈と呼ばれる特殊な血管系
で連絡し，この血管系を介して視床下部ホルモンが前葉に
運ばれて前葉ホルモンの分泌を調節する。下垂体後葉は視
床下部と神経線維でつながっており，この線維により視床
下部で産生されたオキシトシンとバソプレッシンは後葉に
運ばれて分泌される。

a. 下垂体前葉ホルモン

　下垂体前葉からは，次の6種のホルモンが分泌され，そ
の分泌の調節は，主にネガティブフィードバック機構で行
われている（図2）。

① 成長ホルモン growth hormone（GH）

　下垂体前葉の半分を占めるGH分泌細胞から分泌され
る。GHの分泌は，視床下部ホルモンのGRHにより促進
され，ソマトスタチンにより抑制される。GHは全身の組
織に作用し，成長やタンパク質同化作用を直接促進すると
ともに，肝臓においてインスリン様成長因子1（IGF-1）の
合成と血中への分泌を促進し，間接的にも成長を促進する。

② 甲状腺刺激ホルモン　thyroid-stimulating hormone（TSH）

　下垂体前葉のTSH分泌細胞（β細胞）から分泌され
る。視床下部で分泌されたTRHが，下垂体門脈を介して
TSHの分泌を促す。TSHは，甲状腺濾胞上皮細胞の受容
体に結合し，甲状腺ホルモンの産生と分泌を促進する。

③ 副腎皮質刺激ホルモン　adrenocorticotropic hormone（ACTH）

　下垂体前葉のACTH分泌細胞から分泌される。視床下
部で分泌されたCRHがACTHの分泌を促進する。
ACTHはcAMP-PKA系を介して遊離コレステロールの
供給を増加させ，副腎皮質ホルモンの産生と分泌を促進す

> **MEMO**
>
> **〈視床下部との連絡〉**
> ・下垂体前葉…血管（下垂体門脈）
> ・下垂体後葉…神経線維

る。

④ **性腺刺激ホルモン gonadotropic hormone（GTH）**

　性腺刺激ホルモン（ゴナドトロピン）は卵胞刺激ホルモン follicle-stimulating hormone（FSH）と黄体形成ホルモン luteinizing hormone（LH）の総称であり，下垂体前葉の FSH 分泌細胞と LH 分泌細胞から分泌される。

▶**卵胞刺激ホルモン**：雌性では卵巣の卵胞に作用し，エストロゲンの産生と分泌を促進する。雄性では精巣の精細管の発育を促し，精子の成熟を助ける。

▶**黄体形成ホルモン**：雌性では成熟卵胞の排卵を誘発させると共に，排卵後の卵胞に黄体化を引き起こし，プロゲステロンの産生と分泌を促進する。雄性では精巣に作用して，テストステロンの分泌を促進する。

⑤ **プロラクチン prolactin（PRL）**

　下垂体前葉から分泌され，エストロゲンやプロゲステロンと共に乳腺を発達させ，乳汁の産生を促進する。妊娠中は，胎盤からの大量のエストロゲンやプロゲステロンにより，PRL による乳汁の産生が抑制されているが，分娩後はエストロゲンやプロゲステロンが低下するため，乳汁分泌が開始される。また，通常は視床下部ホルモンのドーパミンにより PRL 分泌は抑制されているが，授乳中は吸引刺激により，神経系を介したドーパミンの分泌が抑制されることで PRL 分泌が促進される。

b. 下垂体中葉ホルモン

　下垂体中間部は，発生学的には前葉と同じであるが，後葉部との境にある上皮細胞からなる小胞でできている。成人の中間部領域は，下垂体全体の 1% を占めるにすぎない。ここからは色素細胞刺激ホルモン melanocyte stimu-lating hormone（MSH）が分泌され，皮膚表皮の基底層にあるメラノサイトにおけるメラニン melanin の形成を促進する。

c. 下垂体後葉ホルモン

　下垂体後葉からは，射乳作用を持つオキシトシンと水分保持作用を持つバソプレッシンが分泌される。これらのホルモンの産生部位は主として，視床下部の視索上核と室傍核に存在する大細胞性ニューロンの細胞体である。軸索を通ってそれぞれの神経終末に運ばれ，終末の電気的活動によって分泌される。これらのホルモンは神経から循環血中に分泌される典型的な神経ホルモン neural hormone である。

① オキシトシン　oxytocin

　主に乳房と子宮に作用するが，黄体分解にも関与している。生理的には，授乳時の射乳作用と分娩時の子宮収縮作用に重要な役割を果たしている。オキシトシンの分泌は乳頭への哺乳刺激と胎児の産道通過の機械刺激により促進される。オキシトシンは乳腺腺房の平滑筋を収縮させ，乳汁を腺房から乳管へ放出させる。また，子宮平滑筋を収縮させることで分娩の進行を早め，胎盤娩出後の止血を促進させる。子宮のオキシトシン感受性はエストロゲンにより亢進され，プロゲステロンにより低下する。妊娠末期には子宮のオキシトシン感受性は増強され，分娩開始時はオキシトシン受容体が著しく増加するのに加え，分娩中にオキシトシンの分泌自体も増大するので，強力な子宮収縮が起こり分娩は強化される。

　臨床的には陣痛促進薬として用いられる。

② バソプレッシン　vasopressin

　バソプレッシンは，腎臓の集合管に作用して水の再吸収を促進し，尿を濃縮して尿量を減少させる。この作用から**抗利尿ホルモン** antidiuretic hormone (ADH) とも呼ばれている。高濃度では血管を収縮させ血圧を上げる作用があるが，正常人の通常の濃度では血圧は変化しない。さらにバソプレッシンには，下垂体前葉にはたらき ACTH の分泌を促進させる作用もある。バソプレッシンの分泌は，血漿浸透圧のわずかな上昇を視床下部の浸透圧受容器が感知することにより促進される。また，循環血液量の減少によっても分泌は促進される。

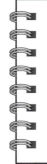

ミニコラム　オキシトシンの作用

　オキシトシンは思いやりホルモンといわれるくらい，他人を思いやってやさしくしたり，他人と触れ合うことでどんどん分泌されます。

　最近の研究では，オキシトシンがストレス反応を軽減させる可能性も示唆されています。

3）甲状腺　thyroid gland
a. 形態と機能

　甲状腺は咽頭の下部と気管の上部との前面にあり，右葉，左葉，錐体葉（すいたいよう）と峡部からなる蝶形の内分泌腺である。この内分泌腺は，組織 1 g あたりの血流量が生体内器官の中でも最も多いものに属するため赤く輝いて見える。組織的には濾胞と呼ばれる球形構造の集合体であり，濾胞は一層の濾胞上皮細胞とコロイドと呼ばれるタンパク質が豊富な液体で満ちた濾胞腔からなる。甲状腺ホルモンは分泌されるまでサイログロブリンに結合した形でコロイド内に貯蔵されている。また，甲状腺の傍濾胞細胞は，血漿カルシウム濃度を低下させる**カルシトニン** calcitonin を分泌する（図4）。

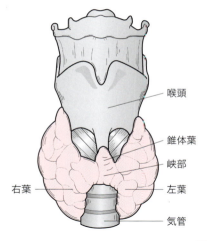
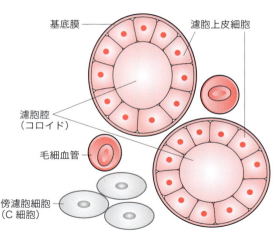

図4 甲状腺と甲状腺濾胞
(岡田隆夫編集, 集中講義生理学, メジカルビュー社より改変引用)

b. 生成と分泌

甲状腺ホルモンには, 主に**サイロキシン** thyroxine (T_4) と**トリヨードサイロニン** triiodothyronine (T_3) があり, 疎水性で分子内に**ヨウ素 (I)** を含む。血液中には T_3 よりも T_4 の方が圧倒的に多く含まれているが, 生理活性は T_4 よりも T_3 の方が強い (図5)。

甲状腺ホルモンは, 濾胞上皮細胞で合成・分泌されたサイログロブリンのチロシン残基がヨウ素化され, 縮合されることで, サイログロブリン上で生成され, コロイド内に貯蔵される。分泌される時は, サイログロブリンが濾胞上皮細胞に取り込まれて加水分解され, 遊離した甲状腺ホルモンが血中に放出される。

c. 輸送と代謝

血中の T_4 および T_3 の大部分は, アルブミン albumin, サイロキシン結合グロブリン thyroxine-binding globulin TBG およびサイロキシン結合プレアルブミン thyroxine-binding prealbumin TBPA などの血漿タンパクに結合している。これらの内, アルブミンが最も多くの T_4 と結合することができるが, 生理的条件下での T_4 分子に対する親和力は TBG が最大であるため, 循環血中の T_4 のほとんどは TBG と結合している。正常では, 血漿中の T_4 の 99.98% と T_3 の 99.8% はタンパク結合型である。遊離型の T_4 や T_3 は極わずかであるが, この遊離型のみが細胞内に入ることができ, 生理作用を示し, 代謝され, フィードバック調節に関与している。タンパク結合型と遊離型は常に一定の割合で血中に存在し, 平衡状態である。

図5 甲状腺ホルモン

サイロキシン (T_4)
(3,5,3',5'-テトラヨードサイロニン)

3,5,3'-トリヨードサイロニン (T_3)

甲状腺から分泌された T_4 は，末梢で T_3 と活性を持たないリバース $T_3(rT_3)$ に代謝される。

d. 甲状腺ホルモンの作用

甲状腺ホルモンは細胞内に入ると核内の受容体に結合し，続いて DNA に結合し，特異的遺伝子の遺伝子発現を促し，その結果として生じる mRNA は，細胞機能に関係する酵素の産生を促進する。したがって，このホルモンは次のような具体的な機能を促進するはたらきを持っている。

① 熱産生：成人の脳，精巣，子宮，脾臓などを除くほとんどの組織で，酸素消費を刺激し，基礎代謝を亢進させ，熱産生を高める。

② タンパク質代謝：少量の正常レベルでは，タンパク合成を促進させるので，成長などに必要である。過剰状態では，タンパク質の分解が促進されるので，食物の摂取が少ないと，貯蔵タンパクや脂肪が分解されて体重が減少したり，筋肉が萎縮したりする。

③ 糖代謝：肝臓における糖新生とグリコーゲンの分解を促進し，血糖値を上昇させる。また，消化管からの糖の吸収を促進する。

④ 脂質代謝：肝臓の LDL 受容体を増加させ，血中のコレステロール濃度を低下させる。また，肝リパーゼ活性の上昇により，中性脂肪を低下させる。

⑤ 心臓機能：心臓のアドレナリン β 受容体の数と親和性を増大させ，心収縮力を高め，心拍数を増加させる。

⑥ 成長と発育：成長ホルモンの分泌促進および効果の増強作用によって，正常な発育と骨格の成熟に重要な関与をしている。また，成長期の中枢神経細胞の分化・成熟を促進する。

e. 甲状腺機能の異常

甲状腺機能の異常として，機能低下症と機能亢進症がある。

① **甲状腺機能低下症**：病変部位により，原発性（甲状腺性），二次性（下垂体性），三次性（視床下部性），甲状腺ホルモン不応症に分類される。成人期の甲状腺機能低下症の原因疾患の大半は慢性甲状腺炎（橋本病）である。症状として，**粘液水腫** myxedema と呼ばれる皮膚の腫脹が特徴的であり，基礎代謝や耐寒性の低下，無気力，徐脈，便秘，血中コレステロール濃度の上昇がみられる。

先天性の甲状腺機能低下症をクレチン病 cretinism と呼び，この患者は，小人症になり知能発達も遅れ，大きく突き出た舌と腹部が特徴的である。早期に甲状腺ホルモンの

補充を開始すれば正常に発育するが，臨界期を過ぎると補充は無効となるため，わが国ではTSH値測定による新生児マススクリーニングが行われている。

②**甲状腺機能亢進症**：甲状腺機能亢進症の中で最も頻度が高い疾患は，**バセドウ病** Basedow disease である。特徴として，甲状腺腫，眼球突出，頻脈がある。症状は，体重減少，動悸，息切れ，発汗，食欲亢進，下痢などで，抗TSH受容体抗体がTSH受容体機能を活性化し，甲状腺ホルモンの合成・分泌を促進する自己免疫疾患である。

③**ヨウ素欠乏性甲状腺腫**：食物によるヨウ素摂取量が10 μg/日以下になると甲状腺ホルモン合成は不十分となり，分泌量も減少する。この時，下垂体前葉からの甲状腺刺激ホルモンの分泌が増加し，甲状腺は肥大する。内陸部でヨウ素の少ない土壌で育った作物を食べている人々にこの甲状腺腫 struma が多く認められる。

4）副甲状腺（上皮小体）　parathyroid glands

a. 形態と機能

　副甲状腺は，甲状腺の左右両葉の背面に上下2個ずつ，計4個ある米粒大の内分泌腺である。ときには，頸部や縦隔にみられることもあり，数も5個以上存在することもある。副甲状腺から，カルシウム代謝における最も重要な調節因子である**副甲状腺ホルモン** parathyroid hormone（PTH）が分泌されている。PTHは骨吸収を促進し，血漿Ca^{2+}濃度を高め，血漿P濃度を低下させる。

b. 血中カルシウム濃度の調節

　カルシウム代謝は，腸管での吸収，腎臓からの排泄，骨での沈着・放出のバランスにより調節されており，副甲状腺の主細胞から分泌されるPTH，腎臓から分泌される**活性型ビタミンD₃**，甲状腺の傍濾胞細胞から分泌される**カルシトニン**が関与している。

①**副甲状腺ホルモン（PTH）の作用**

- 破骨細胞を活性化して骨吸収を促進し，骨からのCa^{2+}を遊離させる。
- 遠位尿細管でのCa^{2+}再吸収を促進する。
- 近位尿細管でのPの再吸収を抑制し，Pの尿中排泄量を増加させる。
- 活性型ビタミンD_3の生成を促進し，腸管からのCa^{2+}の吸収を高める。

②**カルシトニン（CT）の作用**

- 破骨細胞を抑制し，骨吸収を低下させ，血漿Ca^{2+}およ

参考

〈副甲状腺〉

副甲状腺（甲状腺の裏側）

正面像　　　側面像

〈カルシトニンとPTHについて〉

	カルシトニン	PTH
分泌器官	甲状腺傍濾胞細胞	副甲状腺（上皮小体）
生理作用	血中Ca濃度低下	血中Ca濃度上昇
	骨吸収抑制	骨吸収促進
	尿細管でのCa再吸収抑制	尿細管でのCa再吸収促進
		活性型ビタミンD₃生成促進

びP濃度を低下させる。
- 腎臓でのCa^{2+}とPの再吸収を抑制する。

カルシトニンの分泌は血漿Ca^{2+}濃度の増加により刺激される。このことは高カルシウム血症に対する防御機構と考えられる。ヒトでは，甲状腺を除去すると高カルシウム血症は起こらないが，副甲状腺を除去すると低カルシウム血症が生じる。このようにカルシトニンの生理学的意義は不明瞭である。

血漿のカルシウム濃度と血清中のPTHおよびカルシトニンの濃度の関係を図6に示した。

③ **活性型ビタミンD$_3$の作用**
- 小腸からのCa^{2+}とPの吸収を促進する。
- 遠位尿細管でのCa^{2+}再吸収作用を促進する。
- 骨において，多量の活性型ビタミンD$_3$は破骨細胞の分化を促進して骨吸収を促進する。生理的量の活性型ビタミンD$_3$は骨形成を促進する。

c．カルシウム代謝の異常

① **低カルシウム血症** hypocalcaemia：副甲状腺機能低下症では，副甲状腺ホルモンの減少により，血漿Ca^{2+}濃度は低下する。血漿Ca^{2+}が急激に正常値の1/2以下になると，神経や筋の興奮性が上昇し，手足や唇のしびれ感や全身のけいれんが生じる。この症状を**テタニー** tetanyという。テタニー症の患者はけいれんの時，手が特殊な形をとることで知られており，高度なけいれんになると死に至る。

② **骨軟化症** osteomalasia：ビタミンDの欠乏が主な原因であり，骨や軟骨の石灰化障害により類骨が増加し，骨の軟化や変形を引き起こす疾患である。治療として，日光浴などの指導とビタミンD剤の投与がある。

③ **骨粗鬆症** osteoporosis：骨密度の低下と骨質の劣化により，骨強度が低下するため，骨折を引き起こしやすくなった疾患である。骨のリモデリングにおける骨吸収と骨形成のバランスが崩れ，骨吸収が骨形成を上回るために骨量（骨密度）が減少する。治療にはカルシウム摂取の促進や運動療法とともに，ビタミンD剤や骨吸収抑制作用を持つビスホスホネート剤の経口摂取やカルシトニン注射がある。

④ **高カルシウム血症** hypercalcemia：悪性腫瘍や原発性副甲状腺機能亢進症のときに認められる頻度が高い。高カルシウム血症では，筋，神経，心臓，腎臓を中心として身体の様々な部位で多様な症状を引き起こす。骨からのCa^{2+}の遊離が増加すると，関節痛，骨自発痛，病的骨折

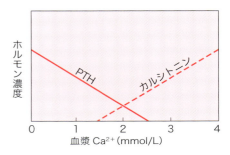

図6 血漿カルシウムイオンとホルモンの拮抗作用

血漿中のCa^{2+}濃度の上昇により，カルシトニンの分泌が促進される。一方，血漿中のCa^{2+}濃度の低下により，PTHの分泌が促進される。

が生じる。慢性的な高カルシウム血症では，尿中へのカルシウム排泄が増加するため，腎結石や腎石灰化が生じやすい。

5）副腎　adrenal glands

2つの副腎が左右の腎臓の頂上部に1つずつ位置している。各副腎は副腎髄質と副腎皮質の2つの内分泌腺から構成されている。これらの内分泌腺は発生学的に異なった起源をもち，解剖学的にも異なるものである。

分泌されるホルモンも異なり，副腎髄質から**カテコールアミン** catecholamine が，副腎皮質からはいくつかの**ステロイドホルモン** steroid hormone が分泌される。

a. 副腎髄質　adrenal medulla

副腎髄質のクロム親和性細胞は，軸索を失った交感神経節後細胞で，カテコールアミンである**アドレナリン** adrenaline と**ノルアドレナリン** noradrenaline を分泌する。

ヒトでは，副腎髄質で合成されるカテコールアミンの約80%はアドレナリンである。ノルアドレナリンはチロシン tyrosine が水酸化反応と脱炭酸反応を受けて生成される。アドレナリンはノルアドレナリンにメチル基が結合してできる（図7）。

カテコールアミンは，全身のアドレナリン作動性受容体（α_1, α_2, β_1, β_2, β_3）に作用し，交感神経系の作用を増強する。これらの受容体は，臓器や組織によって分布が異なり，受容体を介する生理作用は，受容体に結合するカテコールアミンの種類や量，親和性などの影響を受けるために複雑である。

アドレナリンは主にβ受容体に結合し，β作用を発現する。アドレナリンは心拍出量を増加させ，代謝を亢進させる。また，肝臓での糖新生促進とインスリン分泌抑制により血糖値は上昇し，脂肪組織からの遊離脂肪酸の放出により組織の酸素消費量が増加し，熱産生は増加する。ノルアドレナリンは主にα受容体に結合し，α作用を発現する。ノルアドレナリンが血管のα受容体に作用することにより血管が収縮し血圧が上昇するため，心拍出量はあまり増加しない。血中のアドレナリンやノルアドレナリンは肝臓で代謝され，尿中に排出される。

カテコールアミンの分泌は，視床下部により制御されている交感神経の活動によって開始する。そして，痛み，興奮，不安，低血糖，寒冷および出血などの刺激に対する反応として分泌される。特に敵に遭遇して強い緊張状態にあ

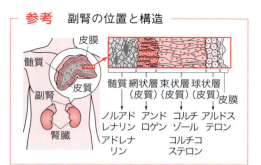

参考　副腎の位置と構造

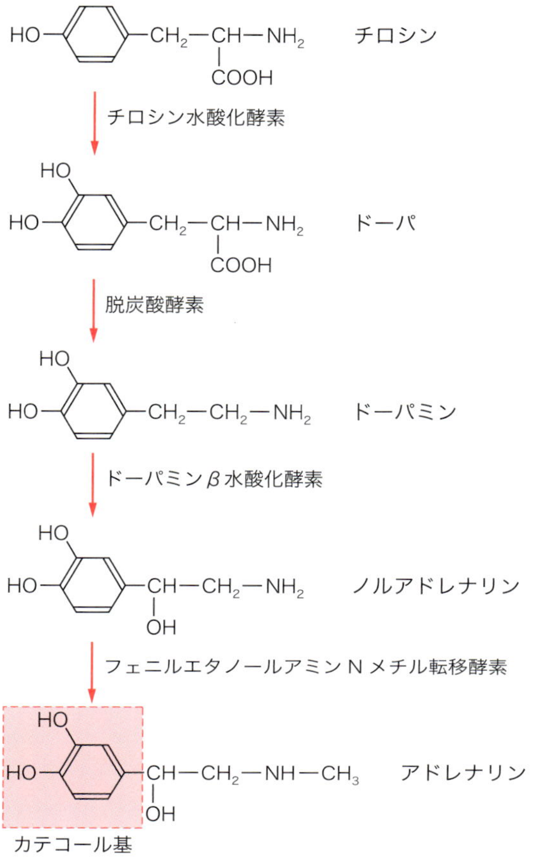

HO—〈benzene〉—CH₂—CH—NH₂　チロシン
　　　　　　　　　　|
　　　　　　　　　COOH

↓ チロシン水酸化酵素

HO
HO—〈benzene〉—CH₂—CH—NH₂　ドーパ
　　　　　　　　　　　|
　　　　　　　　　　COOH

↓ 脱炭酸酵素

HO
HO—〈benzene〉—CH₂—CH₂—NH₂　ドーパミン

↓ ドーパミン β 水酸化酵素

HO
HO—〈benzene〉—CH—CH₂—NH₂　ノルアドレナリン
　　　　　　　　|
　　　　　　　OH

↓ フェニルエタノールアミン N メチル転移酵素

HO
HO—〈benzene〉—CH—CH₂—NH—CH₃　アドレナリン
　　　　　　　　|
　　　　　　　OH

カテコール基

図 7　カテコールアミンの生合成

る動物では，全身的な交感神経系の興奮と共に，副腎髄質から分泌されたカテコールアミンが血流中にまき散らされている。Cannon は，この分泌増加を"闘争と逃走"反応と記載している。

　副腎髄質腫瘍（褐色細胞腫）では，カテコールアミンが大量に産生・分泌されるため，高血圧，高血糖，代謝亢進を引き起こす。

b. 副腎皮質　adrenal cortex

　副腎皮質は，球状層（外側部），束状層（中間部），網状層（内側部）の 3 層の細胞で構成されている。球状層からは，**電解質コルチコイド** mineralocorticoids である**アルドステロン** aldosterone が分泌され，束状層からは**糖質コルチコイド** glucocorticoids である**コルチゾール** cortisol と**コルチコステロン** corticosterone が，網状層からは性ホルモンである**副腎アンドロゲン** adrenal androgens が分泌される。このように各層からそれぞれ異なったホルモンが分泌

MEMO

〈闘争と逃走反応〉

　1929 年にウォルター・ブラッドフォード・キャノンによって初めて提唱された動物の恐怖への反応である。

　キャノンの説によると，動物が外敵に遭遇するなどの強いストレス状態にあるとき，原始的な自己防衛本能として自身に闘うか逃げるかを差し迫るという。

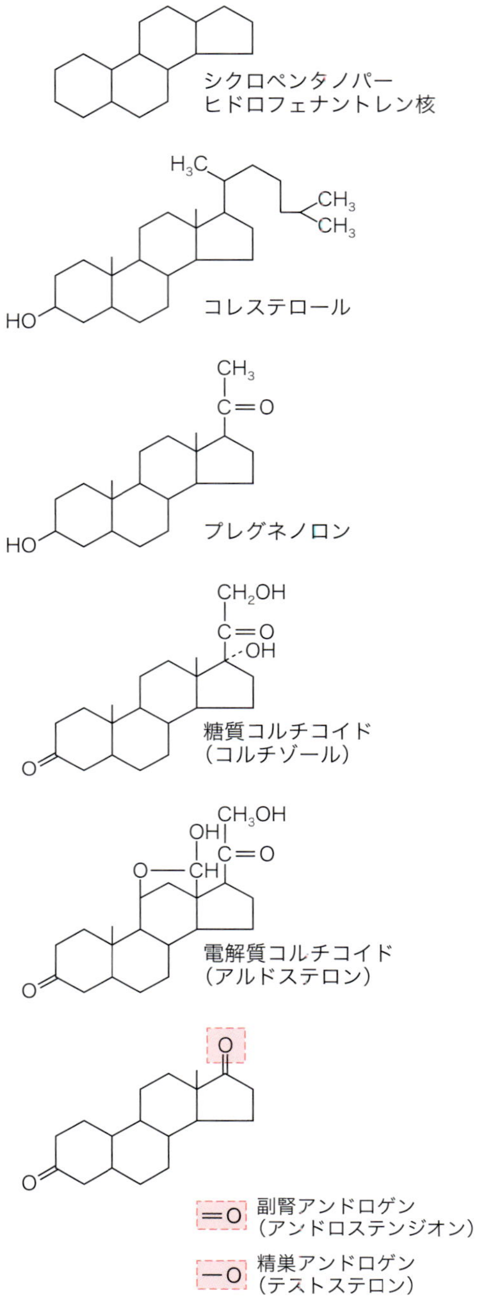

シクロペンタノパーヒドロフェナントレン核

コレステロール

プレグネノロン

糖質コルチコイド
（コルチゾール）

電解質コルチコイド
（アルドステロン）

=O　副腎アンドロゲン
　　（アンドロステンジオン）
—O　精巣アンドロゲン
　　（テストステロン）

図8　ステロイドホルモンの構造

されているが，全てコレステロール誘導体であり，コレステロール，胆汁酸，ビタミン D，卵巣や精巣のステロイドなどとはよく似た基本構造をしている。

　下垂体を除去すると，中間部や内側部は萎縮するが，外側部では強い影響はみられない。胎生期では内側部がよく発達していて，胎盤でのエストロゲン合成に必要な前駆物質としてのステロイドを生成している。副腎皮質ホルモンの分泌は，ACTH が cAMP-PKA 系を介して遊離コレステロールを増加させることにより促進される。副腎皮質ホルモンは，一部は副腎皮質細胞内で酢酸から合成されるが，多くは LDL 受容体を介して血中から細胞内に取り込まれたコレステロールから合成される。

　コレステロールから誘導される主要なステロイドホルモンの構造を図8にまとめて示している。

① **糖質コルチコイドの作用**

▶**エネルギー代謝**：全身において，炭水化物，タンパク質，脂肪の中間代謝を調節する重要な役割を担っている。肝臓での糖新生を亢進して，血糖値を上昇させる。グリコーゲンの合成を促進する。筋タンパク分解を促進し，血中アミノ酸を増加させる。脂肪組織では中性脂肪の合成を抑制し，血中の脂肪酸とグリセロールを増加させる。

▶**循環器**：正常な心筋の収縮性や血管の抵抗性を保持し，循環機能を正常に維持する。糖質コルチコイドが欠乏すると，体液の喪失がなくても血圧が下降する。糖質コルチコイドには，カテコールアミンやアンギオテンシンⅡに対する許容作用 permissive action があり，ホルモン欠乏により，血管のカテコールアミンやアンギオテンシンⅡに対する感受性が低下する。

▶**抗ストレス作用**：身体的・精神的・生理的ストレスを受けると，糖質コルチコイドの分泌が増加し，エネルギー代謝を高める。

▶**抗炎症作用**：胸腺やリンパ組織を萎縮し，炎症反応や免疫反応を抑制する。抗炎症薬として利用されるが，一方で好中球の遊走を抑制し，リンパ球を減少させて抗体産生能力を低下させるため，易感染性を引き起こす。

▶**骨代謝**：破骨細胞を増加させ，骨吸収を促進する。また，骨芽細胞を減少させて骨形成を抑制する。

② **電解質コルチコイドの作用**

　アルドステロンは，主に腎臓の遠位尿細管に作用し，水，Na^+ の再吸収と K^+ の排出を促進させるため，循環血液量は増加し，血圧は上昇する。この作用は，唾液腺，乳

腺，汗腺でもみられる。アルドステロンの分泌は，主にレニン・アンギオテンシン・アルドステロン系によるフィードバック機構により調節されており，糖質コルチコイドほどは ACTH の作用を強く受けていない。レニン分泌は，糸球体血圧の低下，糸球体濾過流量の減少，交感神経の興奮により促進される。血漿 K^+ 濃度が上昇するとアルドステロン分泌は亢進する。K^+ は細胞膜を脱分極し，細胞内 Ca^{2+} を増加させることで，アルドステロンの合成を促進させる。

③ 副腎アンドロゲンの作用

副腎皮質から分泌されるアンドロゲンは，末梢でテストステロンやエストロゲンに変換されて作用する性ホルモンである。正常量ではその作用は極めて弱いが，過剰分泌では男性化兆候が出現する。

c. 副腎皮質ホルモンの過剰と欠乏によって生じる障害

① **アジソン病** Addison's disease：原発性の副腎皮質機能低下症であり，後天性の疾患である。主な原因として，結核性と自己免疫の関与が示唆される特発性がある。症状は，副腎皮質ホルモンの不足による体重減少，低血糖，低血圧，易疲労感，女性における月経不順，腋毛・恥毛の脱落，ACTH 増加による色素沈着が特徴的である。

② **クッシング症候群** Cushing's syndrome：副腎皮質腫瘍や過形成，下垂体腺腫などによりコルチゾールが過剰に分泌されて起こる疾患の総称である。主な症状に，満月様顔貌，中心性肥満，皮膚の萎縮，高血圧，糖尿病，骨粗鬆症，筋力低下がある。クッシング症候群の中で，下垂体腺腫の ACTH 分泌過剰により，副腎皮質のコルチゾール分泌が増加するために起こる疾患をクッシング病という。

③ **原発性アルドステロン症** primary aldosteronism：副腎皮質腫瘍や過形成によりアルドステロンが過剰に分泌されるため，血中では Na^+ と水が保留され，K^+ が減少し，高血圧と低カリウム血症に伴う脱力や不整脈を生じる。また H^+ の排泄亢進により，代謝性アルカローシスとなる。

④ **副腎性器症候群** adrenogenital syndrome：副腎由来のアンドロゲンの過剰分泌により，性徴異常をきたす疾患で，女性では男性化を，男性では早熟な思春期を引き起こす。原因として，副腎腫瘍（アンドロゲン産生腫瘍）や先天性副腎皮質過形成があると考えられている。先天性副腎過形成は，主に 21-水酸化酵素の欠損によるものが多い。この酵素の欠損により，コルチゾール，アルドステロンの合成が抑制されるため，アンドロゲンの分泌が増加する。

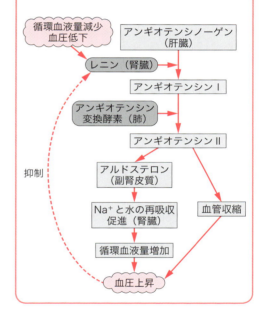

MEMO

〈レニン・アンギオテンシン・アルドステロン系〉

循環血液量の減少や血圧の低下により，レニンが分泌される。レニンはアンギオテンシノーゲンに作用して，アンギオテンシン I を産生する。さらに，アンギオテンシン I はアンギオテンシン変換酵素により，アンギオテンシン II に変換される。

アンギオテンシン II が血管を収縮させるとともに，アルドステロンの分泌を促進させることで，血圧は上昇する。

また，血圧上昇後にはレニンの分泌は抑制される。

さらに，コルチゾールの低下により，ACTHの分泌が促進され，副腎皮質は過形成となり，アンドロゲンの過剰分泌を引き起こす。不足したコルチゾールやアルドステロンを補充すると欠乏は回復し，過剰なACTH分泌も抑制される。

6）膵島　pancreatic islets

膵臓 pancreas は，内分泌と外分泌の両腺を持っている。膵臓の内分泌腺細胞は，全膵臓のわずか2％を占めている膵島（**ランゲルハンス島** islets of Langerhans）の中にある。膵島の細胞は少なくとも4つの重要なホルモンを産生しており，A（α）細胞では**グルカゴン** glucagon，B（β）細胞では**インスリン** insulin，D（δ）細胞では**ソマトスタチン** somatostatin，F（PP）細胞では，**膵ポリペプチド** pancreatic polypeptide を合成している（図9）。膵島で合成されたホルモンは毛細血管から門脈へ分泌される。

a．グルカゴン

グルカゴンは，膵島A細胞から分泌される。血糖値を上げる作用があり，血糖値を下げるインスリンと拮抗するホルモンである。グルカゴン分泌は低血糖で促進され，高血糖で抑制される。また，インスリンと同じくアミノ酸によっても促進する。グルカゴンはcAMPを介して，肝臓におけるグリコーゲンの分解や糖新生，脂肪組織における脂肪分解を促進する。

筋肉にはグルカゴン受容体がないため，グルカゴンには筋肉のグリコーゲンの分解作用はない。筋肉のグリコーゲン分解は，アドレナリンやノルアドレナリンにより促進さ

MEMO

〈ランゲルハンス島の構成〉

分類	割合	分泌成分
A細胞	15〜20%	グルカゴン
B細胞	60〜75%	インスリン
D細胞	5%程度	ソマトスタチン
F細胞	1%程度	膵ポリペプチド

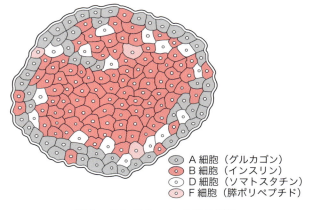

図9　ランゲルハンス島の構造
（Orci L. & Unger RH.: Lancet, 2, 1243, 1975 より改変引用）

れる。

b. インスリン

インスリンは，膵島B細胞から分泌される。インスリンはA鎖（21個のアミノ酸）とB鎖（30個のアミノ酸）の2つのペプチド鎖からなり，A鎖とB鎖には2カ所にジスルフィド結合（S-S結合）があり，A鎖内には1つのS-S結合がある。ウシやブタのインスリンはヒトのインスリンと分子内のアミノ酸組成に少し違いがある。アミノ酸残基が1～3個異なっていても，その生物学的な活性に大きな差異はないので，両者とも糖尿病の治療のために投与することができる。しかし，それらの抗原としての性質は異なった影響を及ぼすので，最近ではDNA複製技術を用いて，細菌に作らせたヒトインスリンが使用されている。

インスリン遺伝子から転写・翻訳され，プレプロインスリンが生成される。プレプロインスリンはシグナルペプチドが切り離されてプロインスリンとなり，粗面小胞体に取り込まれる。その後ゴルジ装置でCペプチドが切り離され，インスリンとなる（図10）。インスリンとCペプチドはインスリン小胞に蓄えられる。

① **インスリンの作用**：インスリンは，肝臓，脂肪組織，筋肉などに作用し，グリコーゲン合成やグルコースの取り込み，脂肪やタンパク質合成を促進し，血糖値を低下させる。肝臓には最も高濃度で作用する。筋肉・脂肪組織では，インスリン感受性グルコース輸送担体（GLUT4）を介して，グルコースおよびK^+の取り込みの促進を行う。インスリンが細胞膜にあるインスリン受容体に結合することにより，細胞内プールからGLUT4が細胞膜に運ばれ，グルコースは細胞内に取り込まれる。GLUT4は，グルコースを取り込んだ後は細胞内プールに引き戻される。インスリン受容体は，α，βの2種類のサブユニットがS-S結合で連結されたヘテロ四量体である。インスリンがαサブユニットと結合すると，βサブユニットは自己リン酸化によってチロシンキナーゼとして作用し，細胞内にシグナルを伝え，最終的にGLUT4の細胞膜への移動が促進される。

② **インスリンの分泌調節**：血中グルコース濃度の上昇は，インスリン分泌の主要な生理的刺激である。血中のグルコースはGLUT2により膵β細胞内に取り込まれ，TCA回路で代謝され，ATPが産生される。血中グルコース濃度が上昇すると，ATP産生が増加しATP感受性K^+チャネルが閉じ，細胞内にK^+が増加して細胞膜が脱分極

MEMO

〈グルカゴン〉
血糖値が低いときに，肝臓に作用してグリコーゲンの分解を促進し，血糖値を上げる。

〈インスリン〉
血糖値が低いときに，肝臓，脂肪組織，筋肉に作用して，グリコーゲンの合成やグルコースの取りこみを促進し，血糖値を上げる。

〈ソマトスタチン〉
グルカゴンとインスリンの両方の分泌を抑制する。

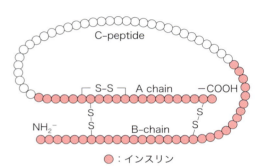

図10　プロインスリンの構造

（Bray JJ, et al.: Lecture Notes on Human Physiology, 3rd ed. Blackwell Sci. Publications, 1994 より改変引用）

MEMO

〈1型糖尿病〉

小児期に多い。日本での年間発症率は10万人あたり1.5〜2人。

〈2型糖尿病〉

生活習慣不良の中高年に多い。

〈ハネムーン期（寛解期）〉

1型糖尿病，特に小児糖尿病の発症早期にインスリン療法を適切に行うことで，一過性にインスリン分泌能が改善し，一時的にインスリンが不要，または少量ですむようになる時期のこと。

する。脱分極により，電位依存性 Ca^{2+} チャネルが開口して Ca^{2+} が細胞内に流入し，インスリンの開口放出が引き起こされる。

アルギニンのようないくつかのアミノ酸もインスリン放出の潜在的刺激物質となる。消化管ホルモンであるグルカゴン様ペプチド-1 glucagon-like peptide-1（GLP-1）と胃抑制ペプチド gastric-inhibitory polypeptide（GIP）は**インクレチン**と総称されており，膵 β 細胞に作用して，血糖値依存的にインスリン分泌を促進する。さらに，GLP-1は膵 α 細胞に作用してグルカゴン分泌を抑制し，中枢神経系に作用して摂食を抑制する。

また，神経性の調節も重要であり，副交感神経活動はインスリンの分泌を促進し，交感神経活動はインスリンの分泌を抑制する。ソマトスタチンは，インスリンとグルカゴンの両方の分泌を抑制する作用を持っている。

③ **糖尿病**：糖尿病 diabetes mellitus は，インスリンの作用不足に基づく慢性の高血糖状態を主徴とする代謝疾患である。主な症状は，口渇，多飲，多尿，体重減少である。糖尿病は，多様な成因に基づく疾患であるが，臨床的には1型糖尿病と2型糖尿病の2つの型に大別される。

1型糖尿病は，主に自己免疫機序により膵 β 細胞が破壊され，絶対的インスリン欠乏に至り発症する。患者の血中インスリン濃度は低く，生命の維持にインスリン注射は不可欠である。治療はインスリン療法で，経口糖尿病薬は原則として適応ではない。

一方，2型糖尿病は主に生活習慣の影響によるインスリン分泌障害やインスリン抵抗性が関与しており，糖尿病の90％以上を占めている。膵 β 細胞機能はある程度保たれており，生存のためにインスリンが必要となることは比較的少ない。治療は食事療法と運動療法が基本であり，必要に応じて経口糖尿病薬やインスリンを用いて血糖コントロールを行う。

▶**糖尿病の急性合併症**：低血糖，糖尿病ケトアシドーシス，高血糖高浸透圧昏睡がある。

低血糖は薬物療法中に最も高頻度にみられる急性合併症であり，頻脈，冷や汗，けいれん，意識障害などの症状がある。治療は，ブドウ糖摂取，グルカゴン筋注，ブドウ糖注射である。

糖尿病ケトアシドーシスは1型糖尿病患者に起こりやすく，インスリンの絶対的欠乏により引き起こされる。インスリン注射の中止，ストレス，感染症などが誘因となり，

症状として，高血糖，代謝性アシドーシス，脱水がある。

　高血糖高浸透圧昏睡は，高齢の2型糖尿病患者に起こりやすく，高血糖と高度な脱水により，血漿浸透圧の上昇をきたす。感染症，高カロリー輸液，手術などが誘因となる。糖尿病ケトアシドーシス，高血糖高浸透圧昏睡の治療は，輸液とインスリン投与による脱水，高浸透圧の補正である。

　また，慢性合併症として，細小血管障害である糖尿病神経障害，糖尿病網膜症，糖尿病腎症の三大合併症と大血管障害である動脈硬化がある。

c. ホルモンによるグルコースの利用と貯蔵の調節

　脳はほぼ唯一のエネルギー源としてグルコースを利用している。したがって，常に一定の血糖値を維持することが必要であり，そうしなければ結果としてけいれんや昏睡が生じる。

　血糖値は，インスリン，グルカゴン，成長ホルモン，アドレナリンや糖質コルチコイドなどのいくつかのホルモンとの相互作用によって，4〜6 mmol/L のかなり狭い範囲に維持されている。インスリンは血糖値を低下させる唯一のホルモンであり，他の4つは血糖値を上昇させるインスリン拮抗ホルモンである。

　食後は血糖値が上昇するが，肝臓でグルコースの取り込みの促進や糖新生の抑制が起こり，筋肉および脂肪組織のグルコースの取り込みが促進されるため，血糖値が下がり一定に維持される。一方，空腹時には，肝臓，筋肉，脂肪組織に貯蔵されたグリコーゲンおよびトリグリセリドが動員され，エネルギーとして消費される。グリコーゲンから分解されたグルコースは脳のエネルギー源となる。トリグ

コラム　インスリンの信号がうまく伝達できない─糖尿病

　インスリンは血糖値を下げる唯一のホルモンで，膵臓のランゲルハンス島から分泌され，細胞への糖の取り込みを促進します。インスリンが分泌されていても，インスリンの信号がうまく伝達できない状態をインスリン感受性が低下している（インスリン抵抗性がある）といい，その状態では細胞は糖を取り込みにくいため，高血糖になってしまいます。初期では，代償機構として，インスリン分泌が亢進し，高血糖を是正することができますが，インスリン分泌亢進状態が続くと膵臓が疲弊するため，インスリン分泌能およびインスリン感受性が低下し，さらなる高血糖を助長し，糖尿病を発症することになってしまいます。この高血糖であることがさらなる高血糖を助長する悪循環のことを糖毒性といいます。

　インスリン感受性の低下の原因として，遺伝，過食，肥満，運動不足，ストレス等が関連していると考えられています。

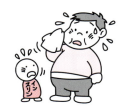

リセリドは、グリセロールと遊離脂肪酸に分解される。グリセロールは肝臓で糖新生によりグルコースになり、遊離脂肪酸は脳以外の組織のエネルギー源となる。また、低血糖状態では、肝臓で遊離脂肪酸からケトン体が産生され、脳のエネルギー源となる。これらの反応は、インスリン拮抗ホルモンにより促進され、この時インスリン分泌は抑制されている。

7）性ホルモン　sex hormones

性ホルモンは生殖を調節するホルモンであり、卵巣、精巣および胎盤から産生・分泌され、男性化をきたす**アンドロゲン** androgen と女性化をきたす**エストロゲン** estrogen に大別される。精巣は大量のアンドロゲンと少量のエストロゲンを分泌し、卵巣は大量のエストロゲンと少量のアンドロゲンを分泌する。副腎皮質は両性において作用の弱いアンドロゲンを分泌する。また、卵巣からはプロゲステロンも分泌される。

卵巣や精巣からの分泌は、下垂体前葉から分泌される卵胞刺激ホルモン（FSH）と黄体形成ホルモン（LH）により調節され、FSH と LH の分泌は視床下部から分泌されるゴナドトロピン放出ホルモン（GnRH）により調節される。インヒビン inhibin は、精巣の精細管のセルトリ細胞 Sertoli cell と卵巣の卵胞 follicle から分泌され、下垂体前葉からの FSH の分泌をネガティブフィードバック機構で抑制する作用を持っている。

a. 精巣　testis

アルドステロンは、コレステロールから合成されており、主なものに**テストステロン** testosterone とジヒドロテストステロン dihydrotestosterone がある。テストステロンは、LH の刺激により精巣の間質細胞（ライディッヒ細胞）interstitial cell of Leydig で合成され、血中に分泌される。さらに FSH の刺激により、精細管のセルトリ細胞で合成されるアンドロゲン結合タンパク質と結合し、精細管腔へ分泌される。筋肉を除いたこのホルモンの標的組織（副性器、外陰部など）では、還元酵素により、テストステロンからジヒドロテストステロンが生成される。テストステロンは核内受容体と結合し、標的遺伝子の転写を調節することで作用を発揮する。また、テストステロンは視床下部および下垂体に対するネガティブフィードバック機構により、下垂体からの LH の分泌を抑制する。

テストステロンは、生殖機能や精子形成の調節ととも

に，思春期における身体の男性化などに関与する。一方，男性外性器の発達や思春期以降の男性型の発毛・脱毛にはジヒドロテストステロンが不可欠である。

▶**男性ホルモンの作用**：① 男性の第二次性徴を発現させる（男性外性器や体毛の発育，声変わりを促し，筋肉や骨を発達させる）。② タンパク同化作用がある。成長ホルモンと同様に骨格筋成長作用があるため，ドーピング剤にもなる。

b. 卵巣　ovary

卵巣は主に**エストロゲン**と**プロゲステロン**を分泌し，この2つの性ステロイドホルモンを女性ホルモンと呼ぶ。女性ホルモンは，下垂体前葉から分泌されるゴナドトロピン（FSH，LH）により分泌が促進される。ゴナドトロピンは視床下部から分泌されるGnRHにより分泌が促進される。

エストロゲンは，17β-エストラジオール estradiol，エストロン estrone，エストリオールの3種のホルモンの総称であり，17β-エストラジオールのエストロゲンの活性が最も強い。これらは，コレステロールを材料に，プレグネノロン，テストステロンを経て合成される。テストステロンをエストロゲンに変換するアロマターゼは卵巣のみに存在する。エストロゲンは主に卵巣と胎盤で産生・分泌されるが，副腎皮質や精巣でも少量分泌される。エストロゲンには女性生殖器や乳腺（乳管）の発達，卵胞の成長，子宮内膜の増殖，オキシトシン感受性の亢進，骨成長の促進と骨端線閉鎖（思春期），骨吸収の抑制（閉経期），血中コレステロール低下などの作用がある。また，視床下部および下垂体に作用して，GnRH，およびLH，FSHの分泌を抑制するが（ネガティブフィードバック機構），排卵直前の時期のみポジティブフィードバック機構により，GnRHおよびLH，FSHの分泌を亢進させ，排卵を誘発させる。

プロゲステロンは主に卵巣と胎盤で産生・分泌される。また，全てのステロイドホルモン合成の中間産物であり，精巣や副腎皮質でも産生され，一部血中に分泌される。プロゲステロンは受精卵の着床，および妊娠の維持に必須のホルモンであり，乳腺（腺房）の発達やオキシトシン感受性の低下，基礎体温の上昇などの作用がある。エストロゲンと同様に，LHおよびFSHの分泌を抑制または促進する。

c. 分娩　parturition

受精卵が子宮内膜に着床すると，胎盤が形成され妊娠が

参考　性ホルモンの主な作用

	ホルモン	主な作用
男性ホルモン	テストステロン	・陰茎や前立腺の発育促進 ・筋肉や骨の発育促進 ・声変わりやひげの発生など（第二次性徴）に関与 ・精子産生の促進 ・タンパク同化の促進
女性ホルモン	卵胞ホルモン＝エストロゲン	・月経周期の形成（プロゲステロンとの協調） ・生殖器や乳腺（乳管）の発育促進 ・恥毛の発生に関与
	黄体ホルモン＝プロゲステロン	・月経周期の形成 ・妊娠の維持 ・乳腺（腺房）の発育促進

成立し，胎盤からヒト絨毛性ゴナドトロピン human chorionic gonadotropin（hCG）が分泌される。hCG は LH と同様に黄体を刺激して，プロゲステロン，エストロゲンの分泌を促進させる。妊娠3カ月を過ぎると，hCG の分泌は低下し，エストロゲン，プロゲステロンは胎盤で分泌されるようになり，その分泌は分娩直前まで増大する。胎児娩出後に胎盤が排出されると，これらの母体血中のホルモンは激減する。また，妊娠末期になると，子宮のオキシトシン感受性が高まり，子宮収縮が促進され，分娩の進行を早める。

d. 乳汁分泌　lactation

プロラクチンはエストロゲンとプロゲステロンとともに乳腺を発達させ，乳汁の産生・分泌を促進する。妊娠中は大量のエストロゲンやプロゲステロンが直接的に乳汁の産生を抑制している。分娩後はこの乳汁産生抑制作用が解除されるため，乳汁が分泌される。大量の乳汁分泌は分娩後2〜3日までに始まる。またプロラクチンは GnRH 分泌を抑制するとともに，卵巣の FSH，LH に対する反応性を低下させるため，授乳中は排卵が抑制される。一方，オキシトシンには射乳作用があり，乳頭への哺乳刺激により分泌が促進される。

8）消化管ホルモン　gastrointestinal hormone

消化管ホルモンは，胃粘膜中にある腸クロム親和性細胞 enterochromaffine cells（EC 細胞）により産生され，胃腸の運動と消化液の分泌の制御を行っている。消化管ホルモンの分泌は食物成分や消化物の直接作用，消化管ホルモンによる内分泌作用と傍分泌作用，および自律神経系によって調節されている。主なホルモンに**ガストリン** gastrin，**コレシストキニン** cholecystokinin（CCK），**セクレチン** secretin，インクレチンである**グルカゴン様ペプチド-1（GLP-1）**と**胃抑制ペプチド（GIP），ソマトスタチン** somatostatin があり，化学構造と生理作用の類似性を基にガストリンファミリー（ガストリン，コレシストキニン），セクレチンファミリー（セクレチン，インクレチンなど），その他（ソマトスタチンなど）に大別される。

a. ガストリン

胃幽門前庭部と十二指腸の G 細胞から分泌され，タンパク質，アミノ酸，アルコールによって分泌が促進される。胃酸分泌，胃運動，胃粘膜の成長を促進する。

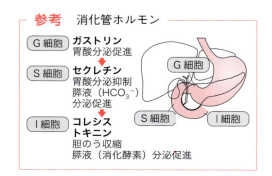

参考　消化管ホルモン
- G 細胞　ガストリン　胃酸分泌促進
- S 細胞　セクレチン　胃酸分泌抑制　膵液（HCO$_3^-$）分泌促進
- I 細胞　コレシストキニン　胆のう収縮　膵液（消化酵素）分泌促進

b. コレシストキニン

十二指腸と空腸のI細胞から分泌され，小腸内の脂肪やアミノ酸の刺激で分泌が促進される。胆嚢を収縮させ，胆汁分泌を促進する。また膵酵素の分泌を促進する。

c. セクレチン

十二指腸と空腸のS細胞から分泌され，胃から排泄された酸性の消化産物により分泌が促進される。ガストリンや胃酸分泌を抑制し，胃の運動を抑制するが，ペプシノーゲン分泌は促進させる。膵臓の導管細胞に作用し，重炭酸イオンの分泌を促進して胃酸を中和する。

d. 胃抑制ペプチド（GIP）

十二指腸と空腸のK細胞から分泌され，小腸内の糖質や脂肪，タンパク質により分泌が促進される。胃酸分泌と胃の運動を抑制する。膵β細胞に作用して，血糖値依存的にインスリン分泌を促進する。

e. グルカゴン様ペプチド-1（GLP-1）

十二指腸と空腸のL細胞から分泌される。GIPと同様に膵β細胞に作用して，血糖値依存的にインスリン分泌を促進する作用がある。膵α細胞への作用もあり，グルカゴン分泌を抑制することで肝臓からのグルコースの放出を抑制する。また，中枢神経に作用して食欲を抑制する作用がある。

f. ソマトスタチン

胃粘膜のD細胞，膵臓のランゲルハンス島のD(δ)細胞から分泌され，ガストリン，セクレチン，インスリン，グルカゴンの分泌を抑制する。また，視床下部からも分泌されており，下垂体前葉からのTSHとGHの分泌を抑制する。

第13章
生　殖

生殖 reproduction とは次世代の新しい生命体をつくりだす現象と機能を指す。ヒトを含め哺乳類では両性の**配偶子**である精子と卵子の結合によって生殖がおこり，それぞれの遺伝形質が子に伝えられる。本章では，生殖に関与する器官の機能とその調節，配偶子の形成と妊娠について記述する。

1　性の決定

ヒトの体細胞の核は2倍体 diploid であるから，22対（44個）の**常染色体** autosome と1組（2個）の**性染色体** sex chromosome（heterosome）を含む。性染色体にはX（大型）とY（小型）の2種があり，この組み合わせによって性が決定される。男性はXY，女性はXXの組み合わせからなる。男女に共通のX染色体は卵細胞に由来するものであるが，もう一方のX染色体（女性）またはY染色体（男性）は精子がもたらしたものである。胎生の初期には，ほとんど形態学的な性差が見分けられないが，胎生期の後半までに性器の分化が進んで基本的な形態が完成し（**第一次性徴**），思春期には視床下部－下垂体系の支配のもとに性ホルモンの分泌機能が発現して，性徴が顕著になる（**第二次性徴**）。

2　男性生殖器の機能

男性生殖器は第一次性徴としての精巣（睾丸）testis および各種の付属腺，導管と外生殖器（陰茎）から成る（図1A）。これらは膀胱および付属装置によって支持される。

> **MEMO**
>
> 生殖器をつくる原始生殖腺は，発生初期は男女共通で，ほうっておくと女性の生殖器をつくるようにできている。こうした未分化の生殖腺を男性型の生殖器に誘導するのはY染色体の短腕先端付近にある SRY 遺伝子（精巣決定遺伝子）である。
>
> これにより妊娠8週目頃から男性ホルモンのテストステロンとミュラー管抑制因子が分泌され，胎児の生殖器が男性化していく。これらの作用を受けなければ原始生殖腺は女性型の生殖器に発達する。

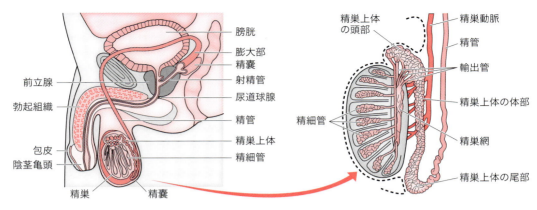

図1 男性生殖器と周辺の臓器
（ガイトン生理学 図80-1 より改変引用）

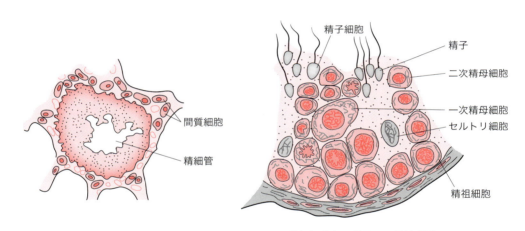

図2 精子形成の過程
（ガイトン生理学 図80-2 より改変引用）

1）精子形成

　精子 sperm は陰嚢内の精巣で形成される。精巣の主要部は精細管と間質からなる。精細管は精上皮で囲まれ、複雑な管状構造を示す（図1B）。図2で示すように、精巣には本来3種の細胞が存在し、第1は**精祖細胞**（精原細胞）である。精細管の中で精上皮に接近した部位に位置し、将来精子に分化する。第2の細胞は**セルトリ細胞**（支持細胞）で、細胞体が精細管の中で広い容積を占める。精子になる前段階の精祖細胞はセルトリ細胞の間隙に包み込まれて栄養補給を受け、分化が進行する。第3は間質に存在する**間質細胞（ライディッヒ細胞）**であり、男性ホルモン

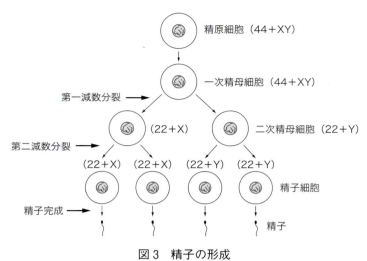

図3　精子の形成
（二宮石雄編，スタンダード生理学 215 頁，文光堂より改変引用）

> **MEMO**
> 生殖器は第一次性徴以降思春期まではほとんど発達しないため，精子は思春期を迎えてから生成され始める。
> 精祖細胞は 6 回の体細胞分裂を経て 64 個の精母細胞になり，ひとつの精母細胞は 2 度の減数分裂を経て 4 つの精子をつくるので，ひとつの精祖細胞からは 256 個の精子がつくられることになる。

androgen の一種である**テストステロン** testosterone を分泌する。

22 対の常染色体と XY の組み合わせをもつ性染色体を有する精祖細胞は，成熟にともなって次第に精上皮からはなれ，細胞体が大きくなって**一次精母細胞**になる（図3）。この細胞はあらかじめ相同染色体どうしが接合してから細胞分裂する，減数分裂 meiosis を行う（**第一減数分裂**）。

その結果，染色体数が母細胞の半分に減少したやや小型の二次精母細胞になって，さらに精細管の内腔側へ移る。したがってこの段階で 11 対（22 個）の常染色体と X または Y のいずれか 1 つの性染色体を持った 1 倍体 haploid の細胞となる。**二次精母細胞**は，染色体数が変わらない**第二減数分裂**を行い，少量の細胞体と核を有する精子細胞になる。精子細胞はセルトリ細胞に畳み込まれた形で精細管の管腔内に出て精子に分化し，頭部を精上皮側へ向けて配列する。しかしこれらの精子は未成熟でまだ運動能や受精能がない。

精子の微細構造を図 4 に示す。原形質の大部分を失って，全長約 60 μm の頭，短い頸および長い尾からなる特殊な形態をもつ。頭の大部分は核からなり，先端部に尖体をもつ。これは加水分解酵素をもち，精子が卵に進入するのに必要な構造である。尾は基本的に**鞭毛**構造をもち，中間部は内部が 9 本の外線維に囲まれた 9 組の周辺微細管からなる。いずれも運動に関与する収縮性タンパク質からで

きているのに対し，外部には多数のミトコンドリアがらせん状に配列し，ATP を運動装置へ効率的に供給する。成熟した精子は毎分約 3 mm の速度で遊泳する。

2）導管と付属腺の機能

精巣から出た直後の精子には受精能がないが，精巣上体（副睾丸）で十数時間から数日停留する間に，成熟して運動能力が向上し，受精能が高まる。しかし精巣上体に溜まる精子は比較的少量であり，大部分の精子は精管に送られて蓄えられる。精管膨大部で停留する精子もある。精管は精嚢からの導管と合流して射精管になり，さらに尿道に合流して前立腺の内部を下る。

精嚢腺の分泌液は粘液性で，比較的高濃度の果糖とアスコルビン酸やプロスタグランジンなどを含み，その量は**精液** semen の約 60% を占める。前立腺は平滑筋に富み，射精時にアルカリ性で乳白色の液（前立腺液）を分泌し，精液の酸性化を防いで精子の受精能の向上に役立つ。前立腺液はクエン酸，亜鉛，カルシウム，フィブリノリジンなどを含み，精液の約 20% を占める。尿道球腺も少量の粘液を分泌し，腟内の酸性環境を中和すると共に性交をスムーズにする。

3）陰茎の機能と精液

陰茎 penis の体表面から外部に突出した部分を陰茎体とよび，交接器の機能をもつ。先端部は膨大した陰茎亀頭である。陰茎体の横断面には平滑筋に囲まれた 3 本の円筒形の海綿体がある。そのうち 2 本は一対になり，中央部から背側を占める陰茎海綿体であり，他の 1 本は腹側にあって尿道を取り囲んでいる尿道海綿体である。いずれも静脈洞であるが，通常は血液を溜めていない。

仙髄の**勃起中枢**からインパルスが出ると，副交感神経を介して陰茎の細動脈の血流が増加し，海綿体の内腔に血液がたまって陰茎が膨張するので静脈を圧迫し，硬化する。この状態を**勃起** erection といい，性交に役立つ。その後，陰茎細動脈が収縮すると海綿体へ流入する血液量が減少するので，静脈の圧迫がとれて静脈血流が徐々に回復し，海綿体内の血液量が減少して陰茎が萎縮する。

陰茎亀頭部への繰り返しの接触刺激により性的興奮が高まると，腰髄の中枢から交感神経性の律動的なインパルスが発射され，導管の蠕動を生じて**精液排出** emission がおこる。このとき精子と精嚢，前立腺の分泌液も同時に尿道

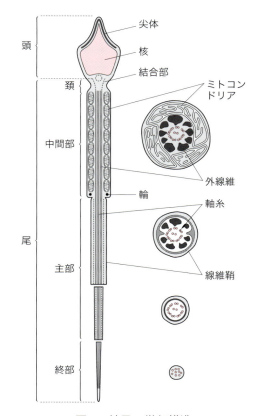

図 4　精子の微細構造
（山本敏行，基準組織学，改訂第 12 版，南江堂，1989 より改変引用）

MEMO

精巣でつくられた精子はその後 200 時間かけて，精巣から精巣上体を経て精管へと上がっていく。
　精子は精液から運動に必要な栄養素である果糖（フルクトース）も補給している。

> **MEMO**
>
> 精子は体外に放出されると24〜48時間しか生きられないが，適切に凍結すると何年も保存することができる。
> 現在はこの特性を生かした不妊治療なども行われている。
>
> 〈クラインフェルター症候群〉
> 通常男性の性染色体は「XY」だが，これにX染色体が1つ以上多いことで生じる。頻度は1,000〜2,000人に1人といわれる。

へ送る。ついで仙髄の中枢からのインパルスによって海綿体周囲の球海綿体筋（横紋筋）が収縮し，精液は尿道から外部へ射出される。このような一連の動作を**射精** ejaculation とよぶ。一回の射精時に出る精液は2〜4 mLであり，1〜2億/mL程度の精子を含む。射精時に生じる性的快感の極期を**オルガスム**という。

　精子の密度が2,000万/mL以下のときは性交による受精が困難となる。

4）性染色体異常

　クラインフェルター症候群は表現型として男性型を示す性染色体異常の一種である。外見上，筋の発達，男性第二次性徴に異常がないが，不妊症と性機能低下を生じる。組織学的には間質細胞は正常であるのに，精祖細胞やセルトリ細胞を欠いている。性染色体には数種の組み合わせがあるが，典型的なものはXXYであり，精子または卵子の減数分裂期に異常が生じたためであると考えられる。

3　女性生殖器の機能

　女性の生殖器は内生殖器としての卵巣および卵管，子宮，腟（図5）と外陰部（大陰唇，小陰唇，陰核，付属腺）から構成され，関連器官として乳腺，胎盤がある。

1）卵子形成

　図6のように，**一次卵母細胞**は2倍体であるが，排卵の数時間前にすでに**第一減数分裂**がおこり，染色体数が半減する。生じた2個のうち1個の細胞は大部分の卵形質を受けとって**二次卵母細胞**になるが，他の1個は小さな**極体**となり吸収される。二次卵母細胞は分裂途中で停止したまま排卵され，受精後，**第二減数分裂**を終了する。このとき生じた細胞の染色体数は変わらないが，1個の細胞はやはり極体になって吸収され，大きい方の細胞が**成熟卵子**となる。したがって2回の減数分裂の結果，一次卵母細胞から1個の成熟卵子と2個の極体を生じる。

　受精卵では精子と卵子から由来する染色体が合体し，初期発生を開始する。受精しない場合は二次卵母細胞も吸収されて消失する。

> **MEMO**
>
> 〈一次卵母細胞〉
> 胎児のときに赤ちゃんの卵巣の中で作られた未熟な生殖細胞である「卵祖細胞」が細胞分裂をくり返して，出生前にすでに一次卵母細胞が形成されている。その後最初の卵胞である「原始卵胞」も形成され，母親の体内にいる間に卵母細胞は第一減数分裂を開始して，その前半で休止状態に入る。

2）性周期

　女性は約28日の周期で子宮壁に変化が現れ，性器出血

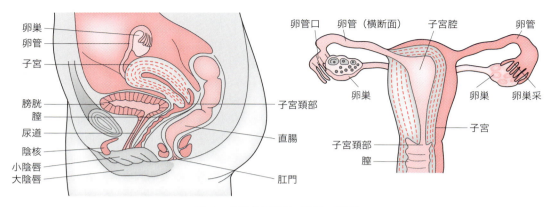

図5　女性生殖器と周辺の臓器
（ガイトン生理学 図81-1 より改変引用）

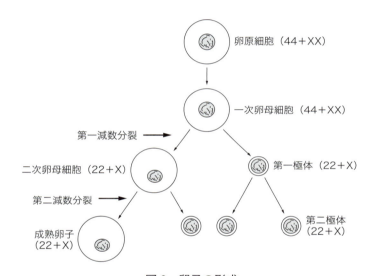

図6　卵子の形成
（二宮石雄編．スタンダード生理学 215 頁，文光堂より改変引用）

を生じる。これは排卵に伴う卵巣機能の周期的変化と密接な関係があり，女性ホルモン分泌量の変化に基づく生理的なものである。これらの変化を総称して**性周期** sexual cycle といい，便宜上，**卵巣周期**と**子宮内膜周期**に分けて説明する。

3）卵巣周期

　卵巣は子宮の両側に位置するほぼ楕円形の器官で，卵子は卵巣で形成される。卵巣は周辺部の皮質と中心部の髄質からなる。出生時，両側の卵巣の皮質には約50万個の**原始卵胞**が存在し，1つの原始卵胞に1個の卵子を保有するが，思春期までに次第に閉鎖して吸収されるので，生殖可

> **MEMO**
>
> 　胎児期につくられた原始卵胞は600万個にものぼるが，すでに減数分裂に入っているため，その後卵子になる細胞がつくられることはなくその数はどんどん減少して，出生時には約100万個，思春期を迎える頃には20万個ほどになっている。
>
> 　一方男性生殖器は，思春期以降死ぬまで毎日何百万個という精子をつくり続けることができる。

能な期間に成熟した卵子を形成するものはこのうち400個以下にすぎない。

卵巣の機能は周期的に変化し，これを**卵巣周期** ovarian cycle という。未熟な原始卵胞（直径約 50 μm）は平均 28 日（15〜45日）に1個の割合で成熟するが，その周期は脳下垂体前葉からの**性腺刺激ホルモン** gonadotropic hormone の分泌量の変化に依存する。このホルモンは主として**卵胞刺激ホルモン** follicle stimulating hormone（FSH）と**黄体形成ホルモン** luteinizing hormone（LH）からなり，図7のように両ホルモン分泌に差がみられる。まず FSH の分泌が徐々に増加するにつれて，1個の原始卵胞だけが FSH の刺激により発育して胞状卵胞（**グラーフ卵胞**）となる。これに伴って卵胞の内層から分泌する卵胞ホルモンである**エストロゲン** estrogen（エストラジオールはその一種）が増加する。

卵胞が直径 1 cm 以上に達して卵巣の表面から盛り上がって突出するようになると，破れて卵子が腹腔内へ放出される。これを**排卵** ovulation といい，月経開始を基準として 14 日頃におこる。一般に排卵期は次回の月経前 12〜16 日である。エストロゲン分泌の増加は，排卵以前には下垂体前葉に対する負のフィードバック作用によって FSH・LH 分泌を抑制するが，排卵のおよそ 48 時間前からエストロゲンのフィードバック作用が正に転じることで

> **MEMO**
> 第二次性徴が発現してエストロゲンの分泌が始まると，子宮粘膜が増殖して受精卵を受けとめるための準備が始まる。

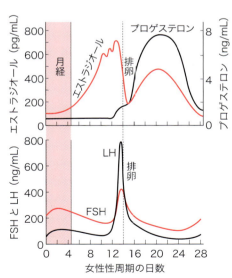

FSH：卵胞刺激ホルモン，LH：黄体化ホルモン

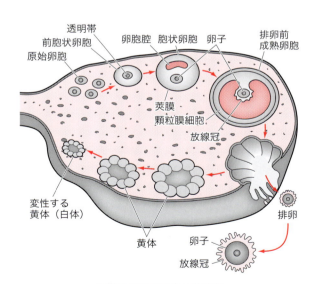

卵巣での卵胞発育と黄体化

図7　性周期にともなうホルモン分泌（左）および卵巣（右）の変化
（ガイトン生理学 図81-3, 4 より改変引用）

LH分泌は急激に極期に達し（**LHサージ**），これが排卵を誘発する。

排卵直後，卵胞内に出血が生じて卵胞は**赤体**（出血体）になるが，やがてLHの刺激によって黄体細胞が増殖して**黄体**を形成し，黄体ホルモンの**プロゲステロン** progesterone を盛んに分泌する。この黄体を月経黄体という。プロゲステロンの増加も負のフィードバック効果によってLH分泌を抑制する。もし妊娠しなければ，黄体は萎縮して約2週間後に退化し，結合組織が置き変わって白体になり，機能を失う。

4）子宮内膜周期

卵巣ホルモン分泌量の周期的変化は子宮内膜組織の周期的変化を誘導し，子宮出血である**月経** menstruation が約28日の周期で発生する。これを**子宮内膜周期** uterus cycle または**月経周期** menstrual cycle という。

図8に示す通り，卵胞の成熟にしたがってエストロゲンの分泌は徐々に増加する。それにつれ，子宮内膜は**増殖期**に入り，粘膜の上層が徐々に肥厚して分泌腺や血管が増加する。排卵期には粘膜層が十分に肥厚した状態になる。排卵後，黄体形成にともなうプロゲステロンの分泌増加に

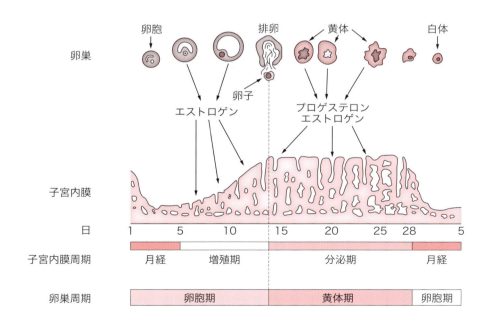

図8　卵巣ホルモン分泌と子宮内膜周期の変化
（ギャノング生理学 図25.22 より改変引用）

MEMO

〈基礎体温〉
・高温期が 12〜14 日。
・高温期と低温期の差が 0.3〜0.5 度。
・低温から高温へ 1〜2 日以内に移行。

・低温期：約 14 日間で卵巣にある卵胞が成熟。
・排卵期：成熟した卵胞が卵子を放出。精子と結合しなければ寿命をむかえる。
・高温期：卵子が放出された後の卵胞は黄体という細胞になる。黄体は受精卵の着床に備えて子宮内膜を厚くするが，着床しなかった場合は委縮して，子宮内膜が剥がれ落ちる。

〈出生前診断〉
妊娠 9〜22 週頃に行われる「胎児に奇形や病気，染色体異常がないかどうか」を調べる検査の総称。その方法として，主に以下の 5 つがあげられる。
・超音波検査（胎児超音波スクリーニング検査）
・母体血清マーカーテスト
・絨毛検査
・羊水検査
・新型出生前診断（NIPT）

MEMO

受精卵は子宮内膜に着床後卵割を始め，胚葉を形づくる。この胚葉がそれぞれの組織へと分化していく細胞群を原基といい，胎児にとっても大事な時期となる。この頃胎盤も完成する。

よって，子宮内膜は**分泌期**に入る。分泌腺が複雑に屈曲してグリコーゲンを含んだ分泌液の放出が盛んになるが，この分泌物は受精卵に栄養を供給する役割を持つ。同時に，子宮内膜内の血管は**らせん動脈**に発達して，受精卵の着床に適した状態になる。やがて黄体が退縮して，プロゲステロンの分泌によりらせん動脈の収縮が生じ，粘膜層の脱落が始まり出血をともなう。これを月経という。

出血は 3〜4 日におよび出血量は平均約 50 mL であるが，個人差が大きい。月経が終了すると，次の増殖期へ移る。子宮の変化ほど著明ではないが，子宮周期に一致して腟粘膜の変化なども起こる。

子宮内膜周期にともなって**基礎体温**も 1℃ 以内の周期的変化を示す。排卵期をはさんでそれ以前は低体温期であるが，それ以後は黄体形成と一致して高体温期となるので，排卵期を知るための目安になる。この体温上昇は黄体より分泌されるプロゲステロンの作用によるものである。

5）受精と妊娠

排卵によって卵巣外に出た卵子は，卵管采から卵管に入る。卵管上皮は線毛細胞と分泌細胞からなっているが，卵子は線毛細胞の腺毛運動によって子宮へ向かって移動する。一方，精子は自身の鞭毛運動によって腟から子宮頚部を経て子宮内に入り，さらに卵管をさかのぼるので，卵子は通常，卵管内で精子に出合って受精が起こる。受精後，卵子は子宮腔に到達するまでの間細胞分裂をくりかえし，約 50 時間で細胞数が 10 個以内の桑実胚になり，3〜5 日で表面を一層の細胞で覆われ，内部にも細胞集団を形成する胞胚になって，分泌期の子宮粘膜の表面を破って入り込む。そこで子宮壁の粘膜細胞に接着して定着する。これを**着床** implantation という。着床後も胚子は細胞分裂を続けるが，この時の母体の状態を**妊娠** pregnancy という。

妊娠は分娩によって終了し，その期間は 10 カ月（1 カ月を 28 日とする）である。受精した胚は妊娠 2 カ月までを**胚子** embryo，それ以後を**胎児** fetus とよぶ。妊娠すると黄体は消滅しないで妊娠黄体に移行し，胎盤が形成されるまで退化しないで黄体ホルモンの分泌を続ける。

受精しない卵子の寿命は排卵後数時間から 24 時間以内，精子の寿命は女性生殖器内で 3 日以内であるが，1〜2 日以内に受精能力を失う。

6) 胎盤の機能

　初期の胞胚表面の細胞層を栄養膜といい，着床してから絨毛膜に変わる。絨毛膜から多数の大小突起からなる絨毛がでる。このとき絨毛と肥厚した子宮粘膜（脱落膜）との間隙腔には脱落膜の血管から出た血液が充満し，絨毛と子宮の間，すなわち胎児と母体の間で物質交換が行われる。

　絨毛膜と脱落膜を一括して**胎盤** placenta といい，約20週で完成する。胎児は図9のように絨毛膜に囲まれた羊膜腔内部で羊水中に浮遊した状態で発育する。

a. 物質交換

　胎盤と胎児は臍帯で連絡し，その内部には2本の臍動脈と1本の臍静脈があって，前者は胎児の血液を胎盤へ運ぶので胎児の老廃物や二酸化炭素の排出に，また後者は酸素や栄養物質の摂取に役立つ。絨毛は高分子を透過させないが，アミノ酸，ブドウ糖，低分子ホルモンなどの低分子の透過性は高い。

　絨毛間隙腔の血液酸素分圧は母体の肺胞気よりも低く，肺呼吸に比べてガス交換の効率も悪いが，胎児血液のヘモグロビン（**ヘモグロビンF**）は成人のそれ（**ヘモグロビンA**）よりも**酸素親和性**が高く，血液が十分に酸素を供給するので胎児が酸素不足になることはない。

b. ホルモン分泌

　胎盤は数種のステロイドホルモン以外に脳下垂体前葉ホ

> **MEMO**
>
> 〈胎盤機能不全症候群〉
> 母体から胎児へ酸素や栄養を運ぶ胎盤の機能が低下して，胎児に十分な酸素や栄養がいかなくなる状態。胎児の発育が悪くなったり仮死状態になってしまうこともある。原因として，妊娠満42週を超えた過期妊娠や，糖尿病，腎炎，高齢出産などがあげられる。
>
> 〈羊水〉
> 羊膜上皮から分泌される弱アルカリ性の液体。外部の衝撃から胎児を守る。

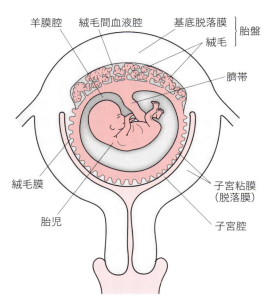

図9　胎児と胎盤

（山本敏行，鈴木泰三，田崎京二，新しい解剖生理学 改訂第8版，南江堂，1988 より改変引用）

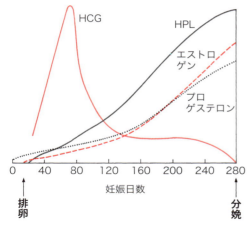

図10 妊娠時のホルモン分泌量の変動
（多数の研究者のデータを参考にして作製）

ルモンに類似する数種のペプチドホルモンを分泌して，胎児の発育や妊娠継続に貢献する．その主なものを挙げる．

▶ヒト絨毛性ゴナドトロピン human chorionic gonadotropin（hCG）：糖タンパク質で分子構造も作用も LH に類似する．このホルモンは妊娠初期の3カ月間位まで盛んに分泌されるので（図10），妊娠黄体の維持に役立つが，15週をすぎると胎盤性プロゲステロンの分泌量が増加してくるため次第に減少し，これに応じて妊娠黄体も萎縮して行く．

▶ヒト胎盤性ラクトーゲン human placental lactogen（hPL）：別名をヒト絨毛性ソマトマンモトロピン human chorionic somatomammotropin（hCS）ともいうペプチドホルモンで，乳腺の発達に必要である．分泌量は妊娠の経過にしたがって次第に増加し，妊娠末期に最大値になる．

ステロイドホルモンのプロゲステロンは子宮筋の収縮を抑制して流産を防ぎ，妊娠の継続に役立つ．エストロゲンは子宮粘膜，特に子宮筋の発達を促す．男性ホルモン，グルココルチコイドなども分泌して胎児の発育に役立つ．

7）分娩と授乳

妊娠10カ月に達すると，子宮の強い収縮による**陣痛**が発生し，羊膜が破れて羊水が洩れ出る現象である**破水**が起こる．この時期には胎児の通過経路である産道も柔軟になっていて，胎児に続いて胎盤も母体外に出される．これを分娩という．

妊娠により，hPL，hCG，LH，プロゲステロンの刺激作用で乳腺は急速に発達するが，エストロゲンが下垂体前葉の乳汁分泌刺激ホルモンである**プロラクチン** prolactin を抑制するので，乳汁分泌は起こらない（図11）．しかし分娩によって胎盤を娩出すると，抑制がとれて翌日頃から乳腺から乳汁の分泌が始まる．授乳時，乳児の吸引によって乳頭が刺激されると，下垂体後葉から**オキシトシン**を分泌し，このホルモンが乳腺の筋上皮細胞を収縮して乳汁の射出（射乳）を促す．

8）異常と多胎
a．性染色体異常

ターナー症候群は表現型として女性型を示す典型的な性染色体異常である．見かけは小児様の女性であるが，性染色体 XO を示し，短身が特徴である．無月経で成熟卵巣が認められず，二次性徴も未発達である．また時として知能低下がみられる．

Word 〈ターナー症候群〉
女性の性染色体は XX の2本であるのに対し，X 染色体が1本しかないことによって発症する一連の症候群．

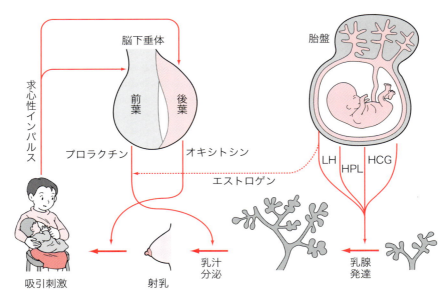

図 11　乳腺に対するホルモンの影響

b. 多胎と異常妊娠

　多胎のうち最も高頻度に起こるのは**双生児**である。双生児には一卵性と二卵性があり，前者は1個の受精卵が発生の途中で2個に分割されて生じたものである。したがって必ず同性で遺伝形質が最も近縁である。後者はもともと別個の2卵が同時に受精して生じたものであるから，同性の場合も異性の場合もある。三つ子以上が自然に生まれる頻度は非常に低いが，近年，排卵誘発剤の使用によって出生頻度が上がっている。多胎児は分娩時は低体重であるが，医療技術の進歩は発育を可能にした。

　子宮外妊娠は受精卵が子宮壁以外の部位，例えば腹膜や卵管上皮などで着床して生じた妊娠である。腹膜へ着床した場合には胎児が十分に発育してから手術によって安全に取り出される場合もあるが，卵管内に着床したときは卵管破裂による大量出血を生じ，非常に危険である。

索引

INDEX

英文

A

α アミラーゼ　180
A/G 比　92
ABO 型　94
ABO 型抗原　94
ADH　118
ATP　15
ATP-CrP 系　75

B

B 細胞　102, 103, 104
β 酸化　76
Bainbridge 反射　167

C

Ca^{2+}, Mg^{2+} 依存性 ATP アーゼ　25
carrier　22
CCK　185
channel　24
CO_2 の運搬　132

D

DNA (deoxyribonucleic acid)　11
Donders の陰圧　127
2,3-DPG　132

E

ER (endoplasmic reticulum)　11

F

FAD　15
Fick の法則　130
Frank-Starling 曲線　165

G

γ- グロブリン　93
GFR (glomerular filtration rate)　202
GIP　241
gonadotropic hormone　224

growth hormone　223
GTP 結合タンパク質　31

H

homeostasis　216

M

mRNA　11

N

Na^+, K^+ 依存性 ATP アーゼ　24
Na^+, K^+ 依存性 ATP アーゼ (Na ポンプ)　112
Na^+/H^+ 交換系　116
Na^+/K^+ ATPase　199
Na^+/K^+ 交換ポンプ　36
Na ポンプ　112
NAD　15
NH_3　201
NK (ナチュラルキラー) 細胞　101

O

O_2 の運搬　131
oxytocin　225

P

Papez の回路　44
phagocytosis　17
pinocytosis　17
prolactin　224

R

release-inhibiting hormone　221
releasing hormone　221
respiration　122
Rh 因子　95
Rh 型　95
Rh 型抗原　94
RNA (ribonucleic acid)　11

S

SDH 活性　81

SGLT　198
shivering　207
SI 基本単位　3
Starling の心臓法則　165

T

T 細胞　102, 104
TCA サイクル　13, 76

W

Weber の法則　54

和文

あ

アクチン　67, 153
アクチンフィラメント　71
アジソン病　233
アシドーシス　120
アセチル CoA　76
アセチルコリン　49, 71, 214
圧受容器　138, 168
アデニル酸シクラーゼ　31, 112
アドレナリン　49, 214, 230
アポクリン腺　214, 215
アミノ酸誘導体ホルモン　218
アミノペプチダーゼ　179, 186
アミラーゼ　179, 184
アルカリ予備　114
アルカローシス　120
アルドステロン　118, 168, 199, 200, 231
アルブミン　91
アルブミンと結合　88
アロステリック効果　88
アンギオテンシン I　203
アンギオテンシン II　203
アンチトロンビン III　100
アンドロゲン　231, 233, 238

い

胃液　182
イオノフォア　22
イオンチャネル　199
閾値　35
I型線維（type I）　68
一次性能動輸送　24
1回換気量　125
一般心筋　151
イヌリン　202
胃の運動　182
イノシトールリン脂質特異的フォス
　　フォリパーゼC　31
イミダゾール基　116
胃抑制ペプチド　240, 241
陰イオン交換系（Cl$^-$/HCO$_3^-$交換）
　　117
陰茎　245
飲作用　17
インスリン　217, 234, 235
インターフェロン　106
インターロイキン　103, 106

う

ウェルニッケ野　38
右脚　152
うつ熱　210
ウロビリノーゲン　185
ウロビリン　185
運動時の呼吸機能　143
運動時の体温調節　213
運動終板　71
運動性言語中枢　38
運動単位　77
運動による呼吸機能のトレーニング
　　効果　145
運動の中枢　37

え

腋窩温　206
エキソサイトーシス　16, 218
エクササイズ　146
エクリン腺　214, 215
エストロゲン　238, 239, 248
エネルギー障壁　22

エフェクターT細胞　104

エリスロポエチン　87, 203
遠位尿細管　197, 199
嚥下　180
塩酸　182
遠心性信号　33
延髄　40, 136
エンテロキナーゼ　179
エンテロペプチダーゼ　179
エンドサイトーシス　16, 17

お

横行小管（T管）　66, 145
横行小管系（T管）　154
黄体　249
黄体形成ホルモン　224, 248
黄疸　88
横紋筋　64
大きさを示す記号　5
オキシトシン　225, 252
オキシヘモグロビン　133
オスモル濃度　8
オプソニン opsonin 効果　103
温感受性ニューロン　209
温受容器　209
温度受容器　209
温熱性発汗　214

か

外因性凝固　97
外因的血液凝固系　97
外肛門括約筋　187
外呼吸　122
概日リズム　40
階段現象　79
解糖系　75, 76
海馬　38
灰白質　41
界面電位（差）　26
外肋間筋　124
化学シナプス　33
化学受容器　137
化学ポテンシャル　26
蝸牛　60
核　10
拡散電位　27

学習　43

拡張期血圧　171, 172
獲得免疫　101
下垂体　40, 216, 223
下垂体後葉　221
下垂体後葉ホルモン　221, 224
下垂体前葉　221
下垂体前葉ホルモン　221, 223
下垂体中葉ホルモン　224
下垂体ホルモン　217
ガストリン　183, 240
褐色脂肪組織　208
滑走説　72
活動電位　28, 30, 35
滑面小胞体　12
カテコールアミン　216, 218, 230
可動性担体　22
過分極　30
カルシトニン　225, 228
カルバミノ化合物　132
カルバミノヘモグロビン　133
カルボキシペプチダーゼ　179
感覚記憶　43
感覚受容器　53
感覚神経　46
感覚の順応　53
感覚の投射　53
換気血流比　135
換気障害　140
冠血流量　164
嵌合　20
間質液　110
間質細胞（ライディッヒ細胞）　243
緩衝作用　113
緩徐脱分極　155
間接ビリルビン　88
汗腺　214, 216
肝臓　183, 190
杆体細胞　59
冠動脈　150
間脳　40, 118, 209
慣用単位　4
関連痛　58

き

記憶　43

記憶 B 細胞　103
記憶 T 細胞　104
気化熱　208
気管支平滑筋　122
基礎産熱　207
基礎体温　250
基礎代謝　77
拮抗筋　66
気道　122
気道抵抗　124
起動電位　54
機能的合胞体　155
機能的残気量　125
記銘　43
キモトリプシン　179, 184
逆説睡眠　44
ギャップ結合　21
嗅覚　61
嗅細胞　61
吸収　188
求心性神経　46
求心性信号　32
吸息　123
急速眼球運動　44
吸息性ニューロン　136
橋　40, 136
胸郭　122
凝固時間　99
胸式呼吸　124
凝集原　94
凝集素　94
強縮　73
狭心症　150
胸腺　102, 221
共同筋　66
胸膜腔内圧　127
共輸送　23
虚血性心臓病　150
キラー T 細胞　102, 104
筋萎縮　81
近位尿細管　197
筋運動のトレーニング効果　80
筋原性筋萎縮症　81
筋原線維　66, 153
筋持久力　79
筋小胞体　154

筋小胞体（SR）　66
筋節（サルコメア）　66
筋線維　64
筋断裂　82
筋長　74
筋肉ポンプ　171
筋の緊張状態の調整　40
筋の熱産生　77
筋肥大　80
筋フィラメント　153

く

グアニル酸シクラーゼ　31
クッシング症候群　233
グラーフ卵胞　248
クリアランス　202
グリコカリックス　186
クリステ　13
グリセリン　184
グルカゴン　234
グルカゴン様ペプチド-1　240, 241
クレアチニン　201, 202
クレアチニンクリアランス　202
クレチン病　227
クロスブリッジ　71
グロビン　88
グロブリン　91

け

形質細胞　103
頚動脈体反射　168
頚動脈洞反射　168
血圧　171
血圧測定法　172
血圧調節　203
血圧の測定　171
血液凝固　93
血液凝固因子　100
血液凝固の阻止　99
血液髄液関門　137
血液の pH の維持　93
血液脳関門　137
血管運動神経　174
血管内皮細胞　175
月経　249
月経周期　249

血色素　87
血漿　110
血漿タンパク質　115
血小板　91
血小板減少性紫斑病　91
血清クレアチニン　202
血清尿素窒素　202
結節間路　152
血餅　91
血友病　100
解毒　190
ケト酸　120
ケモカイン　106
限外濾過　197
言語中枢　38
減数分裂　244, 246
原発性アルドステロン症　199, 233

こ

好塩基球　90
高カルシウム血症　229
交感神経　48, 49, 167, 214
交感神経系　47
口腔温　206
好酸球　90
膠質（コロイド）浸透圧　92, 197
膠質浸透圧　8, 9, 175
拘縮　73
甲状腺　216, 221, 225
甲状腺刺激ホルモン　223
甲状腺ホルモン　168, 217, 218, 227
高振幅徐波　43, 44
合成　190
構造変化性担体　23
拘束性障害　141
抗体　101
高体温　210
抗体産生細胞　103
交代性無呼吸　140
好中球　90, 101
高張溶液　8
硬直　73
行動性体温調節　209
後頭葉　38
抗貧血ビタミン　87
後負荷　164

興奮　28, 34
興奮－収縮連関　70, 153
興奮性細胞　34
興奮性シナプス後電位　33
興奮性伝達物質　33
興奮の伝導　34
肛門　187
抗利尿作用　169
抗利尿ホルモン　118, 169, 200, 225
呼吸　122
呼吸機能障害・異常　139
呼吸交換比　129
呼吸商　129
呼吸性アシドーシス　120
呼吸性アルカローシス　120
呼吸中枢　136, 168
呼吸調節中枢　136
呼吸当量　127
呼吸ポンプ　171
黒質　38
呼息　123
呼息性ニューロン　136
骨格筋　64
骨髄　102
骨粗鬆症　229
骨軟化症　229
コネキソン　21
ゴルジ装置　12
コルチコステロン　231
コルチゾール　231
コレシストキニン　185, 240, 241
コレステロール　18, 218
コロイド浸透圧　8, 92
コンダクタンス　30
コンプライアンス　128

さ

サーカディアンリズム　45
サーファクタント　128
再吸収　199
細菌性発熱物質　210
最大換気量　126
最大酸素摂取量　144
サイトカイン　102, 103, 106
再分極　29, 35, 152
細胞外液　110

細胞周期　11
細胞障害因子　106
細胞障害性T細胞　102
細胞障害性細胞　101
細胞性免疫　104
細胞増殖因子　106
細胞内液　110
細胞膜　17, 18
細胞膜結合性抗体（BCR）　103
細胞膜の構造　17
サイロキシン　168, 226
左脚　152
作業心筋　151
サルコペニア　83
酸塩基平衡　120
酸化系　75, 76
酸化的リン酸化　15
残気量　125
酸素解離曲線　131
酸素借　144
酸素負債　144
酸素飽和度　131
産熱　207
産熱機構　206
三連構造（トライアド）　66

し

視覚　58
視覚中枢　38, 59
色覚　59
子宮外妊娠　253
糸球体　197
糸球体濾過量　202
子宮内膜周期　247, 249
死腔　122
軸索　32
刺激　28, 34
刺激の閾値　28
視交叉上核　45
仕事率　78
自己免疫疾患　107
視細胞　59
脂質の吸収　189
視床　40
視床下部　38, 40, 48, 118, 209, 214, 216, 221

視床下部ホルモン　217, 221, 222
視床下部領域　209
耳石器　60
自然免疫　101
持続性吸息中枢　136
膝蓋腱反射　41
自動能　153, 155
シナプス　33
ジペプチダーゼ　186
脂肪酸　184
集合管　197, 199
収縮期血圧　171, 172
収縮の加重　73
縦走筋　187
十二指腸　183
絨毛　188
主細胞　182
樹状突起　32
出血時間　99
主働筋　66
受動輸送　21
受容器電位　54
消化　178
消化管ホルモン　240
消化器系　179
消化吸収　191
松果体　40, 221
条件反射　180
小循環　134, 159
脂溶性ホルモン　217, 218
常染色体　242
小腸　186
情動行動　38
小脳　40
上皮小体　228
小胞体　11
静脈還流　161
静脈血圧　171
食作用　17
徐波睡眠　44
自律神経　46
自律神経の中枢　40
自律性体温調節　208
心音　165
心音図　165
心筋梗塞　98, 150, 158

心筋の収縮力　164
神経系の構造　32
神経原性筋萎縮症　82
神経支配比　77
神経成長因子　106
神経性調節　174
神経単位　32
心室　149
心室拡張終期容積　165
心室内伝導障害　158
心室負荷　158
心周期　161
腎小体　197
心尖拍動　166
心臓　149
腎臓　196
心臓刺激伝導系　151
心臓神経　167
心臓の構造　149
心臓の歩調取り　152
心臓反射　167
心臓抑制中枢　167
身体の平衡状態　40
伸張性収縮　74
伸張率　128
陣痛　252
心電図　155, 156
浸透　8
浸透圧　7
浸透圧濃度　8
浸透圧利尿　201
心拍出量　162, 173
心拍数　161, 164
深部感覚　55
心房性ナトリウム利尿ペプチド
　118, 169
心房利尿ペプチド　200

す

随意運動の調整　40
膵液　183, 184
髄鞘　33
膵臓　183, 221
錐体細胞　59
膵島　216, 234
水分蒸発　206

膵ポリペプチド　234
睡眠　44
睡眠紡錘波　44
水溶性ホルモン　218
スクラーゼ　179, 186
スターリングの仮説　92
ステロイドホルモン　217, 218, 230

せ

精液　245
精子　243
静止（膜）電位　35
静止長　74
静止電位　27, 28, 35, 71
性周期　246, 247
正常血圧　172
生殖　242
生殖腺　216, 221
精神性発汗　214
性腺刺激ホルモン　224, 248
性染色体　11, 242
性染色体異常　246, 252
精巣　221, 238, 245
精祖細胞（精原細胞）　243
成長ホルモン　223
静的持久力　79
生物時計　45
精母細胞　244
性ホルモン　238
生理的食塩水　5
脊髄　41
脊髄神経　46
脊髄反射　41
赤体　249
セクレチン　240, 241
絶縁性伝導　34
赤筋　68
赤血球　86
赤血球沈降速度　100
節後線維　49
節前線維　49
絶対不応期　30, 35
接着装置複合体　20
セットポイント　210, 211
セルトリ細胞（支持細胞）　243
線維素溶解系　98

全か無かの法則　35, 73
潜時　72
線条体　38
染色体　10
浅速呼吸　208
蠕動運動　182, 186
前頭葉　37
全肺容量　126
前負荷　164

そ

想起　43
造血因子　106
相対不応期　30, 35
相同染色体　11
相反神経支配　136
即時型アレルギー　106
塞栓症　98
促通拡散　22
側頭葉　38
組織因子　97
組織液　110
組織液（間質液）　92
組織呼吸　122
組織トロンボプラスチン　97
咀嚼　180
速筋 a 線維　68
速筋 b 線維　68
速筋線維　68
その他の SI 単位　4
ソマトスタチン　234, 240, 241
粗面小胞体　12

た

ターナー症候群　252
第一次性徴　242
第一次体性感覚野　57
第二次体性感覚野　57
体液酸塩基平衡　112, 120
体液性免疫　104
体温調節　206
体温調節中枢　209
体温の調節　208
体温の日内変動　210
胎児　250
胎児循環　160

代謝　190
代謝性アシドーシス　120
代謝性アルカローシス　121
体循環　134, 158, 159
大循環　134, 159
体性感覚　53
体性感覚中枢　38
体性神経系　46
大動脈神経反射　168
大動脈体反射　168
体内時計　45
第二次性徴　242
大脳（終脳）　37
大脳基底核　38
大脳皮質　37
大脳辺縁系　38
胎盤　216, 221, 251
対流　206, 208
唾液　180
唾液腺　180, 216
多シナプス反射　42
多胎　253
脱水　119
脱分極　29, 35
短期記憶　43
単球　90
単極肢誘導　156
炭酸水素塩　132
炭酸水素系　114
炭酸脱水酵素　114, 116, 132
単シナプス反射　42
胆汁　183, 185
胆汁色素　185
単収縮　72
短縮性収縮　74
単純拡散　21
男性生殖器　242
男性ホルモン　239, 243
担体（キャリア）　22
タンパク質系　114
タンパク質の吸収　189

ち

チェーン・ストークス型呼吸　140
遅延型アレルギー　106
知覚性（感覚性）言語中枢　38

遅筋線維　68
着床　250
チャネル　24
中心体　15
中枢温度受容器　209
中枢神経系　32, 36
中脳　40
聴覚　60
聴覚の中枢　38
長期記憶　43
直接ビリルビン　88
直腸温　206
貯蔵　190

て

低 K 血症　199
低カルシウム血症　229
低酸素症　141
低酸素性低酸素症　141
低振幅速波　42
低体温　212
低張溶液　8
デオキシヘモグロビン　133
デオキシリボ核酸　11
デオキシリボヌクレアーゼ　179
テストステロン　238, 244
転移 RNA（tRNA）　11
電解質コルチコイド　231, 232
電気化学ポテンシャル　26
電気シナプス　33
電気的中性　112
電子伝達系　76
伝導　206, 208
電離度　7
伝令 RNA　11

と

洞結節　152
凍死　212
糖質コルチコイド　231, 232
糖質の吸収　189
等尺性収縮　74
動静脈吻合　80
等速性収縮　74
等張性収縮　74, 78
頭頂葉　38

等張溶液　8
動的持久力　79
等電点　116
糖尿病　120, 236
動脈血圧　171
特異性免疫　101
特殊感覚　53
特殊心筋　151
特殊投射系　55
ドナン膜平衡　9
トランスポーター　199
トリプシン　179, 184
トリヨードサイロニン　226
努力性肺活量　126
トロポニン　67
トロポミオシン　67

な

内因性凝固　97
内因的な凝固系　97
内肛門括約筋　187
内呼吸　122
内臓感覚　53
内分泌性調節　168, 174
内肋間筋　124
長さ-張力関係　164
ナトリウム／グルコース輸送担体　198
ナトリウム利尿ペプチド　169

に

II 型線維（type II）　68
II A 型線維（type II A）　68
II B 型線維（type II B）　68
肉離れ　82
二次性高血圧　173
二次性能動輸送　25
日内変動　206
乳酸性酸素負債　144
乳汁分泌　240
尿失禁　201
尿素　201
尿道括約筋　201
尿閉　201
尿崩症　200
妊娠　250

ぬ

ヌクレアーゼ　179

ね

ネフローゼ　92
ネフロン　197

の

脳幹　40
脳梗塞　98
脳神経　46
脳塞栓　98
能動輸送　24
脳波（脳電図）　42
ノルアドレナリン　49, 230
ノンレム睡眠　44

は

肺活量　125
配偶子　242
肺呼吸　122
胚子　250
肺循環　134, 158, 159
肺塞栓　98
排尿　201
肺胞　122
肺胞換気量　126
肺毛細血管　123
廃用性萎縮　81
排卵　248
白質　41
橋本病　227
破水　252
バセドウ病　228
バソプレッシン　118, 169, 200, 221, 225
発汗　208, 213
発汗の中枢　214
白筋　68
白血球　90, 103
パッチクランプ法　24
発熱　210
発熱物質　210
パラアミノ馬尿酸　201
半規管　60

反射弓　42
反射時間　42

ひ

非自己　101
微小絨毛　188
ヒス束　152
ビタミンK　97, 100
非特異性免疫　101
非特殊投射系　57
ヒト絨毛性ゴナドトロピン　240, 252
ヒト胎盤性ラクトーゲン　252
ヒドロニウムイオン　113
非乳酸性機構　75
非乳酸性酸素負債　144
非ふるえ熱　207
非ふるえ熱産生　208
標準肢誘導　156
表面（皮膚）感覚　55
表面活性物質　128
ビリルビン　88, 185
ピルビン酸　75
貧血　89

ふ

フィードバック　118
フィードバック機構　220
フィードバック調節　87, 219
フィブリノーゲン　91, 98
フィブリン　97, 98
フィラメント　66
不感蒸泄　118, 208
不完全強縮　73
副血行路　170
副交感神経　48, 49, 167
副交感神経系　47
副甲状腺　216, 221, 228
副甲状腺ホルモン　228
腹式呼吸　124
輻射　208
副腎　216, 230
副腎髄質　221, 230
副腎髄質ホルモン　168
副腎性器症候群　233
副腎皮質　221, 231

副腎皮質刺激ホルモン　223
副腎皮質ホルモン　168
不減衰伝導　34
浮腫　93, 119
プチアリン　179, 180
ブドウ糖，アミノ酸の再吸収　198
プラスミノーゲン系　98
プラスミノゲンアクチベーター　98
プラスミン　97
プラトー相　152
振子運動　187
ふるえ　207
ふるえ熱　207
ふるえ熱産生　209
プルキンエ線維　152
ブローカ野　38
プロゲステロン　239, 249
プロスタグランディン　210
プロトロンビン　97
プロラクチン　224, 240, 252
分時拍出量　163
分節運動　186
分娩　239
分利　212

へ

平滑筋　64
平衡受容器　61
平衡電位　27, 71
閉塞性障害（呼出性障害）　141
ペースメーカー　152
ヘーリング・ブロイエル Hering-Breuer 反射　138
壁細胞　182
ヘパリン　100
ペプシン　179, 181, 182
ペプチドホルモン　216, 217, 218
ヘマトクリット　86
ヘム　88
ヘモグロビン　87, 116, 131
ヘリコバクター・ピロリ　183
ヘルパーT細胞　103, 104
ヘンダーソン・ハッセルバルヒ Henderson-Hasselbalch の式　113
ヘンリーの法則　131

ヘンレ係蹄　197, 199, 201

ほ

膀胱内圧　201
抱合ビリルビン　88
房室結節　152
房室伝導時間　156
放射　206, 208
放出促進ホルモン　221
放出抑制ホルモン　221
紡錘　15
放熱　208
ボーア効果　132
ボーマン嚢　197
保持　43
ホスファチジルエタノールアミン　19
ホスファチジルコリン　19
補体　105
勃起　245
勃起中枢　245
ホメオスタシス　216
ポリソーム　12
本態性高血圧症　173

ま

膜間連結構造　20
膜消化　186
膜電位　26, 34, 152
膜透過性　28
膜の流動性　19
マクロファージ　90, 101, 103, 104
末梢温度受容器　209
末梢血管抵抗　161, 173
末梢神経　46
末梢神経系　32
マトリックス　13
マルターゼ　179, 184, 186
慢性腎臓病　202, 203

み

ミエリン鞘　33
ミオグロビン　68
ミオシン　67, 153
ミオシンフィラメント　71
味覚　62

味覚性発汗　215
水の再吸収　200
水の分子構造　6
ミトコンドリア　13
脈波　174
脈拍　174

む

無酸素的過程　75, 76
無条件反射　180
無髄線維　33

め

明暗順応　59
迷走神経　167
メット　146
メラトニン　40
免疫　93, 191
免疫応答　101
免疫寛容　107
免疫グロブリン　93, 103, 180
免疫複合体　107

も

モノグリセライド　184

ゆ

有酸素的過程　76
有髄線維　33
輸血反応　95

よ

陽イオン交換系（Na^+/H^+ と K^+/H^+ 交換）　117
溶解 CO_2　132
溶血　88
ヨウ素欠乏性甲状腺腫　228
抑制性シナプス後電位　34
抑制性伝達物質　34
予備アルカリ　114
予備吸気量　125
予備呼気量　125

ら

ラクターゼ　179, 184, 186
ランゲルハンス島　234

卵子　246
卵巣　221, 239, 247
卵巣周期　247, 248
ランビエの絞輪　33
卵胞刺激ホルモン　224, 248
卵母細胞　246

り

リソソーム　16
リパーゼ　179, 184, 186
リボ核酸　11
リボソーム　12
リボヌクレアーゼ　179
両性電解質　115
両方向性伝導　34
リン酸系　114, 115
リン脂質　18
輪状筋　186
リンパ球　90
リンパ循環　160

れ

冷感受性ニューロン　209
冷受容器　209
レニン　203
レム睡眠　44
連合野　37
攣縮　73
レンニン　179

ろ

老化 aging と免疫　108
濾過　7
濾過圧　7
ロドプシン（視紅）　59

人体生理学の基礎

1996 年 3 月 21 日	第 1 版第 1 刷
2006 年 9 月 15 日	第 1 版第 6 刷
2016 年 8 月 18 日	第 2 版第 1 刷
2018 年 9 月 29 日	第 2 版第 2 刷

検印省略

編著者　池原 敏孝
　　　　勢井 宏義
　　　　田中 弘之

発行者　七海 英子

発行所　株式会社 医学出版社
　　　　〒 113-0033　東京都文京区本郷 3-16-6-802
　　　　TEL 03-3812-5997　FAX 03-3868-2430

印刷・製本　株式会社 アイワード

ISBN978-4-87055-135-0　C3047　￥3600E

JCOPY 〈（社）出版社著作権管理機構　委託出版物〉
本書の無断複写は著作権法上での例外を除き禁じられています。複写される場合はそのつど事前に，（社）出版社著作権管理機構（電話 03-3513-6969，FAX 03-3513-6979，e-mail：info@jcopy.cr.jp）の許諾を得てください。